江山自我健康管理科普丛书

不花钱的保健经

江 山 著

中医古籍出版社

图书在版编目（CIP）数据

不花钱的保健经/江山著．-北京：中医古籍出版社，2016.3
（江山自我健康管理科普丛书）
ISBN 978-7-5152-1160-2

Ⅰ.①不…　Ⅱ.①江…　Ⅲ.①保健-基本知识　Ⅳ.①R161

中国版本图书馆 CIP 数据核字（2016）第 022685 号

江山自我健康管理科普丛书

不花钱的保健经

江 山 著

责任编辑　赵东升
封面设计　韩博玥
出版发行　中医古籍出版社
社　　址　北京东直门内南小街 16 号（100700）
印　　刷　三河市德辉印务有限公司
开　　本　787mm×1092mm　1/16
印　　张　19.25
字　　数　400 千字
版　　次　2016 年 3 月第 1 版　2016 年 3 月第 1 次印刷
印　　数　0001~3000 册
书　　号　ISBN 978-7-5152-1160-2
定　　价　42.00 元

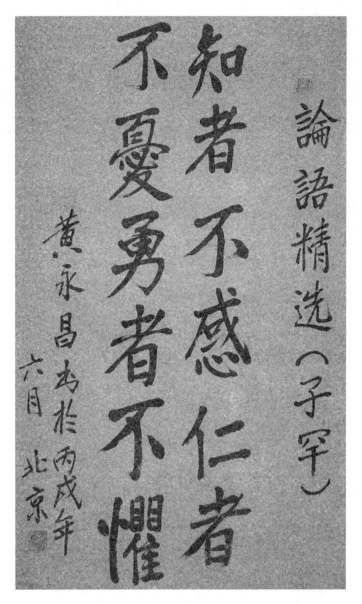

图　原国家卫生部科教司司长黄永昌书赠本书作者勉之：知者不惑，仁者不忧，勇者不惧（《论语》）

前　言

疾病防治离不开全方位保健，患者离不开掌握宜忌，编著一种科学合理、简便实用并且能让人们不花钱就快速掌握的绿色保健疗法读物就很有必要，对国家、社会、个人都有益。

笔者根据 30 多年来从事相关方面工作的经验和体会，并参阅古今中外的有关资料，把患者日常生活需要注意的内容系统创著出三字经，在此奉献给广大读者；同时，也是作者母亲患危重心脑血管疾病近 30 年真实保健写照，以良好疗效和健在事实证明简便实用、安全有效。

保健的方法有千千万万个，也往往是商家推销商品的噱头，不花钱的保健方法是最容易被人们忽略的，但易学、实惠、行之有效，脱离了商业味道的保健，才是真正的保健。本书正是以此为出发点，特别适用于那些没有高深的医学知识背景的患者，力求达到用不花钱的保健方法治病的目的。因此编写力求简明扼要、实用易懂、重点突出、方法具体，只讲事实，不讲故事。本书把日常生活内容系统创著出三字经，内容涉及衣、食、住、行、娱、性、药、运动、情志、四季宜忌等数百个，并简要阐述科学道理，附有插图多幅，书末附有常用穴位"地图"及作用，以及每个月享寿、食尚、神养、行养、形养、病养、备药、特日等通用要点以供查找参考。您只需按照本书 [宜] 和 [忌] 中的内容行事，"照方抓药"，就可达到不花钱保健、治病、防病的目的；若还想要弄明白缘由，进一步学习，掌握更多的知识，再加看其中说明的简单道理就可以了。

笔者从浩瀚的保健心语里，精选易记、实用、长久流传、哲理性强、表现生动、至今仍可资引用的内容，攫取数百句以飨大家。一句精辟的心语富有哲理，给人以启迪，甚至一语铭刻在心，终生受益。但心语并非绝对真理，应联系自己的实际情况，取其精华，弃其糟粕。

突出特点：一是保健方法不花钱，二是事实证明简便实用、安全有效，三是三字经容易记忆，快速掌握方法，四是本书采纳的保健方法用中西医两种医学理论体系都可以对其进行完美的诠释。本书是个人、家庭自用的贴身必备读本，适用于患者及其家属和广大读者阅读参考。

本书内容是笔者 30 多年来潜心不花钱的保健方法的挖掘、整理、展示及研究工作的成果，也是精心打造的一套江山自我健康管理精品科普丛书之一。

引用人物介绍若有不一致内容，本书以《辞海》1979 年版缩印本上海辞书出版社出版的为准。部分自我诊断量表摘编自中国心理卫生杂志 1993 年增刊《心理卫生评定量表手册》，在此表示感谢！

杨桂英参与了本书工作，特此表示衷心的感谢！

江　山

于北京狮虎山居

交流信箱：yangshi1963@126.com

目　　录

一、衣着宜忌

[宜] 春穿衣，宜留恋。2月～4月衣着渐减，"下厚上薄"，"衣"字值千金。穿棉麻、丝麻、毛麻等粗纺面料制作的款式呈"V"字型的拉链夹克衫。穿适合春天外出活动和日常生活等的"H"型运动装。衣着适时，衣带宽松，头发松散，背部要保暖等。

款式呈"V"字型服装，上面松大利于舒展，下面收紧利于保暖，领口可根据气候变化随时调节大小，穿着自由、轻便、舒适、柔软、保暖等；款式呈"H"型运动装，肩宽大、胸围放松度大、袖根肥大，腰围，臀围、摆围横度基本一致，利于气血舒畅，轻快、柔软、舒适、自由。

患者对寒邪的抵抗能力有所减弱，穿着上衣服款式上，要符合宽松舒展，柔软保暖，形体得以舒缓，气血不致郁结不畅，内部脏器各种功能才能运转正常。以上穿着以应对春天有时天气变化无常，东边日出西边雨，即使在同一地区，也会有不同的情况。

[忌]

1. **脱衣服，忌不缓**。不要脱衣服太快。春天穿宽松保暖的衣服，忌大汗，当心春天里的"冬天"。春寒冻死牛，春冷透骨寒。春天冻人不冻水。特别是生活在北方地区的人，初春时减衣不减裤，"衣"如既往，"衣衣"不舍，不要一下子脱去棉服。年老体弱患者换装特别要小心，特别要注意背部保暖。

2. **紧身裤，忌裹缠**。不要穿紧身裤。不能穿用尼龙等衣料作的内裤，内裤应宽松适中。一些女性为抵御春寒，又为追求"曲线美"，喜欢穿紧身的衣裤。但穿衣服不仅要考虑到美，还要考虑到健康。女性的阴道常分泌一种酸性液体，使外阴保持湿润，有防止细菌侵入和杀灭细菌的作用，若裤子穿得过紧，就不利阴部湿气蒸发，往往会引起一些疾病。长时间过热、过湿的环境，为细菌繁殖创造了有利条件，容易引起炎症。在炎症的刺激下，分泌物增多，又引起瘙痒，甚至引起泌尿道感染，降低机体的免疫力，加重疾病。

3. **不同月，忌反穿**。不要不合时宜。不同月份穿衣保健要点不同。一生有四季，一年有四季，一天也有四季。衣服穿多穿少不如穿好，适体衣服如养生妙药。季节的不同，房间内外的温差大不相同，提前按气候变化趋势准备穿着，防止外邪侵入机体，防止受凉感冒，增加机体对气候变化的适应能力和抗病能力，以便避免外邪的侵蚀而诱发或加重疾病。

[宜] 衣领口，宜松软。穿棉麻、丝麻、毛麻等粗纺面料制作的拉链夹克衫，即使天凉拉上拉链时，领口也会随着脖子的活动而张弛有度。

穿过硬的竖领衣服，容易引起颈静脉窒息综合症、心律失常或脑缺血。

[忌]

1. 套头服，忌套穿。不要穿套头的衣服。患者为了方便脱换，尽量不要穿套头的衣服。

2. 领扣扣，忌紧按。不要把领扣扣得太紧。避免因压迫颈部血管，造成脑血管供血不足和缺血，容易发生意外。

3. 硬领衣，忌紧穿。不要穿硬领衣服。衣领口松度也不要太过了，否则成了敞胸露怀。

[宜] 夏穿衣，宜透干。5月~7月穿背心用来保护胸部和背部、"兜肚"。夏季要勤换清洁、干燥的衣服，穿透气性、吸热性、吸湿性、散湿性都好的轻、薄、稀疏、宽松、柔软的浅色短衫、短裙、短裤，衣料选用人造丝、真丝、亚麻和棉针织品。

（1）穿背心用来保护胸部和背部、"兜肚"

午睡时最好脱掉外衣，并在腹部盖点毛巾被，以免胃腹部受寒，保护腹部不受暑热与风寒之邪乘虚而入。暑热外蒸，毛孔开放，机体最易受风寒湿邪侵袭；汗液大泄，血液浓缩，容易导致心肌梗死或脑卒中。

（2）勤换清洁、干燥的衣服

勤擦干身体上的汗。潮湿或返潮的内衣穿在身上，衣服上的水分挥发之后，会对皮肤产生冷效应，并对皮肤小血管有收缩作用，致使机体抵抗力下降，很容易诱发感冒或关节疼痛；在原有的血液高度凝集状态下，很容易诱发血栓病。

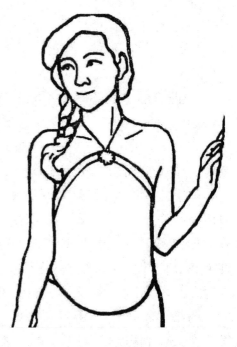

图　"兜肚"

（3）夏季服装"四性"要好

夏季服装的透气性、吸热性、吸湿性、散湿性越好，越能有效地及时吸收汗液，并把它蒸发掉，同时帮助人体通风散热，使人穿着舒适而凉爽，减少血压骤升的可能。丝绸衣服凉快舒适，美观舒畅；棉质衣服吸汗透气又好洗。

[忌]

1. **肚脐眼，忌露点。**不要把"人中"露出。"人中"最薄弱在"靶心"。肚脐是人体表距离内脏最近的地方，也是非常薄弱之处，天气再热也要遮护好它，"衣"失足成千古恨，以防外邪从肚脐长驱直入。

2. **紧身衣，忌裹缠。**不要穿紧身衣服。特别是夏天，常穿紧身衣服，会因排汗不畅而引发湿疹、皮疹等疾病。勒腰束胸坏习惯，影响健康不合算。裸要裸出健康美来。

3. **紧内裤，忌裆缠。**不要穿紧身内裤。常穿紧身内裤，女性容易受到真菌感染并引起炎症；男性容易使裆部长期受到湿热，导致阴囊湿疹或引起不育症。

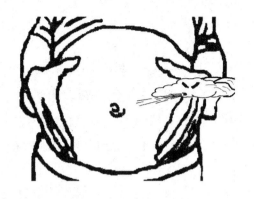

图　"人中"最薄弱在"靶心"

[宜] **秋加衣，穿脱缓。**8月~10月衣服缓穿缓脱，穿轻薄保暖又不感觉热的衣服。白露身不露，寒露脚不露，免得着凉与泻肚。

（1）看节气穿衣

早秋以热、湿为主；中秋前后较长一段时间又以燥为主；而到了深秋、晚秋，却又以凉、寒为主，夜凉白天热，温差大。应根据天气变化，随气温变化，及时增减衣服，增强机体抵抗力，预防外感风寒。

（2）白露身不露，寒露脚不露

白露是全年昼夜温差最大的一个节气。立秋早晚凉，白露秋分夜，一夜冷一夜。白露以后，气温逐步降低，寒露以后，尤为显著。如果常常赤膊赤脚，皮肤散热多了，寒气侵入体内，抵抗力降低，容易诱发或加重原有疾病。

（3）衣服缓穿缓脱

要注意随气温变化逐渐添加衣服，穿轻薄保暖又不感觉热的衣服，秋季

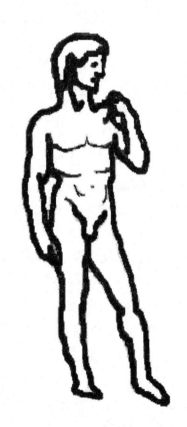

图　裸要裸出健康美来

适时的耐寒锻炼，有助于增强人体对寒冷的耐受适应能力，有助于患者冬季抗寒能力的提高。

[忌]

1. **太教条，忌冻团**。不要秋冻真冻着。太教条就背离了初衷。

2. **全不分，忌想偏**。不要一概而论。春不减衣，秋不加帽。春捂秋冻，不生杂病。年老体弱或急、重症的患者，根据个人实际情况，确定穿轻薄保暖又不感觉热的衣服的程度；否则，没有保健好，却导致了疾病发生。

3. **差异大，忌适全**。不能适用全国各地。由于中国地域辽阔、幅员广大，纬度、海拔高度不同，地理条件复杂，各地气候相差悬殊，四季长短不一，同一节气的气候特征也有差异，节气虽能反映黄河中下游四季分明的气候特点，实际上具体气候意义却不显著，要根据气温的变化，调整穿衣的厚薄。

[宜]　**冬穿衣，宜轻暖**。11 月 ~ 12 月至次年 1 月，穿质轻又暖和的衣服。深冬寒冷时，穿能立起领的高领服装，并外加用围脖等。

（1）维持人体恒定的温度

冬季气候寒冷，衣着应以温暖舒适而不出汗、利于气血通畅为原则。穿的衣服内外有个温差，缓冲了外界寒冷气候对人体的侵袭，也就减少了一些疾病发病的诱因。

（2）年老患者和年轻患者不同

老年人生理功能下降，皮肤老化，血管收缩功能较差，体温调节能力下降，加上代谢水平低，更应注意保暖。老年患者衣着以质轻又暖和为宜。

（3）从根上保健

夏天有阳虚内寒之腹泻，而冬天不乏阴虚内热之盗汗，因为阳虚于内，故要养阳；因为阴虚于内，故要养阴，只有这样才能"从其根"。

（4）深冬寒冷保暖颈部

深冬寒冷时，要穿高领服装并加用围脖来保暖颈部，使得脑供血处于良好的状态，有利于脑血管疾病患者的保健。

[忌]

1. **衣过厚，忌捂穿**。不要穿衣捂得过厚。年轻的患者，相对代谢能力强，自身调节能力比较健全，对寒冷的刺激，皮肤血管能进行较大程度的收缩来减少体热的散失，以免出汗过多影响健康。

2. **凉或热，忌过贪**。不要过分贪热、贪凉。"舒服"必然不舒服。夏有真寒，"油炸冰淇淋"；冬有真火，"火中取栗"。寒中有热，热中有寒。过分贪热、贪凉都会诱发或加重原有疾病，伤及人体，使机体平衡打乱，酿成疾病。

[宜] **寒冷时，头戴棉。**冬季气候寒冷时戴帽子。帽子应大小适中、质量轻、保暖效果好。

头部的保暖与人体的热平衡有着十分密切的关系。冬季戴棉帽，如同穿棉袄。

[忌]

1. **冬寒时，忌免冠。**不要在冬季寒冷时头部暴露。头部暴露受寒冷刺激，血管会收缩，头部肌肉会紧张，容易引起头痛、感冒，甚至会造成胃肠不舒服等症状，容易引起脑血管收缩、痉挛，造成脑缺血，对脑血管疾病没有好处。时髦的光头还是遮着点好。

2. **戴帽子，忌错选。**不要凑合戴帽子。帽子太大起不到保暖作用，太小成了紧箍咒，太重压迫脑血管，都对脑血管疾病没有好处。

[宜] **头、背、脚，宜全暖。**冬天时穿棉背心，后背勤晒晒，要做"向日葵"，头、脚保暖。穿宽松柔软的衣裤、轻便且尺寸稍大些并且透气较好、吸湿性能好的鞋和棉线袜、宽头适当增厚软底松软合脚的鞋。

（1）冬季戴棉帽，如同穿棉袄

头部的保暖与人体的热平衡，有着十分密切的关系。

（2）背部寒冷的刺激危害健康

背部寒冷的刺激可通过背部的穴位影响局部肌肉或传入内脏，除了引起腰酸背痛外，背部受凉还可通过颈椎、腰椎影响上下肢肌肉及关节、内脏，促使发生各种不舒服，对健康没有好处。

（3）太阳是个无价宝，常晒太阳身体好

阳光中的紫外线具有杀菌作用，可杀灭空气中的致病微生物；照射皮肤还能使体内生成维生素 D，强壮骨骼，可预防小儿佝偻病和成年人骨质疏松；多晒太阳以延长光照时间，能给人以青春的活力，这是调养情绪的天然疗法；太阳光还可以取暖，提高机体的免疫能力等。

（4）脚受寒邪影响内脏

脚离心脏最远，血液供应少且慢，再加上脚的表皮下脂肪层较薄，保温性较差，因此，脚的皮温最低。脚受寒邪，可引致胃脘痛、腹泻、行经腹痛、月经不调、阳痿、腰腿痛等病症。尤其是脚还与上呼吸道黏膜之间的神经有着密切的联系，一旦脚部受凉，可反射性地引起上呼吸道黏膜内的毛细血管收缩，纤毛摆动减慢，抵抗力下降。后果是病毒、细菌乘虚而入，大量繁殖，从而引致原来就容易感冒的患者上呼吸道感染。

（5）保健疗效

对于上呼吸道感染、腰酸背痛、胃脘痛、腹泻、行经腹痛、月经不调、阳痿、腰腿痛、骨质疏松、心脑血管等病症的患者，有非常好的保健疗效。

[忌]

1. 脚穿鞋，忌紧缠。不要使鞋紧裹脚。脚与鞋之间要有空隙。利用空气的隔热作用，增强保暖性；同时能减少上呼吸道感染。

2. 鞋和袜，忌湿穿。不要穿透气性、吸湿性差、潮湿的鞋和袜。寒从脚下生，要适当增厚鞋底，提高防寒性能，减少上呼吸道感染。对于容易生冻疮的人应及早穿棉鞋，有脚汗的人要选用透气较好、吸湿性能好的棉鞋和棉线袜。当袜子和鞋垫汗湿后，要及时烤干，棉鞋内也应常烘晒。鞋袜干燥，才能舒适，保持保暖性。

3. 太阳光，忌难见。不要长期不见阳光。

[宜] **学青年，宜打扮。**参照比自己实际岁数小 10 岁的年龄选择穿衣打扮。

（1）"火烧芭蕉心不死"

人有童心，一世年轻。通过服饰给自己一个的心理暗示，充分发挥主观能动性的作用，用年轻的心态，积极应对、防治疾病。

（2）实际年龄

就是个体从出生开始，随着岁月的增长而自然增长的实足年龄。以生存时间为指标。

（3）生理年龄

反映的是个体机体的功能变化、生理方面的成熟或衰老，同时伴随着感觉、知觉、行为等方面变化的年龄，以生理活动为指标。生理年龄越大，说明人体的生理功能越差。生理年龄对人的影响，表面上看是生理变化本身引起的，而实际上常常是社会价值、社会规范制约着人们的心理行为。

（4）社会年龄

是由人的社会成就大小、社会认可程度强弱、社会地位高低决定的年龄。以人与人交往中所扮演角色的作用来确定。社会年龄越大，说明社会成就越大，社会认可程度越强，社会地位越高。社会年龄并不是由参加社会工作的时间长短来决定的。

（5）智力年龄

来自智力测量。根据人的智力增长情况，成人的智力年龄最高不超过实际年龄的 25 岁，也就是说，人的智力的增长，并不是随实际年龄的递增而无限的递增，而是有一个限度，增长到一定的实际年龄就停止增长。具体增长到多大的实际年龄即停止增长，还是一个悬而未决的问题。不过，智力大体与人的生理上的发育成熟相适应。一般来看，机体的成熟就可能意味着智力达到了生长的最高界限，此后就是水平方向发展，到了老年时期，伴随机体的衰老，智力也开始衰落、下降。大脑衰老退化表现为同时存在 5 爱：爱张口即指不说话时闭不严嘴，爱回忆即指总要往事记忆犹新，爱过去即指总要表示今不如昔，爱重复即指反复说相同的内容，爱攒物即指不淘汰无用废旧物。

（6）心理年龄

是以心理活动如意识、个性等为指标的。心理年龄与生理年龄有很大的关系，它随着生理年龄的增加，产生微妙的心理变化。

（7）慢性疾病患者生理年龄一般都偏大

由于患者长期饱受慢性病的折磨，生理年龄一般都偏大，根据心理年龄与生理年龄之间存在的关系，通过调整心理年龄，以便诱导、反馈作用于生理年龄的变化，有利于防治慢性疾病。

［忌］

1. **5 概念，忌混谈**。不要混淆 5 个年龄概念。现实社会中人的实际年龄、生理年龄、社会年龄、智力年龄和心理年龄经常出现不同步的现象。

2. **混淆论，忌想偏**。不要一概而论。心脑血管疾病患者衰老程度主要根据生理年龄确定。有的人是 60 岁的实际年龄、40 岁的生理年龄、20 岁的心理年龄。

二、饮食宜忌

[宜] **喝温水，宜缓慢**。晨起空腹，小口小口地喝一杯300毫升左右的当天煮沸后盖好盖儿自然冷却成的温白开水。9：00～11：00喝淡温茶500毫升左右，15：00～17：00喝淡温茶250毫升左右，夜间睡眠前喝温白开水200毫升左右。

（1）水是生命的摇篮，人不能离开水

水烧开以后，可以杀死细菌，清洁卫生，水中的矿物质经过煮沸沉淀也变得适中，可使有害物质沉淀或失去毒性，再盖上盖子冷却到室温，氯气比一般自然水减少了许多，水的表面张力、密度、黏滞度、电导率等理化特性都发生了改变，很近似生物活性细胞中的水，因此容易透过细胞而具有奇妙的生物活性。每日清晨饮用一杯这样的新鲜温开水，数年之后，对心脑血管疾病患者有神奇的益寿功效。

（2）多喝温白开，健康自然来

一为补充水分。人在整夜睡眠中未喝一滴水，然而呼吸、排汗、泌尿却仍在进行中，这些生理活动要消耗损失许多水分，血液浓缩，血黏度上升，补充水分对预防心脑血管意外非常重要。二为防治便秘。喝水刺激胃肠道的蠕动，湿润肠道，软化大便，促进大便的排泄，防治因用力排便骤升血压，出现心脑血管疾病急症，甚至出现脑卒中或心肌梗死，危及生命。三为冲刷胃肠。清晨刚起床，胃肠处于排空状态，这时喝水可以洗涤清洁肠胃，冲淡胃酸，减轻其对胃的刺激，使胃肠保持最佳的状态，增强抵抗力。四为预防血栓病。喝水很快被胃肠黏膜吸收进入血液，稀释血液，降低血液粘稠度，促进血液循环，防止脑卒中、心肌梗死等心脑血管疾病的发生。五为美容养颜。为身体内部补充水分，由内至外，滋润肌肤，调节体温，维持体液平衡，有益于心身健康。六为排"毒"增强免疫力。加速将体内产生的代谢"废物"和"毒素"排出体外，促进新陈代谢，增强免疫功能。

（3）15：00～17：00喝水顺应身体排水旺经

15：00以前，小肠经正值精气旺盛，小肠把食物里的营养吸收到血液中，血液营养很高，喝水稀释血液，起到保护血管的作用；17：00以前，膀胱经正值精气旺盛，身体处于有利于泻掉下注的水液及周身的"火气"的时间段；17：00，肾经正值精气旺盛，喝淡温茶250毫升左右，既不致稀释胃液影响消化，又泻火排"毒"，补充水分，清洗肾和膀胱，防治便秘，预防血栓病、肾结石、膀胱癌，美容养颜，有益于身体健康。

（4）睡眠前适量补充水分减少血栓形成

夜间睡眠时，血压略微降低，血液流动减慢，在原有的高脂血症、动脉硬化等身体状况情况下，容易形成血栓，造成心肌梗死，或发生缺血性脑血管病。睡觉前喝一点儿水，可以促进血液循环。

（5）保健疗效

对于便秘、血脂及胆固醇偏高、血栓病、面色不好、皮肤枯燥、心脑血管等病症的患者，有非常好的保健疗效。

[忌]

1. **口渴时，忌迟添**。不要等渴了才喝水。尿液的生成是个不间断的过程，当摄入的水分少时，尿液会浓缩，身体内部"毒素"停留时间变长，不易随尿液排出体外，代谢产生的"废物"不能很快被清除，容易引发多种疾病；血液会浓缩，血液粘稠度增高，在原有血脂、胆固醇等偏高，动脉有些粥样硬化的身体素质条件下，很容易形成血栓，导致心脑血管疾病的发生。定时少量多次喝水可清扫体内"毒素"，保持身体健康。

2. **多喝水，忌太满**。不要喝水太多。每天足量喝水，但又不能喝的太多，避免引起水"中毒"。

3. **忌暴饮，先大汗**。不要在运动锻炼过程中暴饮，出汗过多时或大汗后猛喝水，会使血容量急剧增加，加重心脏负担。"已汗勿饮"（《养生要集》）。

4. **忌凉水，大量干**。不要饮用大量凉开水。人尽管需要水，若喝得不是时候，喝的方法不对，也会得病。酷暑天大量喝冷饮是心肌梗死常见的诱因，因食管在心脏后面，胃在心脏下面，心脏表面受寒冷刺激可诱发冠状动脉收缩、痉挛。在[透心凉]水吧，凉快太过后真凉了！

5. **睡觉前，忌水灌**。不要睡觉前多喝水。以免排尿时间间隔缩短，影响睡眠质量和休息。

[宜] **早餐粥，宜勤换**。7：00～9：00胃经正值精气旺盛。吃八宝粥、五谷豆粥、豆浆、豆腐脑、牛奶、鸡蛋羹、鱼肉馄饨、面片嫩菜叶紫菜汤等含有稀饭的早餐。饮食宜早、暖、软、缓、少、鲜、淡。早餐把吃其他食物花的钱，换成含有稀饭的早餐，不另外再花钱即可办到。

（1）使胃肠道逐步适应

早晨起来，身体各器官都处于由休息状态到工作状态的过渡阶段，处于自然环境的排出期，机体内血液混浊，前一天的代谢产物非常需要清理，同时为了适应消化器官，逐步进入到最佳工作状态，应该吃容易消化、温热、柔软，减少胃负担以使胃肠道逐步适应的非刺激性食物。

（2）粥疗

每周都要粥。"粥饮为世间第一补人之物，……病人、产妇，粥养最宜"（清代名医王士雄《随息居饮食谱》）。粥一般以五谷杂粮和豆类为原料，合水熬制而成。谷类多含有蛋白质、脂肪、糖类、多种维生素和矿物盐等营养物质，谷类和豆类混合食用，营养素互补，经慢火久熬之后，质地糜烂稀软，甘淡适口，很容易被消化吸收，是一种理想而方便的食物。

喝粥还可以治病，早已成为人们祛病延年的一种饮食疗法，通过食材合理的配伍，对疾病的预防、治疗和康复非常有好处。养生保健、祛病延年的方法有许许多多，而简便易行又行之有效的方法中，粥疗应算其中之一。"世人个个学长年，不悟长年在目前，我得宛丘平易法，只将食粥致神仙"（南宋大诗人陆游（1125～1210）《食粥诗》）。神仙吃什么？原来喝粥呀。

（3）饭前喝汤，胜过药方，苗条健康

喝汤不仅可以饱人口福，而且对患者大有裨益，是我们所吃的各种食物中，最富营养又最易于消化的品种之一，还可用来防病、治病。吃饭前先上点"润滑剂"，"原汤化原食"，适量喝汤可润滑消化道、使食物顺畅通过，补充消化液，充盈胃，避免进食后使胃短时间急剧增容扩张，增加胃负担，影响胃肠消化功能，患消化系统疾病；还对增加饱腹感、少食有益。

（4）保健疗效

对于胃肠道、心脑血管等病症的患者，有非常好的保健疗效。

[忌]

1. **忌错时，吃早餐**。不要错过吃早餐的时间。要在 7：00～9：00 吃早餐，此时身体处于有利于消化的时间段，有益于增强体质。注意要距离早晨起床喝水半小时后。不要因任何原因不吃早餐或推迟早餐时间在 1 个小时以上。此时不吃早餐，胃酸分泌且浓度较高，长期容易患胃溃疡、胃炎、十二指肠炎、胆囊炎等疾病。

2. **忌餐后，身体颠**。不要在餐后 1 小时内剧烈运动。要在此时安静休息，避免发病诱因，可做一些非思考、非运动的事情，或听听轻松的音乐。饭莫过饱，饭后莫跑。吃饭不闹，饭后不跳。

3. **太多水，忌入餐**。不要吃含水分太多的早餐。不要饭前喝太多汤。水分太多会冲淡胃液，影响消化功能，反而造成消化系统疾病，诱发或加重疾病。

4. **忌人人，把粥添**。不要人人都喝粥。糖尿病患者少喝粥，喝粥会引起血糖急剧上升。粥虽说对人体有益，也不可通用。要根据每人的不同体质、疾病，选用适当的原料，配制成粥方可达到满意的效果。

[宜] **吃顿饭，宜慢慢**。吃饭双侧咀嚼，加快咀嚼频率，细嚼慢咽，食物进入口内，细嚼20次以上并且在30秒以上。吃一顿饭的时间控制在半小时左右。

（1）学习要深钻细研，吃饭要细嚼慢咽

细嚼促进含多种酶类的唾液分泌，对促进食物消化、营养物质吸收有重要作用，减轻胃肠负担；易于使消化液与食物充分混合；对牙齿和牙龈产生较大的摩擦，通过促进唾液大量分泌，从而起到清洁牙齿和按摩牙龈，促进局部血液循环；通过咀嚼时牙齿所受的压力频频传给颌骨的生理性刺激，促进颌骨的发育和防止颌骨老化，强健牙齿；延缓腮腺萎缩；刺激大脑，增强大脑皮层的活力，促进体内胰岛素的分泌，调节体内糖的代谢，从而预防糖尿病和老年痴呆症；促进面部肌肉的运动，改善局部血液循环，提高颜面部皮肤和肌肉的新陈代谢，减少皱纹，使面部皮肤红润细腻，有利于美容。

（2）稀粥烂饭将养，多吃不如细嚼

若要身体壮，饭菜嚼成浆。吃得快，咽得慌，既伤胃口又伤肠。细嚼慢咽，益寿延年；吃似饿狼，追逐死亡。

（3）保健疗效

对于胃肠道、心脑血管等病症的患者，有非常好的保健疗效。

[忌]

1. **忌狼吞，又虎咽**。不要狼吞虎咽、囫囵吞枣。食物在口腔里停留时间短，不能充分被嚼碎磨烂，吞下去后必然增加胃肠道的负担，诱发或加重疾病；食物不能与人们咀嚼食物产生的唾液充分混合，来不及起生物化学变化，影响消化；食物中的有害物质没有被充分破坏，致癌因素容易进入消化道，引起癌症；容易发生噎、呃、呛、咳等意外。

2. **忌单侧，咀嚼饭**。不要单侧咀嚼。单侧咀嚼天长日久会造成下颌骨单侧肥大，对侧的牙床也会萎缩。因此，要养成双侧咀嚼的习惯，提高咀嚼效能，增强体质。

3. **吃顿饭，忌拖延**。不要吃饭时间太长。吃饭既要细嚼慢咽，又要加快咀嚼频率，半小时左右吃完一顿饭，其时间是有富余的。不能一顿饭吃几个小时，这样会使胃肠道长时间得不到休息，容易得胃病，伤及人的后天之本；不断地摄取食物，有可能造成食物摄取过量，吃得过饱。

[宜]　**喝咖啡，宜茶换**。早餐 1 小时后喝淡温茶 500 毫升左右。洗净有茶垢的喝水杯→加入少量茶叶用温水洗茶→洗茶水倒掉→热水冲泡成淡茶→喝不烫也不凉的茶水。把喝饮料、咖啡花的钱，换成茶叶，不另外再花钱即可办到。

喝茶的好处很多。早餐 1 小时后喝淡温茶 500 毫升左右，除与晨饮意义相同外，茶叶中含有多种对人体有益的化学成分，比如茶多酚中的儿茶素类能抗氧化、延缓衰老，氨基酸中的茶氨酸能镇定、宁神，咖啡碱能利尿等。茶中含有一些芳香族化合物能溶解脂肪，帮助消化肉类食物。

总之，茶可有效预防卒中，保持体重，提神醒脑，利尿强心，生津止渴，增液除烦，消食解酒，清热解暑，清除内热，清心明目，坚齿防龋，杀菌消炎，消脂降压，畅通大便，预防感冒，增强免疫力，抵抗辐射，抗老防衰等。喝茶可不只是为休闲呦！

[忌]

1. **喝茶水，忌 7 恋**。不要喝新茶、头遍茶、冲泡过 3 次以后的茶、隔夜茶、浓茶、凉茶、烫茶等。喝这样的茶不是把对身体有害的物质喝进身体，就是喝进无害的茶后对身体有害。

2. **无害茶，忌 4 恋**。不要在空腹、饭后、女性经期、发热等情况时喝茶。虽然喝进无害的茶，但在这些情况下对身体有害。饮了空腹茶，疾病身上爬。喝茶不洗杯，阎王把命催。

3. **溃疡时，忌误咽**。不要在同时还有溃疡病的情况下喝茶。否则，溃疡病难以治愈甚至会加重病情。

4. **喝茶水，忌癌添**。不要喝茶喝出癌症。喝茶可以预防癌症，但喝茶不当也可致癌。喝浓茶、凉茶、烫茶、头遍茶、隔夜茶，增大患消化道肿瘤的可能性。首先，喝浓茶不好。浓茶中含有较多的致癌物质，喝浓茶会喝进体内较多的致癌物质，诱发萎缩性胃炎，当空腹 pH 值升高时，硝酸盐就会被胃内细菌还原酶转化成为亚硝酸盐，而亚硝酸盐与仲胺类物质在适宜条件下起化学反应而生成有机化合物亚硝胺，后者是强烈致癌物质。其次，喝凉茶、烫茶、头遍茶不好。凉茶、烫茶会损伤胃黏膜，破坏胃黏膜的屏障作用，增大患胃癌的可能性，头遍茶相当于洗茶水，含有茶叶在栽培和加工过程中受到农药等有害污染物，增大患消化道肿瘤的可能性。再次，喝隔夜茶不好。隔夜茶亚硝酸盐浓度明显偏高，会增加胃癌的患病率。

5. **茶种类，忌单选**。不要喝茶种类一成不变。一年四季节令气候不同，喝茶种类应作相应调整，比如：1 月以红茶成分为主，2 月～4 月以茉莉花茶成分为主，5 月～7 月以绿茶、菊花茶成分为主，8 月～10 月以乌龙青茶成分为主，11 月 ~ 12 月以红茶成分为主。

6. 不适当，忌误偏。不要过多或不适当地饮茶。尽管茶对人体非常有利，喝茶的好处有很多，但若过多或不适当地饮茶往往会带来许多不良后果，它的不良反应值得注意。

7. 忌咖啡，嗜好换。不要喝咖啡。要保持生活规律，减少诱发因素，避免再次卒中一次，病情加重一次，治疗的难度更大，危及生命。

［宜］果和蔬，多替换。喝水半小时后吃水果。水果在早、中、晚餐两餐之间即上午中间时间段、下午中间时间段吃。把吃其他食物花的钱，换成水果和蔬菜，不另外再花钱即可办到。

（1）补充人体营养素的需要

喝水半小时后吃水果，可补充人体对糖类、无机盐、水分、维生素、微量元素和膳食纤维等营养素的需要，水果中的钾、钙、镁等矿物元素，水果和蔬菜含有丰富的膳食纤维，都有利于增加血管壁的弹性，从而降低血压，使其恢复到正常。水果含较多的果胶，有降低胆固醇的作用，有利于预防动脉硬化；还能与肠道中的铅等有害物质结合，促使其排出体外。

适当多吃蔬菜、水果及富含膳食纤维、清淡、易消化的食物，保持了大便通畅，防止了便秘，避免用力排便诱发血压升高，引起脑卒中和增加颅内压而导致的意外。一般深色蔬菜中胡萝卜素、维生素 B2、C 含量较浅色蔬菜高，大多数深色蔬菜还含有叶绿素、叶黄素、番茄红素、花青素等物质，赋予这些深色蔬菜丰富的色彩、独特的风味和香气，能够促进食欲，并呈现出一些特殊的生物活性，深绿色蔬菜如菠菜、油菜、芹菜叶、蕹菜、莴笋叶、芥菜、西兰花、小葱、茼蒿、韭菜、萝卜缨等，红色、桔红色蔬菜如西红柿、胡萝卜、南瓜、红辣椒等，紫红色蔬菜如红苋菜、鱼腥草、紫甘蓝等。

（2）苹果具有双向作用

日食一苹果，医生远离我；一日两苹果，毛病绕道过。苹果性凉，味甘，生津、润肺、除烦、开胃、消食、止渴、醒酒等。苹果含糖量高，且含果糖。果糖是天然糖类中最甜的一种，在人体内易被吸收利用。

苹果还有止泻、通便的作用。原因是苹果中含鞣酸、有机酸、果胶和丰富的纤维素等。酸类物质有收敛作用，果胶、纤维素有吸收"毒素"的作用，所以能止泻；同时，有机酸也有刺激大肠的作用，纤维素可促进大肠蠕动，通大便，治疗便秘，对保持人体大便通畅，减少"毒素"的吸收以及防止早衰，预防由便秘引起的直肠癌的发生，都是非常重要的。

苹果还能预防和消除疲劳；苹果中的钾能与体内过剩的钠结合，并使之排出体外，对高血压患者有益。

（3）饭前1小时吃水果对身体有好处

水果的主要成分是果糖，无需经过胃的消化，而是直接进入小肠就能被吸收。米饭、馒头等淀粉类食物以及含蛋白质成分的食物，则需要在胃里停留一两个小时，甚至更长的时间，经与消化液充分混合并产生化学作用后，才能被小肠所吸收。如果进餐后立即吃水果，淀粉、蛋白质食物会阻塞水果进入小肠的通道。所有的食物一起在胃内搅和，水果在36～37℃的体温下，容易腐烂而产生毒素，使人发病。水果属于生食，吃生食后再进熟食，有利于保护机体免疫系统，从而增强防病抗癌的能力；水果在餐前食用，能够帮助控制食量，利于保持健康体重。

（4）常吃素，好养肚

新鲜蔬菜中不仅营养丰富，含有人体必需氨基酸，维生素 C、B_1、B_2，胡萝卜素及钙、磷、铁、钾等矿物质，而且还具备一定的药用价值。维生素是人体新陈代谢中不可缺少的，而且可预防疾病、防止衰老。瓜果蔬菜中的维生素 C，还是体内氧化还原的重要物质，它能促进细胞对氧的吸收，在细胞间和一些激素的形成中是不可缺少的成分；还能抑制病变，促进抗体的形成，提高机体的抗病能力；促进铁的吸收。"茄子"带来欢笑。

对心脑血管疾病患者来说，适当多吃瓜果蔬菜，从中摄取的维生素 C 对血管有一定的修补保养作用，还能把血管壁内沉积的胆固醇，转移到肝脏变成胆汁酸，这对预防和治疗动脉硬化，也有一定的作用。

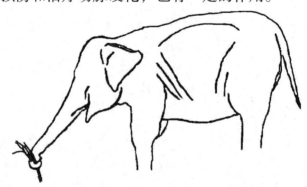

图　大象我这么大、有劲，全靠吃素呦

（5）多吃芹菜不用问，降低血压没疑问

芹菜含有大量膳食纤维，可加速肠部蠕动起通便作用，降低胆固醇吸收起祛脂作用，清肝热，降血压，芹菜勤吃，健康总是，对心脑血管疾病患者大有裨益。

要充分发挥饮食的全面调理作用，有针对性地加强某些营养食物用来预防疾病，还应发挥某些食物的特异性作用，使之直接用于某些疾病的预防。

（6）三天不吃青（菜），两眼冒金星

百菜不如白菜。白菜含丰富维生素和膳食纤维。生活条件再好，也不要把当家菜忘了。

西红柿，营养好，貌美年轻疾病少。色、香、味俱佳的西红柿营养丰富，维生素 PP 的含量是蔬果中的第一名，富含 β－胡萝卜素，在体内转化为维生素 A 的含量大约是莴笋的 15 倍，维生素 C 则大致相当于 2.5 斤苹果、3 斤香蕉、4 斤梨的含量。西红柿味酸甘、性平，有清热解毒、凉血平肝、解暑止渴、抗氧化的作用；适用于中暑、高血压、牙龈出血、胃热口苦、发热烦渴等症。西红柿富含维生素，不但食之有营养，外用对皮肤美容也很有功效。

黄瓜减肥有成效，减肥美容少不了。黄瓜气味甘寒，能清热利水，它含的纤维素在促进肠道中腐败食物的排泄和降低胆固醇方面均有一定作用。鲜黄瓜还含有丙醇二酸，可抑制糖类物质转变为脂肪，适当多吃黄瓜可减肥。黄瓜不仅能收敛、消除皮肤皱纹，而且能使灰暗的皮肤光洁细腻，有益于心身健康。

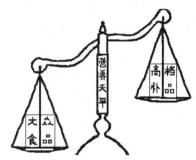

图　大众食品营养不亚于高档补品

（7）萝卜出了地，郎中没生意

十月萝卜小人参。萝卜味辛甘凉，含大量维生素、多种糖分、核黄素、钙、磷、铁、芥子油、淀粉酶、一定量膳食纤维等，有化痰止咳、顺气消食利膈、除燥生津、散瘀解毒、清凉止渴、利大便、止消渴等功效，还有防止上呼吸道感染的作用。萝卜对疾病说"不"。萝卜白菜保平安。服用人参、地黄等药时除外。

（8）十字花科蔬菜预防肿瘤

圆白菜、菜花、西兰花等对常见肿瘤如肺癌、乳腺癌、结肠癌等有预防作用。

```
┌─────────────────────┐
│      非处方药         │
│                     │
│  R                  │
│  冬至   萝卜   1根    │
│  夏至   姜    2片    │
│                     │
│      卜氏大夫         │
│   常年特月特日        │
└─────────────────────┘
```

图　冬至萝卜夏至姜，不劳医生开处方

（9）人是杂食"动物"

"谷肉果菜，食养尽之"（中国传统医学四大经典著作之一《黄帝内经》）。人吃单一食物是不能维持身体健康的，因为有些必需的营养素，如一些必需脂肪酸、氨基酸和某些维生素等，不能由其他物质在体内合成，只能直接从食物中取得。而自然界中，没有任何一种食物，含有人体所需的各种营养素。

因此，为了维持人体的健康，就必须把不同的食物搭配起来食用，在平时的饮食搭配上，应根据食物的性质和作用合理调配，做到因时、因地、因人、因病之不同而辨证用膳。当食物搭配得当时，可提高食物保健强身和防止疾病的功效，防止了实者更实、虚者更虚而导致阴阳失调，这也是避免机体早衰，保证机体正气旺盛的重要条件之一。一把蔬菜一把豆，一个鸡蛋加点肉，五谷杂粮要吃够。吃东西时，该讲究的地方，一定要讲究；不该讲究的地方，一定不要讲究。

［忌］

1. **果和蔬，忌单选**。不要把水果和蔬菜互相代替。水果和蔬菜的营养成分构成不一样，谁也替代不了谁。

2. **吃有度，忌超限**。不要吃过了度。保健中要因人而异，不能一概而论。水果对人体好处多多，但吃要有个度，超过这个度，就会事与愿违。要根据自然物候现象、自身体质差异进行合理的调养，而体质差异，实际上是指体质养生中因人养生的一个方面。

由于人体禀赋于先天，受制于后天多种因素的影响，在其生长发育和衰老过程中，形成了不同的心理、生理功能上的相对稳定的某种特征，这种特征往往又决定着机体对某些致病因素的易感性和病变过程中的倾向性。糖尿病患者应根据自己病情，控制含糖类果蔬的食入。终于把免费采摘园的门票钱"赚"回来了。病因：免费采摘。

3. **选果蔬，忌择偏**。不要偏食。择言无祸，择食不妥。无长不稳，无短不妥，无杂不活。食物本身有偏颇之性，有阴有阳，有热有寒，在食物搭配和制备方面，应调其偏性以保持平衡，如食用韭菜助阳类菜肴常配以蛋类滋阴之品。

4. 食凉寒，忌过贪。不要贪凉而过多吃冷瓜果。天时虽热，不可贪凉；瓜果虽美，不可多尝，秋瓜坏肠。立秋之后不论是西瓜还是香瓜、菜瓜，"食"可而止，否则"食"得其反，"食"与愿违，"食"到头来不自由，贪食鱼儿易上钩，"食"非只为多开口，烦恼皆因强出头。

夏季气候炎热，人体阳气在外，阴气内伏，胃液分泌相对减少，消化功能相对较弱，外邪容易侵入人体，饮食宜清淡，要适当多食杂粮以寒其体，一定不要因贪凉而过多吃冷瓜果，以免损伤脾胃；不可过食热性食物，以免助热；厚味肥甘油腻之品宜少勿多，以免化热生风，激发疔疮之疾。

5. 果制品，忌替鲜。不要把水果制品替代新鲜水果。应尽量选择新鲜水果。果汁、蜜饯、水果罐头等水果制品，在加工过程中会使水果中的营养成分如维生素 C、膳食纤维等受到一定的损失，而且为了获得好的口感，还会添加一些糖、防腐剂等食品添加剂。

[宜] **定时量，去吃饭**。定时定量吃饭，一日三餐的食物热量分配比例大致是 4：4：2。吃饭前喝少量汤→蔬菜→主食→肉类。要有顺序地吃饭。

保持血糖处于规律的平稳水平。毁胃一下子，养胃一辈子。人们每餐进食应有较为固定的时间，这样才可以保证消化、吸收正常地进行，脾胃活动时能够协调配合、有张有弛。定时定量吃饭，可使机体的胃酸分泌曲线，形成规律的高峰期，有利于食物的消化，为机体提供营养；可以使胃肠道有一定的休息时间，保护消化系统的正常功能，防止胃肠疾病的发生。总之，定时定量吃饭养护了人的后天之本。

[忌]

1. 忌过饮，又过餐。不要暴饮强食。饥不暴食，渴不狂饮。狂饮伤身，暴食害胃。暴饮暴食会生病，定时定量可安宁。"不渴强饮则胃胀，不饥强食则脾劳"（梁代著名养生学家陶弘景《养性延命录》）。人在大饥、大渴时，最容易过食、过饮，摄入过多的食物或饮料，急食、暴饮，胃内压力增加，引起急性胃扩张，会引起胃肠功能失调，大量油腻食物停留在胃肠内，还会明显增加胰腺等消化腺的负担，不能及时消化，会产生气体和其他有害物质刺激胃肠道，很可能引发急性胃肠炎，出现腹胀、恶心、呕吐、腹泻等症状，使十二指肠内压力增高，从而增加发生急性胰腺炎或急性胆囊炎的危险，心脏病急性发作的危险明显增加。况且饱时无美食。所以在饥渴难耐之时，亦应缓缓进食。另外，在没有食欲的情况下，也不能勉强进食，过分强食。否则，诱发或加重疾病。

2. 忌排斥，按需餐。不要完全排斥按需进食。按需进食是适应生理、心理和环境的变化而采取的一种饮食方式。但它不是绝对地随心所欲，零食不离口；也不是毫无规律地随意进食，而是于外适应变化的环境，于内适应变化的需要，使饮食活动更符合内在规律，与一日三餐、按时进食的饮食习惯是相辅相成，互为补充的。零食所提供的能量和营养素不如正餐全面、均衡，所以每天食用不要太频繁、量不宜过多，零食最好选择营养价值高的食物，如奶类、果蔬类、坚果类等新鲜、天然的食物，安排在两餐之间，不要仅从口味和喜好选择，不要选用含糖、盐或脂肪多的食物。

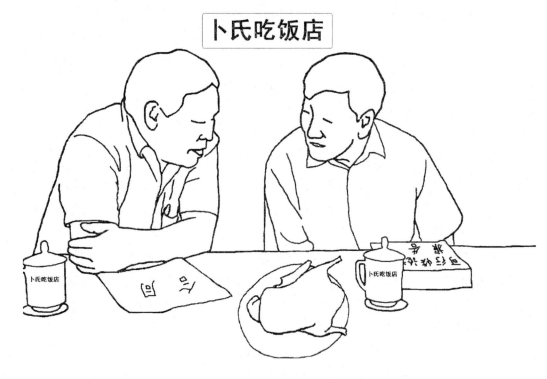

图　饭桌上谈生意

3. 血糖变，忌极端。不要让血糖波动较大。少吃多餐，以保证所需营养又不伤脾胃，每日 3～5 餐，使体内血糖稳定，避免因血糖波动较大，对心脑血管系统造成损害，有利于心脑血管疾病患者的保健。餐次要根据不同的年龄、食物的成分等来确定。

4. 吃饭时，忌心散。不要饮食分心。吃饭说话，影响消化。饭桌上谈生意，邀请吃没诚意。食宜专心，就餐环境整洁卫生、安静舒适、气氛温馨、美妙轻音乐背景；倘若进食时，注意力没有集中在饮食上，或者饭桌上谈生意，或喧闹、脏乱、嘈杂的就餐环境，不会激起食欲，纳食不香，自然影响消化液的分泌、食物的消化、营养成分的吸收，诱发或加重疾病。减少在餐馆就餐，尽量在家中就餐，不仅有助于家庭成员间的交流、增进感情，还能减少高脂肪、高能量膳食的摄入机会，减少食品安全风险，有利于健康。

5. **劳累后，忌急餐**。不要在十分劳累后立即进食。应该先稍事休息。否则，诱发或加重疾病。

6. **节制食，忌律乱**。不要饮食不节、随心所欲。饮食节制，讲究吃的科学和方法。具体地说，是要注意饮食的量和进食时间。一个人胃的容量是相对固定的，胃肠的消化能力也是有限的，暴饮暴食使胃肠消化系统负担过重，容易引起疾病；饥一顿、饱一顿的做法会损伤人体的胃肠系统，造成消化功能紊乱，引发胃炎、胃和十二指肠溃疡、胆囊炎、胰腺炎等疾病。饮食不节，可损脏腑，诸病丛生，折寿损命。节制饮食对心脑血管疾病患者有非常重要的意义。吃饭不宜饥或饱，食量控制身材好。"这顿饭晚吃了五分钟，会得病吗？"神经了！

7. **顺序吃，忌错乱**。不要吃错了顺序。不要饭后立即吃水果。

[宜]"6高"餐，宜削减。11：30～12：00 吃午餐。合理分配每日三餐，要保证食物多样，谷类为主，食用粗制米、面、杂粮。做到主食粗细搭配、谷类与豆类混合食用、副食荤素搭配、不偏食、控制全天总热量，维持热量平衡，体重控制在标准范围内，饮食中对血糖有影响的 3 大营养素应定量摄入，蛋白质每千克体重 1～1.2 克，脂肪每千克体重 1 克，糖类需要由全日总热量减去蛋白质及脂肪的热量后再除以 4，即可得出全日需要量。一日至少应吃三餐，在每日活动量不变的情况下，饮食中的主、副食数量应基本固定，并使之较为均匀地分配于三餐里。可以从正餐匀出 25～30 克主食作为加餐，也可吃些牛奶等食品，零食要适当，应计算在全日总热量之内。

不同体力活动状况下，每日所需总热量的千卡数 = 自己的理想体重公斤数 × 不同体力活动状况下每日每公斤体重所需热量的千卡数

自己的理想体重公斤数 = 22 × 身高的米数^2

不同体力活动状况下，每日每公斤体重所需热量的千卡数 = 休息 25 或轻度体力 30 或中度体力 35 或重度体力 40

把超过身体需要的，包括吃的绝对多、吃的相对多、吃的不平衡的高脂肪、高胆固醇、高动物蛋白质、高热量、高盐分、高糖分降低。嘴要严格管，饭菜要清淡，吃盐要少点（<5 克/天），食油要控制，脂类要低限，粗细多替换。

把吃"6高"的食物花的钱，换成含有蔬菜、水果、薯类、奶类、大豆或其制品、鱼、禽、蛋、瘦肉等新鲜卫生的食物；把吃猪、牛、羊等畜类的肌

肉、内脏及其制品，换成鸡、鸭、鹅等禽类的肌肉及其制品，和各种淡水和海水的水产动物：鱼、甲壳类和软体动物类，例如鱼、虾、蟹、贝、牡蛎、章鱼等。不另外再花钱即可办到。

（1）相对增加有益成分

如增加有益无机盐钾、钙等和微量元素的摄入量；适当增加维生素和膳食纤维类蔬菜、水果和薯类及粗粮等的食入量。

（2）高脂肪、高胆固醇的危害

高脂肪餐后不仅血压高、心率快，而且血中三酰甘油升高、血清混浊、血粘度升高，是高脂血症的独立危险因素，而高脂血症可以引起脂肪肝、动脉粥样硬化、冠心病、脑卒中、肾性高血压、胰腺炎、胆囊炎等多种疾病；高脂肪膳食还是引发肥胖的主要原因，是引起糖尿病、高血压的危险因素；脂肪食品食用过多，可出现"脂肪心"，又容易引起动脉硬化；高胆固醇食物，如动物内脏等，容易引起肥胖和肾动脉硬化，加重肾血管性高血压。

（3）高动物蛋白质的危害

某些动物蛋白质代谢可以产生有害物质，引起血压波动，肾功能不全时更应该注意。人若长寿，拉屎不臭；想要不臭，少吃红肉。保证必需的热量、蛋白质和其他营养，少吃多餐；适当增加植物蛋白尤其是大豆蛋白的摄入。大豆蛋白质除蛋氨酸外，其他必需氨基酸组成和比例与动物蛋白质相似，而且富含谷类蛋白缺乏的赖氨酸，是与谷类蛋白质互补的天然理想食物；大豆中富含不饱和脂肪酸、亚油酸，且消化率高，含有较多磷脂；富含膳食纤维和磷、铁、钙；维生素 B_1、B_2 和烟酸等 B 族维生素含量比谷类食物多数倍；含有一定数量的胡萝卜素和丰富的维生素 E；含有低聚糖、异黄酮、植物固醇等多种植物化学物质；用大豆制成的豆制品种类多，比如豆腐、豆浆、各种豆腐干、腐乳、腐竹、豆豉、纳豆、麻豆腐等，口味各异，豆制品发酵后蛋白质部分分解，较易消化吸收，并且某些营养素含量有所增加。不同来源的蛋白质，对血压的影响不同。

（4）高热量的危害

高热量食物虽然对特定人群有益，但容易引起肥胖，进而导致内分泌紊乱、高脂血症、糖尿病、动脉硬化、高血压、冠心病等，甚至与结肠癌等多种肿瘤的发病也有一定的关系。

（5）高盐分的危害

盐是诱发高血压发病的因素之一，钠盐食用过多，会增加心脏负担，又容易引起高血压等；长期摄入大量的食盐，有可能增加胃癌发病率，加重骨质疏松症等。多吃咸盐，少活数年。饭菜清淡，少盐少患。

（6）高糖分的危害

甜言夺志，甜食坏齿。要少吃甜食，吃甜食后须及时漱口，否则残留在口腔内的糖会在细菌作用下产生酸性物质，损害牙齿健康。吃甜食过多，对人体健康不利，增加维生素、矿物质缺乏病，以及心脑血管疾病、糖尿病、白内障、龋齿、近视、骨折等疾病的发生风险；随着年龄的增长，体内碳水化合物的代谢能力逐渐降低，易引起中间产物如蔗糖的积累，而蔗糖可导致高脂血症和高胆固醇症，诱发或加重心脑血管疾病和糖尿病。更为甚者，小心糖夺去性命！

（7）妻贤夫病少，好妻胜良药

一家人的健康，一般维系于家庭主妇。做饭人的习惯，影响吃饭人的健康与长寿。长寿的钥匙掌握在厨师手中。

［忌］

1. **随心意，忌嘴馋**。不要随心所欲饮食。食多病多。少吃多滋味，多吃坏肠胃。在好吃得要命美食大世界，识"食"务者为俊杰，小心嘴"美"了，命"没"了！必须注意忌口。所谓忌口，不仅包括不同疾病有不同的饮食禁忌，即使是健康之人，亦有忌口的问题。

避免食用辛辣等刺激性的食物，一方面是因为辛辣食物虽然能增加食欲，使人吃进更多的维生素，但它们同时又会加快心脏跳动，是导致高血压的因素之一，另一方面可以减少便秘，保持大便通畅，避免用力排便诱发血压升高引起脑卒中意外。

限制糖类，少吃糖果、甜糕点、冰淇淋、含糖饮料等甜食，少吃肥腻、煎炸、发酵或易产气食物。排气、肠鸣过强时，应少吃蔗糖及易产气发酵的食物，如土豆、红薯、白萝卜、南瓜、牛奶、黄豆等，以减少腹胀。

2. **凑合餐，忌肚填**。不要凑合吃省事的单调食物。"食"全"食"美，食不过量，避免因随意增减而引起血糖波动，导致损伤心脑血管。蔬菜现做现吃，不要反复加热。否则，随着放置时间的延长，营养素将大量损失，而对人体有害的亚硝酸盐含量却会增加。

3. **错时间，忌误餐**。不要错过时间吃午餐。要在 11：30 ~ 12：00 吃午餐，此时身体处于有利于消化的时间段，既要补充人体经上午工作、学习、活动后的体力消耗，又要为下午的活动做好能量准备，有益于增强体质。

［宜］ **肉食减，素食选**。经常素食，食物选择以在自然界中处于食物链最下端加工少的自然、完整、新鲜、简单的食物为原则。用最简单的方式烹煮自然的食物，就可以享受到食物原本的滋味。把吃肉食花的钱，换成未精制

的五谷杂粮、豆类、蔬菜、水果和坚果等素食，不另外再花钱即可办到。

（1）素食养生，干净卫生

处于食物链上端的动物食物富集了大量其多层下端食物中的毒素、重金属、药物及其他有害物质。动物性食物不论原来是自然死亡还是被处死，体内分泌大量毒素。饮食是自身惟一可以完全控制影响健康的主要因素，即使无法做到完全素食，每天都有至少一餐完全素食，少吃动物性食物一餐就减少一次危害的可能。

（2）素食养生，健康保证

生物之所以能在自然界生存，是在长期的进化过程中，结构和功能都符合自然法则。人类牙齿、胃和肠道等与消化相关的结构，都适宜素食。植物性食物所含的人体所需的营养素种类多、来源广、无匮乏之虑，且较动物性食物为优。适当调配的素食有益健康、有足够的营养、而且对预防和治疗某些疾病有帮助。与肉食消费有关的疾病主要有：动脉粥样硬化、高血压和心脏病等心血管疾病，糖尿病、癌症、胆结石和胆囊炎、帕金森氏病、肥胖症、禽流感、疯牛病、猪流感等。科学证据确凿无疑，动物蛋白能显著增加癌症、心脏病、糖尿病、多发性硬化病、肾结石、骨质疏松症、高血压、白内障和老年痴呆症等的患病几率。纯植物性饮食对健康最有益。素食预防癌症等疾病，增强免疫力；预防心脏病，延年益寿；经常素食，保持理想的血液状态是保养皮肤最有效也是最根本的方法，是无不良反应的内服美容品，变得年轻；减轻妇女更年期不适症状，愉悦心情，有益身心健康；消除体臭，耐久力强……好处不胜枚举。

（3）素食养生，净化心灵

素食者尊重生命，爱护动物，性情平和，举止优雅，思路清晰，增长智慧，更富有同情心、慈悲心，心情和悦而常和善。素食本质的内涵，就是尊重、敬畏每一个生命。为使动物免遭杀害、拯救人类饥饿、吉祥少灾、世界祥和而素食。"我认为素食者所生成性情上的改变和净化，对人类都有相当好的利益，所以素食对人类很吉祥""没有什么能象推广素食那样增进人类的健康，并增加地球上生命生存的机会"（诺贝尔物理学奖获得者爱因斯坦（1879～1955））。英国博物学家、进化论的奠基人达尔文（1809～1882）在他的著作《人类和动物的表情》中早已证明人和高等动物在心理特征上没有根本差别，动物同人类一样也能感受或表达诸如"痛苦、焦虑、悲伤、绝望、欢乐、爱、忠心、恨、愤怒"等情感。即使我们在屠宰前让动物完全麻醉使之毫无知觉，我们也无法消除他们对死亡的恐惧，以及死前强烈的沮丧情绪。为了和平素食。"只要有屠场，就会有战场！"（俄罗斯作家，《战争与和平》

《安娜·卡列尼娜》《复活》等小说的作者列夫·托尔斯泰（1828～1910））。"只要人不停止摧残低等级的生灵，他就永远得不到健康与和谐。只因为人大规模地屠杀动物，所以他们将互相残杀。播种杀戮和痛苦的种子是绝对不可能收获爱和欢乐的。"（古希腊数学家和哲人毕达哥拉斯（约公元前580～公元前500））。

（4）素食养生，保护生态环境

素食使个人更健康，地球也会更健康。素食既利于身心的纯净，为自身减毒，又使地球休养生机，为生态减负。大量肉食对环境破坏巨大且相当广泛，表现为耗用耕地、空气污染、水资源的浪费和污染、粮食资源的浪费和食物污染、气候变化全球变暖、荒漠化、物种消亡等。

（5）素食养生，高雅人生

素食既是科学理念，饮食观念，又是摄入方法，还是生活习惯。营造出清、净、洁、悟的氛围。素食的利益巨大，最低限度的好处是健康，并非完全属于信仰、为了宗教、为了道德、为了环保的作用。

［忌］

1. **与宗教，忌混谈**。不要把素食与宗教混为一谈。

2. **误理解，忌片面**。不要认为素食会营养不良。只要注意素食的合理搭配均衡，素食反而更富有营养。不要把素食等同于缺乏美味。素食并不缺乏美味，只是不吃肉而已，有很多种类的食物如五谷杂粮、豆类、蔬菜、水果和坚果等可供选择。

3. **忌忽视，常素餐**。不要忽视常素餐的保健疗效。但要少吃素食加工品，警惕素食过油、过甜、过咸，加工品过多。

4. **保健法，忌包揽**。不要把常素餐的保健方法取代药物治疗。此方法对人的保健不是万能的，遵医嘱按时服药。

［宜］**饭和菜，宜清淡**。各种味道的搭配，五味的辅佐，配伍得当，则饮食具有各种不同特色。在烹调过程中少放调味品，尽可能保持食物的原汁原味。

（1）每天吃盐的量，还是越少越好

出锅时才放盐，盐在食物的外表，味觉有咸味，盐量用得较少，又不致使食物变硬、变老。只靠在自家厨房使用限盐勺有时还是难以控制食盐摄入量，因为从其他调味品和加工食品中还可能摄入大量食盐，如酱油、酱、咸菜、榨菜、酱豆腐以及熟肉制品、咸鸭蛋，以及外购的花卷、包子、馅饼等加工食品。低盐饮食对预防心血管疾病非常有好处。

（2）盐催人老

"美女生在高山，而不在海边"（法国谚语）。盐与水是人体所不能缺的，但是超量摄入食盐就会影响健康，尤其对于女性来说，过分摄取盐分，脸部就容易出现更多的皱纹，显得比实际年龄大的多，不利于心身健康。饮食酸、苦、甘、辛、咸等五味浓淡要适宜。

[忌]

1. 饮食时，忌太咸。不要饮食太咸。一般正常饮食情况下，人体不会缺少食盐，况且，盐似乎有一种快乐元素，吃盐好像提高情绪，让人只会吃的多，不会吃的少；随着年龄增长，味觉逐渐退化，对咸的感觉逐渐减弱，越吃越觉没味儿，越吃越咸，盐的食入量逐渐增加。

2. 味失和，忌浓偏。不要五味偏浓、失和。平时饮食不偏食，病时饮食讲禁忌。在吃东西时，味不可偏浓，偏浓太过，不但会导致营养不良，而且还能伤及脾胃以及其他脏腑，而致多种疾病，如肥胖、便秘、高血压、糖尿病等。没有买卖就没有杀害，没有偏爱就没有伤害。味重则病重。

味道不同，作用不同。咸味的东西吃多了，会使血脉凝滞，面色无华；苦味的东西吃多了，可使皮肤枯槁、毛发脱落；辣味的食品吃多了，会引起筋脉拘挛、爪甲干枯不荣；酸的东西吃多了，会使肌肉失去光泽、皮肉坚厚皱缩、变粗变硬，口唇干薄而掀起；甜味的东西吃多了，能使骨骼疼痛、头发脱落。以上都是因五味失和而影响体质，从反面强调了五味调和的重要性。

[宜] **油脂类，宜低限。**控制动物脂肪的摄入，利用食物本身具有的色、香、味促进人的食欲。在饮食中适当吃有降血脂作用的食物，如大豆、蘑菇、芝麻、花生、生姜、大蒜、洋葱、茶叶、酸牛奶、甲鱼、海带、海藻，富含单不饱和脂肪酸和亚油酸及α亚麻酸的火麻油、核桃油、玉米油，山楂等；适当吃有促进脂肪代谢作用的食物，如豆芽、芹菜、芥菜、白萝卜、胡萝卜等；适当吃低脂、低胆固醇的食物，如草鱼、鲢鱼、鲳鱼等鱼类，还有瘦肉、兔肉、豆制品等。

心肌的发育和血脉运行都需要消耗高级蛋白质，要及时补充。海产鱼类含有较多的多不饱和脂肪酸，部分海鱼还含有 DHA 即二十二碳六烯酸和 EPA 即二十碳五烯酸，对预防血脂异常和心脑血管疾病等具有重要作用。

[忌]

1. 高脂肪，忌口啖。不要吃高脂肪食物和动物内脏。心脑血管疾病患者普遍存在着高血压、高脂血症、高胆固醇血症，再吃高脂肪食物等于雪上加霜。

2. 促食欲，忌脂添。不要用油脂类食物的香味来促进食欲。尽量避免采用油炸的烹调方法。高温烹饪一方面使植物油中的维生素破坏、营养价值下降，另一方面高温加热还会使植物油产生多种对人体健康有害的物质，污染厨房和居室的空气，威胁人体健康；油炸食物不仅脂肪含量高、能量高，容易引起肥胖，还会产生如杂环胺、丙烯酰胺等致癌物。

[宜] **精米面，宜薯换**。经常用红薯替换精米、精面来吃。把吃精米、精面花的钱，换成红薯，不另外再花钱即可办到。

吃米带点糠，营养又健康。精加工把营养都加工没了，再放营养添加剂，岂不是脱了裤子放屁——多此一举！

经常吃红薯延年益寿。明朝杰出医药学家李时珍（1518～1593）《本草纲目》："白薯蒸、切、晒、收，充作粮食，称为薯粮，使人长寿少病。"红薯性味甘，无毒。

红薯含有大量膳食纤维，吸收胃肠中较多的水分，润滑消化道，通便；促进胃肠蠕动，预防便秘；将肠道内过多的脂肪、糖、"毒素"排出体外，降脂，控制体重。

红薯能中和体内因过多吃肉食和蛋类所产生的多余的酸，保持人体内环境处于不利于患病的状况，增进人体健康，防止疲劳，精力充沛。

红薯含有大量的维生素 A、B 族维生素、维生素 C、维生素 E。防止体内产生有害的过氧化物，促进人体胆固醇的代谢；防止和减少老年斑的出现，美容，延缓衰老。红瓤红薯中的胡萝卜素含量较高。

红薯含有大量粘液性蛋白物质、多糖蛋白质的混合物，保护人的呼吸道、消化道；保护骨关节，润滑和消炎；维护动脉管壁的弹性，保护心血管系统，减少心血管疾病的发生，防止心血管脂肪沉积，防止动脉粥样硬化或降低动脉硬化的发生率。

红薯含有大量的淀粉、果胶、多种矿物质等有益物质。这些成分和以上成分减少和消除人体中的过多胆固醇，减少皮下脂肪堆积，防治高血压等心脑血管疾病、肠胃疾病、眼科疾病、胶原性疾病、肝肾结缔组织萎缩等。

红薯是抗癌能手，能提高人体免疫力，抑癌率高居果蔬抑癌之首。薯属寿之物。"红薯我比你人参粗壮！"

红薯叶也可以吃。治疗湿疹、毒虫蜇伤、夜盲症、疱疹、叮痛及食物中毒等。

[忌]

1. **薯和柿，忌同餐**。不要在短时间内同时吃红薯与柿子，应该至少相隔5个小时以上。如果同时吃，红薯中的糖分在胃内发酵，会使胃酸分泌增多，和柿子中的鞣质、果胶反应发生沉淀凝聚，产生硬块，量多严重时可以使肠胃出血或造成胃溃疡，诱发或加重疾病。

2. **吃红薯，忌黑斑**。不要吃红薯皮上有黑色斑点、斑块的部位。因其中含有大量有害菌类及毒素，容易引起食物中毒或癌症。

3. **吃红薯，忌饱餐**。不要一次多吃红薯。红薯里含糖量高，吃多了可以产生大量胃酸，使人感到"烧心"。胃由于受到酸液的刺激而加强收缩，此时胃与食管边接处的贲门肌肉放松，胃里的酸液即倒流进食管，人就吐酸水了。糖分多了，身体一时吸收不完，剩余的在肠道里发酵，也会使肚子不舒服。红薯还含有一种氧化酶，人吃后会在胃肠道里产生大量二氧化碳气体，尤其是患有胃肠道疾病的人吃多了会感觉胃胀、腹胀、打嗝、放屁等，诱发或加重疾病。

4. **吃红薯，忌太单**。不要单一吃红薯。要搭配蔬菜、水果及蛋白质食物一起吃，才不会营养失衡，增强体质。

5. **晚上吃，忌薯餐**。不要晚上吃红薯。否则，诱发或加重疾病。

6. **忌忽视，薯之仙**。不要忽视红薯的营养价值和防治疾病作用。

[宜] **看成分，宜分辨**。吃前看成分，少吃假营养，"食"事求是。食品的安全不代表营养，营养不代表健康。食品的健康和健康的食品不是一个概念，但同样重要。购物时，会遇到大量自己不了解的食品，美食诱人，但我们个人无法鉴别产品质量的优劣，大牌食品安全事件时有发生，如何选购食品呢？通过按以下几条先后顺序来综合判断，人群食品安全风险虽不能降低，但能降低个人食品安全风险，可大大提高食品相对的安全度，享受最佳的美味补养。

优先考虑产品包装有 HACCP 国际食品安全管理体系认证标志的食品，产品成分中全部是可食用营养物，成分是原形、原味、原产地，有质量安全、生产许可、合格认证、安全认证、中国名牌产品、中国驰名商标、中华老字号、中国有机产品、有机食品、绿色食品标志与字体均为绿色并且底色为白色的绿色食品、国家地理标志保护产品、北京名牌产品标志的食品，产品执行标准为 GB，产品执行标准年份为近年的食品，食品标签认可编号为近年的食品，注册商标为品牌，从无投诉的食品，厂家名称为某专业食品有限公司或某专业食品厂生产的食品，厂址设在工业园区或开发区的食品，商品名称中有字样"原味"的食品，"年轻的"、自然形状、无肥大的蔬菜、水果、肉类、生产日期近的食品，联系电话为固定电话的食品，产品包装材料精致的食品，权威机构认证的清真食品，产品保质期短的食品，产品说明内容详细的食品，产品说明内容文字易识别的食品。

（1）优先考虑产品包装有 HACCP 国际食品安全管理体系认证标志的食品

HACCP 国际食品安全管理体系认证，是目前食品安全管理最严格的，由食品的危害分析和关键控制点两部分组成，对原料、生产工序和影响产品安全的人为因素进行分析，确定加工过程中的关键环节，建立、完善监控程序和监控标准，采取规范的纠正措施，其目的就是将可能发生的食品安全危害，消除在生产过程中，而不是以往那样靠事后检验来保证食品的安全性。

（2）优先考虑产品成分中全部是可食用营养物，成分是原形、原味、原产地

尽可能不选用含有某某剂、某某精、某某粉、香料、反式脂肪酸、变性淀粉、人工奶油、黄油、植物奶油、氢化植物油等。

食品加工过程越多，受污染的机会就越大。即使食品是安全的，没问题的，优先考虑成分是原形、原味、原产地的食品，可将钱花在真正吃的成分上，况且一些导致口感好的成分对健康有害，不值得花钱买病。含反式脂肪酸的食物，增加血液中低密度脂蛋白胆固醇含量，减少可预防心脏病的高密度脂蛋白胆固醇含量，容易动脉硬化，增加患冠心病的危险；增加血液黏稠度，容易导致血栓形成、心肌梗死等病症，心脑血管疾病患者尤其要少食用。

（3）优先考虑有质量安全、生产许可、合格认证、安全认证、中国名牌产品、中国驰名商标、中华老字号、中国有机产品、有机食品、绿色食品、国家地理标志保护产品、北京名牌产品标志的食品。

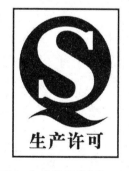

图　生产许可标志

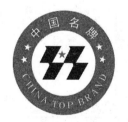

图　中国名牌产品标志

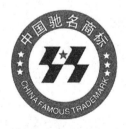

图　中国驰名商标标志

图　中华老字号标志

图　有机食品标志

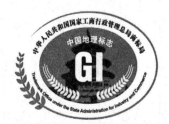

图　国家地理标志保护产品

其中，绿色食品标志与字体均为绿色，并且底色为白色的绿色食品，比绿色食品标志与字体均为白色，并且底色为绿色的绿色食品的安全性级别要高。

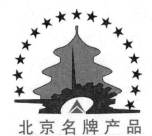

图　北京名牌产品标志

图　绿色食品标志

（4）优先考虑产品执行标准为 GB，其次考虑 SB 的食品

尽可能不选用 Z、L 的食品。要看产品是按什么标准生产的，标准定的低，产品即使合格，也说明不了什么问题。依次优先考虑国家标准 GB、市级标准 SB，自定标准 Z、临时标准 L 就不好说了。

（5）优先考虑产品执行标准年份为近年的食品

执行标准年份越近越好，早些时候的标准，有些检测项目还没制定呢。

（6）优先考虑食品标签认可编号为近年的食品

食品标签认可编号日期越近，说明按最新的标准认可的，获得的动态信息越新。

（7）优先考虑注册商标为品牌，从无投诉的食品

有过投诉的牌子，即使质量没问题，也说明某些管理环节有不尽人意的地方，管理有漏洞，食品质量迟早会出问题的。

（8）优先考虑厂家名称为某专业食品有限公司或某专业食品厂生产的食品

尽可能不选用商贸公司、工贸公司的食品。

某专业食品有限公司或某专业食品厂，肯定是以生产专门的食品为企业生存、发展方向的，会在此方面更专业一些。商贸公司、工贸公司是以流通领域为企业生存、发展方向的，经营的品种包罗万象，不只是食品，增加了食品的流通环节，发生食品安全问题的几率增高。

（9）优先考虑厂址设在工业园区或开发区的食品

设在工业园区或开发区的食品生产企业，为了入驻肯定有正规生产的资质，并且有一定现代化生产规模，现代化无人生产和规范的管理，使得食品受污染的机会减少，手工作坊式的食品小企业，不可能入驻工业园区或开发区。

（10）优先考虑商品名称中有字样"原味"的食品

尽可能不选用味浓、某某粉、某某精、某某晶等等的食品。好吃美味的食品不代表有营养、食品安全，最好选用原汁原味的食品。

（11）优先考虑"年轻的"、自然形状、无肥大的蔬菜、水果、肉类

好看诱人的蔬菜、水果、肉类，一些是在非自然状况下催生助长的。"年轻的"生命力旺盛，各类农药、化肥、生长剂等相对使用量少，品像也好，没必要增加成本添加"化装品"去"化装"，摄入人体内有害物质减少。

（12）优先考虑生产日期近的食品

有些食品虽在有效期内，质量并没有问题，但食品还是越新鲜越美味越有营养，总之生产日期越近越好。要想身体健，食物要新鲜。

（13）优先考虑联系电话为固定电话的食品

尽可能不选用联系电话为手机的食品。正规的食品企业都有规范的管理，联系电话一定是专门部门的固定电话，有问题按程序办理，而不是买一个食品有什么事都找企业"流动"的"一手遮天"的负责人个人。管理有问题，必然会反映到产品的食品安全上。

（14）优先考虑产品包装材料精致的食品

食品包装材料精致，反映企业加大了该产品的投入，一般不是短期生产行为，企业会重视其发展，进而推断不太会砸自己的牌子。

（15）优先考虑产品包装设计不怯的食品

产品包装设计不怯，是花大钱投入请大牌设计师设计，进而推断企业有实力、有一定规模，是长期生产行为，重视食品安全问题，不太会砸自己的牌子；反之，请水平低花小钱凑合出的样子，一是反映企业规模小，作坊式，二是短期生产行为，赚了就走，赚钱成了企业惟一的目标，进而推断食品安全难以保证。

（16）优先考虑权威机构认证的清真食品

权威机构认证的清真食品的生产操作过程有一定的程序，另外清真使得"地沟油"的问题不存在。

（17）优先考虑产品保质期短的食品

产品保质期短，防腐剂等添加的相对少些。但产品保质期长，不代表防腐剂等添加的相对多些。

（18）优先考虑产品说明内容详细的食品

产品说明内容详细，说明企业将生产过程变成"透明厨房"，自觉、自愿地接受社会舆论的监督，有诚信，管理相对规范，进而推断食品安全性相对较高。

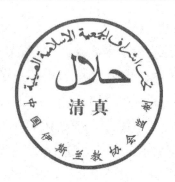

图　清真食品标志

（19）优先考虑产品说明内容文字易识别的食品

产品说明内容文字涉及关键的信息易识别，说明企业希望消费者了解产品的优势；反之，能印的字体大、颜色对比易识别的却印的字体小、颜色对比不易识别，或难以寻找消费者关心的关键信息，似乎在回避着什么，不希望消费者了解。

［忌］

1. **无标准，忌乱膳**。不要无标准饮食。要按最符合中国人的最新膳食指南去做。比如，"食物多样，谷类为主，粗细搭配；多吃蔬菜、水果和薯类；每天吃奶类、大豆或其制品；常吃适量的鱼、禽、蛋、瘦肉；减少烹调油用量，吃清淡少盐膳食；食不过量，天天运动，保持健康体重；三餐分配要合理，零食要适当；每天足量饮水，合理选择饮料；如饮酒应限量；吃新鲜卫生的食物"（《中国居民膳食指南》2008 年新版标准）。

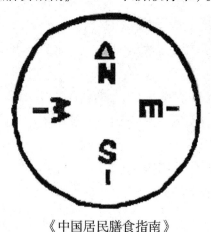

《中国居民膳食指南》

图　健康指南针

2. **食物类，忌另换**。不要用食品取代食物。食品是商店出售的经过一定加工制作的食物，为了保鲜、美观、口感等诱人购买因素，免不了要添加各种与健康无关的添加剂，如防腐剂、着色剂、赋形剂等等。即使按照国家法律允许添加，是不是超出了安全量却是普通大众无法估测的，因此别为了美食、美味、口欲、偷懒、便利等众多原因，常常购买现成的食品取代日常的家庭做饭，否则，食品取代食物，安全风险提速，生病机会多乎。粮食精加工与营养添加联合食品厂，把营养都加工没了。

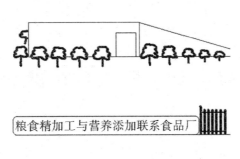

图 把营养都加工没了

[宜] 不花钱，宜替换。把吃其他食物花的钱，换成用以下粮食、蔬菜、水果等食物成分为主的品种替代其他品种，不另外再花钱即可办到。

春季：宜升补，辛、甘、温。谷薯豆杂粮以陈粳米、玉米、大麦米、小米、薏米、黑米、黄米、高粱米、糯米、黄豆、红豆、黑豆、绿豆、豌豆、芸豆、淮山药、芡实、锅巴、燕麦、小麦、苦荞麦、莜麦成分为主；鱼畜禽蛋奶以鲫鱼、2月鲢鱼、3月鲤鱼、海鱼、甲鱼、乌骨鸡、鸡肉、鸡蛋、鹌鹑、鹌鹑蛋、羊肉、猪肉、动物肝、4月牛肉、牛奶、虾皮成分为主；蔬菜副食类以小萝卜、香菜、蘑菇（包括香菇、草菇及平菇等）、韭菜、菠菜、荠菜、4月竹笋、芹菜、小油菜、3～4月小白菜、3～4月生菜、春笋、4月芥蓝、香椿芽、黄豆芽、绿豆芽、豆制品、海带、紫菜、黑木耳、百合、黄花菜、豆豉、蒜、2月葱、3～4月小葱成分为主；水果坚果类以猕猴桃、4月草莓、4月樱桃、苹果、柑橘、枣、花生、枸杞子、荔枝、芝麻、桑椹、核桃成分为主；饮品其他类以蜂蜜、茉莉花茶成分为主。春心萌动，"恋爱"少不了韭菜。

夏季：宜清补，苦、温。夏至后，宜清补，苦、温。谷薯豆杂粮以5～6月苦荞麦、7月糯米、6～7月小麦、小米、5～6月粳米、5～6月玉米、7月薏米、大麦米、5月小麦、7月粳米、7月玉米、7月苦荞麦、燕麦、莜麦、高粱米、黑米、5～6月薏米、7月淮山药、红豆、黄豆、黑豆、绿豆、豌豆、芸豆、芡实成分为主；鱼畜禽蛋奶以甲鱼、青鱼、兔肉、7月鸭肉、6月鸭蛋、5 月和 7 月鸡蛋、酸牛奶、虾皮成分为主；蔬菜副食类以 7 月白扁豆、7 月架豆、苦瓜、丝瓜、7 月冬瓜、南瓜、西葫芦、佛手瓜、金丝瓜、瓠瓜、芹菜、5~6 月菜花、6 月洋葱、5~6 月扁豆、6 月架豆、7 月甘蓝、西红柿、黄瓜、茄子、青椒、6 月马齿苋、小白菜、小萝卜、6~7 月圆白菜、6~7 月土豆、6~7 月豇豆、6 月蚕豆、5 月盖菜、5 月莴笋、5 月圆白菜、5 月竹笋、豆制品、海带、紫菜、海藻、蘑菇（包括香菇、草菇及平菇等）、黑木耳、百合、姜、蒜、葱成分为主；水果坚果类以草莓、花生、山楂、7 月枣、6~7 月西瓜、杏、哈密瓜、桃、5~6 月龙眼肉、7 月荔枝、杨梅、乌梅、7 月莲子、7 月榛子仁、核桃成分为主；饮品其他类以绿茶、菊花茶成分为主。"我刚才吃了个王八蛋。""说话真不文明！""鳖也叫甲鱼，俗称王八，故甲鱼蛋又叫王八蛋。"

秋季：宜平补，以润清燥。谷薯豆杂粮以 9~10 月玉米、新粳米、薏米、8~9 月糯米、8 月黄米、8 月玉米、8 月大麦米、8 月小麦、小米、10 月糯米、9~10 月黄米、9~10 月大麦米、9 月小麦、8~9 月燕麦、8~9 月莜麦、8~9 月黑米、高粱米、10 月小麦、10 月黑米、10 月燕麦、10 月莜麦、10 月红薯、红豆、8 月芸豆、黄豆、黑豆、绿豆、豌豆、芸豆、芡实、淮山药、9~10 月芋头成分为主；鱼畜禽蛋奶以 9~10 月虾、10 月鲫鱼、鱿鱼、鲥鱼、泥鳅、乌骨鸡、鳖肉、鸭肉、鸭蛋、牛肉、酸牛奶、虾皮成分为主；蔬菜副食类以 9 月扁豆、9 月架豆、8~9 月丝瓜、8 月冬瓜、8~9 月南瓜、8 月架豆、8~9 月豇豆、白萝卜、10 月胡萝卜、9~10 月大萝卜、9~10 月大白菜、10 月莴笋、10 月土豆、10 月丝瓜、10 月南瓜、圆白菜、10 月大油菜、茄子、8~9 月小油菜、8~9 月小白菜、10 月芹菜、小萝卜、8~9 月西红柿、8~9 月黄瓜、8~9 月青椒、蘑菇（包括香菇、草菇及平菇等）、藕、豆制品、海带、紫菜、白木耳、黑木耳、百合、9~10 月蒜成分为主；水果坚果类以香蕉、苹果、葡萄、橙子、柚子、橘子、芦柑、广柑、金橘、阳桃、芒果、9~10 月无花果、石榴、柠檬、菠萝、荸荠、菱角、杏仁、梨、甘蔗、枣、枸杞子、莲子、银耳、核桃、芝麻、花生、山楂、白果、橄榄、9 月桂花、10 月葵花子成分为主；饮品其他类以蜂蜜、豆浆、饴糖、乌龙青茶成分为主。

冬季：宜滋补，苦、温。谷薯豆杂粮以燕麦、糯米、1 月大麦米、高粱米、黑米、红薯、薏米、黄米、小米、粳米、玉米、11~12 月大麦米、小麦、苦荞麦、莜麦、红豆、11~12 月芸豆、11~12 月黑豆、黄豆、1 月黑豆、绿豆、豌豆、1 月芸豆、淮山药、11 月芡实、12 月和 1 月芋头、12 月和 1 月芡实成分为主；鱼畜禽蛋奶以海鱼、甲鱼、鸡肉、鸡蛋、鸽肉、鸭肉、鹅肉、羊肉、狗肉、12 月和 1 月海参、牛肉、牛奶、虾皮成分为主；蔬菜副食类以

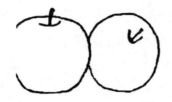

图　具有双向作用的苹果

大白菜、胡萝卜、白萝卜、大萝卜、11月黄瓜、12月和1月小萝卜、南瓜、大油菜、芹菜、12月和1月生菜、12月盖菜、12月西红柿、12月黄瓜、12月茄子、12月青椒、土豆、蘑菇（包括香菇、草菇及平菇等）、藕、绿豆芽、黄豆芽、豆制品、紫菜、海带、黑木耳、百合、姜、蒜、葱、香菜成分为主；水果坚果类以柑、橙、橘、桔、12月和1月猕猴桃、12月和1月苹果、甘蔗、山楂、枣、黑芝麻、核桃、杏仁、栗子、南瓜子、松子、莲子、枸杞子、龙眼肉、茯苓、12月和1月银耳、12月和1月桂圆成分为主；饮品其他类以蜂蜜、红茶成分为主。

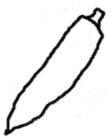

图　不上火的"小人参"

（1）不同时间重点饮食保健不一样

食物也有季节，以上根据粮食、蔬菜、水果等食物的自然收获期，选用以大量上市的应季蔬菜、水果成分为主列出，既顺应自然法则，使得人与自然的统一，又原料易得，物美价廉，充分享有时尚的美味佳肴的同时，对身体进行补养，保证自身健康，还可以提高身体新陈代谢的能力，使自己益寿延年，享有健康长寿。植物之所以在某地、某个季节生长，必有其道理，是大自然作用的结果。这样的植物才能获得最好的大自然精华。大自然什么时候供给，人就什么时候吃食。

在食物的属性中，不同的饮食有其不同的"性""味""归经""升降沉浮"及"补泻"作用。不同的属性，其作用不同，适应的人群也不同。因此，要随着节气的变化，应随时调节饮食结构。"春气温，宜食麦以凉之；夏气热，宜食菽以寒之；秋气燥，宜食麻以润其燥；冬气寒，宜食黍以热性治其寒"(《饮膳正要》)。由于四时气候的变化对人体的生理、病理有很大影响，故人们在不同的季节，应选择不同的饮食。

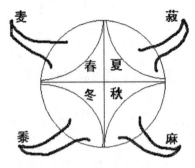

图　食物也有季节

（2）饮食比药物在养生和治疗方面更重要

"为医者，当洞察病源，知其所犯，以食治之，食疗不愈，然后命药"（春秋战国时期名医扁鹊）。饮食是防治疾病的一种重要手段。食物与药物都有治疗疾病的作用，但食物每人每天都要吃，与人们的关系较药物更为密切。三分吃药，七分调理。调理能起到营养和防治作用，且无不良反应。小病先找厨师。

要因人而异。食有谷肉果菜之分，人有男女老幼之别，体指体质有虚实寒热之辨，生活所处地理环境各异，生活的方式也不同，相同节气的气候条件迥然有别，本着人体生长规律，中医养生原则，少年重养，中年重调，老年重保，耄耋重延。故应根据实际情况，有针对性地选择升补、清补、淡补、平补、滋补。

[忌]

1. **添点甜，忌春酸**。不要在2月～4月吃酸涩、油腻、生冷、粘硬、刺激性、发物等食物。重点养肝，少酸添甘。

2. **把苦添，忌夏甜**。不要在5月～6月吃油腻、厚味食物，不要过食生冷食物。少吃辛辣食物。夏至后，不要吃粘硬、油腻、厚味食物，不要过食生冷，少吃辛辣食物。重点养心，添苦减甜。夏至后，重点养脾，添苦少甜。

3. **苦替甜，忌夏粘**。不要在7月吃粘硬、油腻、厚味食物，不要过食生冷食物。少吃辛辣食物。重点养脾，添苦少甜。

4. **忌秋辣，辛换酸**。不要在8月～10月吃辛辣、刺激性、生冷食物。少吃寒凉食物。重点养肺，少辛添酸。

5. **弃冷粘，忌冬咸**。不要在11月至第2年1月吃粘硬、生冷食物。重点养肾，少咸添苦。

6. 乱"进补"，忌盲干。不要盲目"进补"。"药疗"不如"食疗"。厨师也有"处方权"，不是什么病都需要去医院才能治。"心情不好，我去图书馆挂个号。"

处方

R x

主料：谷类
副料：蔬菜、水果和薯类
辅料：奶类、大豆或其制品
佐料：适量的鱼、禽、蛋、瘦肉
做法：食物多样、新鲜卫生，粗细搭配；减少烹调油用量，清淡少盐；三餐分配要合理，零食适当；足量补充饮水
特色：中国居民
价值：健康

任河厨师
常年常月常日

图 厨师的"处方权"

［宜］野菜香，宜常伴。春季是野菜生长旺盛的季节，郊游时漫步田埂、林边，不妨顺便采摘些不受化肥、农药污染的绿色食物回来，尝到栽培蔬菜不具备的鲜美口味，获得维生素、无机盐、膳食纤维、微量元素等多种营养物质。

吃野菜不花钱、口感独特，还达到美食、营养、抗病、防衰老的目的。对心脑血管疾病患者有非常好的保健疗效的野菜：荠菜、马齿苋、枸杞、野生苋菜、江南蕹菜又称空心菜、鱼腥草、蒲公英、苣荬菜又称苦菜、车前草、灰菜、山东蕨菜。

马齿苋、苣荬菜、蒲公英等生食类野菜洗净凉拌或蘸豆酱生吃。车前草开水烫后清水漂洗炒食、凉拌或做汤。

（1）弥补家常蔬菜中缺乏的营养

经常采吃野菜，可以弥补家常蔬菜中得不到的维生素和矿物质，同时野菜又是提供膳食纤维的很好来源，野菜纤维对于预防直肠癌、糖尿病、冠心病、胆结石、痔疮等疾病都有好处。

（2）野菜差不多一年四季都能吃到

正二月吃蒿，三月吃荠菜，四五月吃竹笋、野芹菜，六月吃马齿苋、南

瓜花等，七八月吃荷叶粥、野黄瓜等，九月吃桂花，而菌类从九月要吃到十月，冬季还可以吃夏季晒干的马齿苋等。我国幅员辽阔，南北四季相差很大，在南方寒冬腊月也可以吃到可口的野菜。

（3）野菜防治某些疾病

现代科学研究表明，不少野菜具有药用价值，可以预防和治疗某些疾病

荠菜：别名菱角菜、地菜、鸡翼菜，十字花科植物。识别特征：1年生或2年生草本植物，略有白毛；基生叶有不规则羽状深裂，裂片有锯齿，茎生叶不分裂，常为矩圆形，基部下延抱茎；花小，顶生或腋生，白色；短角果，三角形。生长环境：喜生于沟边、路旁、菜地、原野中的潮湿处。产于我国各地。

特点及功效：性味甘淡，微凉。凉血、止血、清湿热、明目、利水，含荠菜酚、乙酰胆碱、氨基酸、黄酮类等成分，对于产后子宫出血、月经过多、肺结核咯血、肾结核尿血、感冒发热、麻疹、肾炎水肿、乳糜尿、肠炎腹泻、高血压、泌尿系统结石等病症，都有很好的保健疗效。

马齿苋：别名瓜子菜、马齿菜，马齿苋科植物。识别特征：1年生伏地肉质草本植物；茎淡紫红色，全株味酸；叶互生，肉质，紫红色，形似瓜子，长1~2cm；花小，黄色，腋生或顶生；蒴果，椭圆形，从中部开裂，内有多数黑色种子。生长环境：多生于村旁、路边、田园等潮湿处。全国各地均有野生，其嫩苗或茎叶可以作为蔬菜食用。

特点及功效：含蛋白质、脂肪、糖类、粗纤维、钙、磷、铁、铜、胡萝卜素、维生素 B_1、B_2、C，去甲基肾上腺素、钾盐、二羟乙胺、苹果酸、多种氨基酸和有机酸，香豆素、蒽、醌甙等化学成分，可促进溃疡愈合、胰岛素分泌及抑制痢疾杆菌、伤寒杆菌、大肠杆菌、皮肤真菌及癌细胞生长、收缩血管，还含有对心血管有保护作用的 ω-3 脂肪酸，治疗细菌性痢疾、痢之坠胀、急性肠炎、阑尾炎、乳腺炎、鼻出血、痔疮出血、糖尿病、心脑血管疾病等。性味酸寒。清热、解毒、利湿、凉血、散瘀、降压、利尿、利肠、杀虫，对湿热滞肠、下焦湿热、肠寄生虫、血郁热毒等有疗效。

注意：马齿苋为寒凉之品，脾胃虚弱、大便泄泻及孕妇忌食。同时忌与胡椒、鳖甲同食。

枸杞：特点及功效：枸杞叶中含有甜菜碱、东莨菪素、谷甾醇葡萄糖甙、芦丁等多种物质，常吃有滋肝补肾、益精明目的作用，对治疗肾虚、腰脊酸痛、神经衰弱、视力减退等病症，都有很好的保健疗效。枸杞果实更是人们常用的补品。

野生苋菜：特点及功效：含蛋白质、碳水化合物、钙、磷、胡萝卜、维

生素 A、C、B、核黄素、苋菜红甙、棕榈酸、亚麻酸、不饱和脂肪酸等多种物质，嫩茎叶的营养和药用价值都很高，维生素 C 含量比柑橘还多，钙质含量大约比菠菜高 4 倍，清热解毒，补血止血，收敛止泻，通大小便，治疗目赤肿痛、牙痛、咽痛、痢疾便血、湿热腹泻、子宫颈炎、产后腹痛及大小便不通等症。食之增强人体免疫功能、抗癌、润肤美容、降低胆固醇，对冠心病、高血压、动脉硬化等病症，都有很好的保健疗效。

江南蕹菜：又称空心菜，嫩梢可以作为蔬菜。特点及功效：清热解毒、止血通便等，可以用于治疗鼻出血、咯血、淋浊、便秘、痈痛等病症。蕹菜中含镁较高，对心律不齐、动脉硬化等心血管疾病，也有辅助的保健疗效。

鱼腥草：其嫩叶可以作为蔬菜，常吃有增强机体免疫功能、抑癌。特点及功效：特有的鱼腥味挥发油中，含月桂烯等抗菌成分，槲皮甙有扩张血管、增加肾血流量的作用。

蒲公英：其幼苗可以食用。特点及功效：含有丰富的胡萝卜素、维生素 C、糖、蛋白质、脂肪、钙、铁、核黄素等，抑制金黄色葡萄球菌、致病性真菌，有较强的利胆作用，对肺癌的治疗也有缓解作用，可以治疗急性乳腺炎、淋巴结炎、流行性腮腺炎、急性扁桃体炎、痈疖以及上呼吸道感染、消化道感染所引起的各种炎症。性味甘平，无毒，清热、解毒、利尿、散结、消肿等。

苣荬菜：又称苦菜，广泛分布于北方地区，其嫩苗或茎叶可以作为蔬菜食用。特点及功效：维生素含量高，含胡萝卜素、维生素 B 和 C 等，清热、解毒、消肿、排脓、祛瘀、止痛等，对保持身体健康非常有好处。

车前草：植物名叫大车前，别名车轮菜、钱贯草、蛤蟆叶，车前科植物。识别特征：多年生草本，幼苗有些伏地；叶根生，阔卵形，下延成长柄，长 5～15cm，宽 3～9cm，基出掌状脉 5～7 条；穗状花序，长 6～12cm，花细小；果卵形，长约 3cm，有种子 8～16 颗。生长环境：喜生于洼地、田边、村前屋后和菜地。在全国各地都有分布。其春季幼苗可以作为蔬菜食用。

特点及功效：性味甘淡，寒。清热去湿，利水通淋，凉血，解毒，明目，止咳化痰，对尿路感染、尿路结石、肾炎水肿、感冒咳嗽、支气管炎、肠炎腹泻、高血压、腮腺炎、口舌生疮、急性黄疸型肝炎等均有一定疗效。

灰菜：在全国各地都有分布，其幼嫩茎叶可以作为蔬菜食用。特点及功效：维生素含量高，含胡萝卜素、维生素 B 和 C 等，清热、利湿、止痒、透疹等。

山东蕨菜：幼苗出土 3～5 天即可采摘吃。特点及功效：祛风湿、利水道、驱虫、解热、治疗脱肛及抗肿瘤等。

竹笋：禾本科、竹亚科多年生植物。我国长江流域和珠江流域种类最多。特点及功效：嫩脆味鲜，清香可口，含有蛋白质、粗纤维、维生素 B_1、B_2、烟酸、铁等，性味甘、微寒，利水道，清肺化痰，对小儿痰热惊痛、妇女妊娠眩晕有治疗作用，促进大便排出，减肥，加速胆固醇的代谢，防治便秘，预防大肠癌，辅助治疗贫血。

[忌]

1. **采野菜，忌污染**。不要采摘被污染的野菜。公路边、厂矿区、污水流域等附近生长的野菜不要采食。

2. **烹饪法，忌旧观**。不要熟吃苣荬菜、蒲公英等野菜。苣荬菜、蒲公英等野菜洗净可以蘸豆酱生吃。不要炒着吃刺嫩芽、榆树钱等树上的野菜。蒸吃或炸酱吃。不要只洗净就吃山药菜、山蒜等野菜。吃山药菜、山蒜等野菜前，要在清水里浸泡 2 小时以上解毒。吃灰菜前，热水烫和浸泡，否则易引起皮肤过敏。

3. **忌过食，苦味餐**。不要过量食用苦味食物。苦味野菜性味苦凉，苦味食物中所含有的生物碱，具有消暑清热、泻火、燥湿、降气、解毒、促进血液循环、舒张血管等药理作用。苦菜花香，常吃身体硬梆梆；苦菜叶苦，常吃好比人参补。人讲苦瓜苦，我话苦瓜甘；甘苦任君择，不苦哪有甜。但多食苦则可使皮肤枯槁、毛发脱落、伤肺和脾胃，还易导致腹泻、消化不良等症，尤其是胃病患者不要多食。多吃苦可苦了身体。

4. **不确定，忌不辨**。不要吃不认识的、不确定的野菜。一些野菜含有剧毒，吃后轻者闷胀呕吐、全身不舒服，重者发生中毒，会危及生命。

5. **长存放，忌不鲜**。不要吃放时间长的野菜。放时间长的野菜不但不新鲜，清香味没有，难吃，而且营养成分减少，失去了食用的价值。要现采现吃。

[宜] **防坏肚，土特产**。品尝食用土特产品要注意卫生，遵循世界卫生组织倡导的食品安全 5 大要点：保持清洁，拿食物前要洗手；生熟分开，生的肉、禽和海产品食品要与其他食物分开存放，处理生的食物要有专门的设备、加工用具、容器、餐具等，例如刀、案板、锅、盆、碗、盘等，使用器皿储存食物以避免生熟食物互相接触；食物要彻底做熟，尤其是肉、禽、蛋和海产品，汤、煲等食物要煮开，熟食再次加热要彻底；保持食物的安全温度，熟食在室温下不得存放 2 小时以上，所有熟食和易腐烂的食物应及时冷藏在 5℃下，即使在冰箱中也不能过久储存食物；使用安全的水和原料，饮水和食物消毒，以煮沸法最简单可靠，挑选新鲜和有益健康的食物，选择经过安全

加工的食物，水果和蔬菜要洗干净，尤其是生食的果蔬，不吃超过保质期的食物。食品要精细，烹调要得当，进餐要定时，这些饮食卫生要求，是预防食物中毒、预防胃肠道传染病、减少疾病、增进健康的重要一环。

（1）诱惑的美食难以抗拒

土特产品以其当地价廉、质优、新鲜等优势，食品包装上也全是营养赞誉之词都吸引着顾客，诱惑的美食使得胃口大开。旅行返回时，一般都会带回些所在地产的佳肴美味。购买带回给亲朋好友品尝是许多人的做法。

（2）预防肠胃病，饮食要干净

要注意洗净。因为在非现代化大型企业的传统采摘、运输、存贮过程中经过多人手工操作，存在大量细菌就不用说了，大量寄生虫卵不计其数。吃了这样散装无法清洗的食物，易患寄生虫病、肠炎、细菌性痢疾等。干净人，有精神，病无份。

[忌]

1. **不明食，忌难辨**。不要吃不明来源的食物、死因不明的畜禽肉、不知道或者没有见过的食物、颜色过于鲜艳的加工食品。不要做馋猫，小心病从口中来。口欲虽满足了，身体却搞垮了。人懒没有好生活，嘴贪没有好体格。

2. **吃食物，忌"3变"**。不要吃变色、变味、腐烂变质食物。防止包括细菌性、化学性、动植物性、真菌性食物中毒，还要防止重金属污染、饮食中抗生素和激素残留等。

比如：食物在制作、储运、出售过程中，处理不当会被细菌污染，人们吃了含有大量活的细菌或细菌毒素的食物，而引起食物中毒；有毒的金属、非金属及其化合物、农药和亚硝酸盐等化学物质污染食物，而引起食物中毒；有些动物和植物，食用方法不当，食物贮存不当，易形成有毒物质，食用后易引起中毒；有些含有某种天然有毒成分，往往其形态与无毒的蘑菇品种类似，易混淆而误食，引起食物中毒；部分蔬菜农药残留较高，加之食用时没有很好地清洁，极易发生食物中毒。

3. **弃熏烤，忌霉变**。不要吃有些用传统制作方法加工而成的土特产品。传统不代表科学、健康。比如，熏烤肉制品、腌制或腊制食品、霉变食品、过度油炸或煎鱼或煎肉、老汤熬制等。

熏烤的肉制品，含大量多环芳烃类化合物苯并（α）芘，是世界上公认的代表性强致癌物质；腌制、腊制食品，含大量亚硝酸盐，与仲胺类物质在适宜条件下起化学反应而生成有机化合物亚硝胺，亚硝胺也是世界上公认的代表性强致癌物质；霉变食品，其中含有大量黄曲霉素，是强致肝癌等多种肿瘤的物质，黄曲霉素还是世界上公认的代表性强致癌物质；过度油炸、煎鱼或煎肉等，蛋白质在高温下，尤其是在烤焦时，会分解产生含苯环的强致癌物质；老汤熬制，用任何方式过度地加热食物，都会改变其中的碳水化合物和脂肪的性质，使它演变成致癌物质，老汤熬制一煮好几个小时，许多维生素遭到破坏不说，反复沸腾，更使汤中有害物质越来越浓缩。

4. **清洗难，忌吃散**。不要吃散装无法清洗的食物。不干不净，吃了生病。吃了省钱瓜，害了绞肠痧。别把活的"肉"吃进肚，掏鸟掏出蛇来！喝开水，吃熟菜，不拉肚子不受害。宁吃鲜桃一口，不吃烂杏一篓。

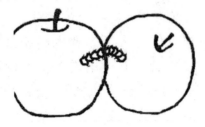

图　"买一赠一"

5. **只图嫩，忌单鲜**。不要只图鲜、嫩，或者吃半生不熟的动物性食品、未经高温消毒的食物。否则，不是容易得寄生虫病或传染病，就是容易食物中毒。

6. **抗生素，忌食含**。不要买抗生素含量高的动物食品。要注意加强自我保护意识。畜禽养殖的一些环节我们是无法控制的，如是否添加、滥用抗生素等。这就要求购买畜禽肉时，一定要加强自我保护意识，不到"三无"即无照、无证、管理无规范的市场购买，优先考虑到正规、大型、品牌的市场购买品牌、无投诉、专业肉食品公司的"年轻"畜禽肉。

7. **生畜禽，忌无间**。不要跟生畜禽肉太亲密。小心人畜共患疾病。畜禽肉虽是我们的美食，能吃入体内，但与生畜禽肉亲密有隙。畜禽本身有它自己广泛的病原群，其中一部分疾病是人畜共患的，可以通过与人的亲密接触而直接感染人；由于生态系统的破坏，畜禽身上携带的人易感的病原体，一旦通过被污染的空气、土壤或水直接传染给人，或经过啮齿动物、蚊、蝇等人类伴生种的媒介间接传染给人，都可能对被感人群造成致命的伤害，许多人畜共患疾病会直接、间接影响人类的生命和安全。人畜共患传染病和寄生虫病可以通过接触传染，也可以通过吃肉、呼吸道、媒介昆虫等其他方式传染。

8. **怪异味，忌食含**。不要只图新、特、奇的味道。有些怪异或过于浓烈的味道，是一些食品添加剂、化学农药残留所致。满足嘴的前提是满足身体健康的需要，以牺牲身体健康来满足口欲，显然是不明智的。

9. **忌忽视，食中含**。不要单靠抗生素药物的杀菌抑菌作用。利用蔬菜和水果中本身常含有一些杀菌抑菌作用的物质，替代抗生素抗菌，避免抗生素残留及毒副作用，调配口味。

比如，食用土特产熟肉类食品、凉拌生蔬菜食品时，加入食醋和洗净的生蒜茸吃。大蒜的天然"抗生素"有效成分为蒜素、大蒜新素。蒜素有广谱抗菌作用、抗真菌、抗阿米巴原虫等；大蒜新素也有较强抗真菌作用。并含有较丰富的微量元素硒，属抗氧化剂，抗衰老，常食可预防克山病、心脏病、高血压、卒中、贫血等；还含锗元素，常食可以促进机体免疫功能，防癌；还能行气血、暖脾胃、消炎解毒、杀虫消积等。禁与蜂蜜同食。大蒜是个宝，常吃身体好。食醋中所含的醋酸，可抑制和杀灭多种致病菌。食用土特产水果类食品时，拌入蜂蜜和酸牛奶吃，加热疗效丧失。蜂蜜对伤寒杆菌、副伤寒杆菌及痢疾杆菌等，都有明显灭杀作用。酸牛奶中的乳酸菌，有抑制致病菌生长的作用。

[宜] **晚餐量，宜削减**。17：00～17：30 吃晚餐。对于胃肠病、肥胖症、脂肪肝、脑卒中、糖尿病、心脑血管病、高脂血症、结石等病症的患者，有非常好的保健疗效。

（1）晚餐在睡前4个小时解决

17：00～17：30 此时身体处于有利于贮藏精华的时间段，应该吃晚餐；晚餐在睡前4个小时解决，这是食物在胃肠道中完全消化吸收所需的时间。

（2）适当限食能延缓衰老、实现长寿

饮食要有节制，应以适量为宜，不饿刚刚好。吃饭八成饱，到老胃肠好，健康长寿到。若要百病不生，常带饥饿三分。稍微饿着点欢实。疾病以减食为汤药，不管什么病，先要把肠胃清理一番，比吃什么药都好。"能够摄取必要营养的人要比吃得很多的人更健康"（古希腊哲学家亚里斯提卜（公元前435～前360））。

（3）什么时候吃比吃什么还重要

进食同样的热量，在早餐时对体重无明显的影响，而放在晚餐，人的体重就会明显增加。"早饭淡而早，午饭厚而饱，晚饭须要少，若能常如此，无病直到老"（清代马齐《陆地仙经》）。早饭象王子，午饭象皇帝，晚饭象乞丐。早吃好，午吃饱，晚吃少又巧。"早餐留给自己吃，午餐分给朋友吃，晚餐送给敌人吃"（塞尔维亚民谚）。

[忌]

1. **晚饭时，忌饱餐**。不要晚餐饱食。危害众多，引起多种疾病：在短时间内突然进食大量食物，滞留于肠胃，不能及时消化，从而影响食物的消化、吸收，脾胃和胰脏的消化、吸收和运化功能也因承受过重负担而受到损伤，出现脘腹胀满、嗳腐泛酸、厌食、吐泻等食伤脾胃之病，时间长了会得胃病；加上饮酒，容易诱发急性胰腺炎，甚至使人休克，猝死；经常刺激胰岛素大量分泌，很容易造成胰岛素负担加重，加速老化，进而诱发糖尿病；饱食后血液流向胃肠，心脑血液供应相对不足，容易诱发心绞痛、脑缺血；能造成心跳加快、血压升高、心肌耗氧增多，加重心脏负担，诱发心律失常，还导致的高脂血症、血黏度上升，是脑卒中、冠心病事件的重要诱因；吃太多、太好，加上晚上活动量小，热量消耗少，多余的热量转化大量合成脂肪，形成肥胖，也会引发糖尿病、脂肪肝；长期晚餐饱食，睡觉时胃肠及附近的的肝、胆、胰脏等器官仍在运作中，在睡眠时仍不断工作且传讯息给大脑，使脑部不能休息，处于兴奋状态中，造成多梦、失眠等，还会引发神经衰弱等疾病，并且脑部的血液供应也会不足，进而影响脑细胞的正常代谢，加速脑部老化；饱食或饮食不当是引起心绞痛发作的原因之一，这与餐后血脂、血黏稠度、血小板黏附性增高有关；晚餐经常进食大量高脂肪、高蛋白质食物，加上睡眠时的血流速度减缓，大量血脂就会沉积在血管壁上，进而引起细小动脉更收缩，外周血管阻力增高，容易让血压猛然上升，也加速全身小动脉的硬化，会增加动脉粥样硬化的机会，从而增加患冠心病、高血压等疾病的危险性；蛋白质食物无法完全被消化，在肠道细菌的作用下，产生有毒物质；加上活动量小及进入睡眠状态中，使得肠壁蠕动慢，延长有毒物质停留在肠道内的时间，增加大肠癌患病率。也不要过饥，食量要适度，否则会诱发卒中。

晚上请客无诚意。好东西也要悠着点吃，在吃饱了撑的美食大世界，别把一辈子的饭提前吃完！少吃一口，舒坦一宿（xiu）；多吃一口，半夜不休。宁让饭菜占着盆，莫让食物撑着人。宁可锅中放，不可肚饱胀。每餐留一口，活过九十九。日常生活中，就有不会吃的人。宁可少而精，不能多而滥，贪多嚼不烂。善吃饭者长精神，不善吃者生疾病。人愿长寿安，要减夜来餐。

2. **睡眠前，忌饱餐**。不要在饱食后立即睡觉。睡前饮食要科学，吃饱了撑的睡觉难受，"超载了！"，成了压炕头，惟一的用处就是造粪机！带着未消化的食物入睡，不仅会堆积脂肪，食物残渣在胃肠道停留时间过长，睡眠质量也会大大受到影响；睡眠时消化功能减弱，吃多了加重消化系统负担，使睡眠不深；晚餐吃太晚，排钙尖峰期到来时，通常已进入睡眠中，于是尿液滞留在输尿管、膀胱、尿道等尿路中，不能及时排出体外，致使尿中钙不断增加，容易沉积下来形成小晶体，长期下来就扩大形成结石；若晚上饮水浆过多，夜尿过频，也会影响睡眠；饿着肚子、或口干、口渴去睡觉，也不能使人入睡。吃饱就睡觉，犹如吃毒药。

3. **吃饭后，忌猛颠**。不要饭后剧烈运动。饭后如果进行跑步等剧烈运动，会使胃受到严重的牵拉影响，引起胃痛，甚至诱发肠扭转；同时大脑皮层管理内脏消化的部分受到抑制，以致影响消化。

三、睡眠宜忌

[宜] 随太阳，起床沿。起床早晚根据四季不同而不同。春夏晚睡早起，秋季早睡早起，冬季早睡晚起，等到太阳升起来以后再起床。

起床与太阳升起同步。每年1月11日到6月6日，起床由早晨7时36分逐渐提前到凌晨4时36分，平均每天依次提前约1分钟；6月22日至12月30日，起床时间由4时46分逐渐推迟到7时36分，平均每天推迟约1分钟。12月31日到1月10日与6月7日到6月21日，每天的起床时间分别为恒定的7时36分与4时46分。

（1）5：00～7：00大肠经正值精气旺盛

此时身体处于有利于排泄的时间段，宜起床

（2）每日的12个时辰对应人体12条经脉

时辰在变，不同的经脉在不同的时辰也会有兴衰。人是大自然的产物，人的生活习惯应该符合自然规律，在对证的经脉旺时顺应它，会起到事半功倍的作用。

（3）顺应自然规律

该何时起床？人生于天地之间，其生命活动就要与大自然的变化保持一致，需要根据四季气候变化的规律，而改变自己的日常生活规律，以顺应自然，这就是"天人相应"的思想。

"春三月……夜卧早起。夏三月……夜卧早起。秋三月……早卧早起。冬三月……早卧晚起，必待阳光"（中国传统医学四大经典著作之一《黄帝内经》）。春夏的晚睡早起，是为了顺应自然界春生、夏长的特点，有利于机体内阳气的生长。秋季早睡早起，顺应了秋收的特点，早睡以利于阴精的收藏，以顺应阳气之收敛；早起以顺应阳气的舒达，使肺气得以舒展，且防收敛之太过。冬季早睡晚起，一定要等到太阳升起来以后再起床，则是顺应了冬藏的特点；冬季天寒地冻，草木凋零，动、植物多以冬眠状态以养精蓄锐，为来年生长做准备；人体也应该顺应自然界的特点，而适当地减少活动，以免扰动阳气，损耗阴精，有利于阳气的潜藏和阴精的滋养和贮藏，可避免低温和冷空气对人体的侵袭而引发呼吸系统疾病，同时也可以避免因严寒刺激诱发的心脑血管疾病；充足的睡眠，还有利于体力恢复和免疫功能的增强，有益于预防疾病。

"日出而作，日入而息"（战国时著名思想家、哲学家、文学家、道家学派代表人物之一庄周（约公元前369～前286）等，道家经典之一《庄子·让王》）。这种比较严格的节律，是顺应自然、适应环境的结果。天地、四时、万物对人的生命活动都会有影响，要想在自然界中求得自身平衡，首先要顺应自然规律，顺应四时气候变化，保护生机遵循自然变化的规律。

春生、夏长、秋收、冬藏。"春夏养阳，秋冬养阴"（中国传统医学四大经典著作之一《黄帝内经·素问》）。人有时还不如植物聪明，人体要想很好地生活在自然环境中，就应该像植物一样顺应自然规律，就得掌握自然界的四时阴阳变化规律特点，以一定的养生方法，如当气候变冷时，正是人体阳气收敛，阴精潜藏于内之时，故应以保养阴精为主，按照春生、夏长、秋收、冬藏的自然规律，来维护和加强机体的阴阳平衡使之能够相适应。要想达到延年益寿的目的，就要顺应四时养生的自然规律，并遵循之。

[忌]

1. 太教条，忌负担。不要太教条。即使早起几分钟或晚起几分钟，也不至于对身体有太大危害，不要有不必要的思想负担。再者说来，中国地域辽阔、幅员广大，纬度、海拔高度不同，地理条件复杂，各地气候相差悬殊，四季长短不一，同一节气气候特征有差异。节气虽能反映黄河中下游四季分明的气候特点，实际上具体气候意义却不显著，不能适用全国各地。每天的起床时间，原则上以与太阳升起同步为准，而不以具体时间为准。教条会抓挠。

2. 忌被动，适应欠。不要被动地适应。要采取积极主动的态度，首先要掌握自然界变化的规律，以其防御外邪的侵袭。懂得天人合一，使生命过程的节奏，随着时间、空间和四时气候的改变而进行调整，使其达到健运脾胃、调养后天、延年益寿的目的。只有这样才能有利于人的健康与长寿。

[宜] **身体棒，靠睡眠**。睡眠保证时间和质量，不同人睡眠时间足够的长短不一样，睡醒后身体轻松、精力充沛为睡眠够质量。到点就睡觉，12：30～13：00睡午觉；21：00～22：00上床睡觉。养成良好的睡眠习惯。按时作息，定时上床，按时起床，形成固定的睡眠节奏，到时候自然就入睡，睡足就自然按时醒。

（1）睡眠是天然的补药

充足的睡眠有以下几大方面的好处。

第一，能促进人体生长发育、保健。促使人体生长发育的"生长素"，只有在睡眠时才大量分泌，儿童的生长速度在睡时要比醒时快数倍，能睡的孩子长得快。要使儿童身高增长，就应当保证睡眠多，保证睡眠时间和质量。老年人的生理功能减退，易疲劳，更应多睡。长寿的老年人都能睡。还利于美容。

第二，能消除全身疲劳、恢复体力。疲劳通常与各种劳动如体力、脑力等的强度、速度及持续的时间有关。速度越快、强度越大、疲劳出现越早，持续时间越长越容易疲劳。疲劳是机体生理功能将接近最高限度的信号。持续疲劳降低人体的免疫力，积劳成疾，必将引发疾病，甚至容易患肿瘤。这时非常需要适当休息，而最好的休息方式是睡眠。因为睡眠时人体处于相对静止的状态，人体各种生理活动普遍减低，合成代谢占优势，有利于营养供给，弥补损耗，储存能量，解除疲劳。一方面把体内蓄积的代谢废物和二氧化碳、尿素等继续分解排泄出去，另一方面又使自身获得充分的休息，消除疲劳、恢复体力。

第三，能保护脑力，使精神充沛。人体大脑的皮质细胞，具有高度的反应性和复杂的功能活动，需要丰富的营养。但本身又缺乏储备营养物质的能力，所以特别脆弱。而睡眠能保护大脑皮质的神经细胞，维护皮质这种高度分化的组织功能，有利于防止遭受严重的损伤。

第四，能增强免疫功能，防御疾病。睡眠是一种几乎对整个大脑皮层和某些皮层下中枢的保护性抑制。睡眠时人体得到很好的休息，养精蓄锐，促使身体自我修补，修复突变的基因，预防肿瘤的发生。充足的睡眠可使脑神经、内分泌、体内物质代谢、心血管活动、消化功能、呼吸功能等得到休整，调节各种生理功能，神经系统的功能得到最大限度的恢复，稳定神经系统的平衡，从而睡出健康来！还无毒副作用。睡"补"比服补药效果好多了。吃人参不如睡五更。

（2）养成良好的睡眠习惯

好的睡眠，既取决于睡眠的时间，也取决于睡眠的质量。睡前要洗脚、饮食科学、情绪平稳。睡前必须保持思想安静、情绪平和，可以散散步，安排一个短时间不用思维活动的行动，是有益于身心健康的。其中最简便而有效的办法是到室外散步，看看自然景色，放眼仰望天空。晚饭后出外散步，有利于消化，呼吸新鲜空气，还能领略自然界的风景，平和情绪，十分有好处。

（3）中午睡觉好，犹如捡个宝

每天于午时入睡，养阳气，养精蓄锐，可使下午乃至晚上精力充沛，使机体处于最佳状态，阳虚的人此时入睡充足最养阳气，同时对于养心非常有好处，可降低心脑血管疾病的患病率。研究表明，睡午觉半小时左右，能使冠心病的病死率下降30%左右，这与午睡使人体白天的血压曲线出现一个低谷，使心脏得到保护有关。午觉既有防病保健的意义，又符合养生道理。

（4）药枕有良好的防病保健作用

枕内的中药不断挥发，中药微粒子借头温和头皮上毛窍孔吸收作用透入体内，通过经络疏通气血，调整阴阳；另一途径为通过鼻腔吸入，经过肺的气血交换进入体内。一般适用于心脑血管疾病等慢性疾病恢复期以及部分外感疾病急性期，但不适用于创伤、急症、传染病等。说不定以后会有香科医院呢。

（5）起居有常，形成规律的生物钟

一定要按时作息，定时上床，按时起床，形成固定的睡眠节奏，到时候自然就入睡，睡足就按时醒。睡眠后移，生命前移。到点就睡觉，现代人很少能做到，大街上面色自然红润的人越来越少，而女性用涂脂抹粉的方式装自然美色的却越来越多，步入了怪圈。睡眠与健康是"终生伴侣"。睡眠是身体进行自我调整的时刻，你挤占了睡眠时间，它就挤占了你健康时间。

[忌]

1. **忌忽视，欠睡眠**。不要睡眠不足。睡眠不足会打乱生活的正常节律，破坏机体内环境及精神心理上的平衡，有可能给脆弱的患者机体带来无可挽回的后果。其损害首先表现在神经系统过度疲劳，以至可能发生神经衰弱、体力和脑力劳动效率降低、精力不足、记忆力减退、头晕脑胀、眼花耳鸣、全身乏力等症状，轻者可以恢复，严重者还影响心脑血管系统、呼吸系统、消化系统、免疫系统的功能，进而导致器质性病变，可导致动脉硬化、急性心肌梗死、心力衰竭、猝死等，容易患肿瘤或早衰，病死率也增加。

有多种原因可影响人的寿命，其中重要的一项是睡眠。"人的身体好比一部精密机器，只有有节奏地运转，才能减少损伤，永葆青春"（新疆维吾尔族119岁大夫吐地·阿西木阿吉）。睡多容易病，少睡亦伤身。经常失眠，少活数年。

2. **过于懒，忌贪眠**。不要睡眠过多。睡眠过多也会使病死率增加。

3. **午睡时，忌时延**。不要午睡时间太长。最好在1个小时以内，否则轻则影响晚上的睡眠，重则影响身体的健康。

4. **忌坐睡，免大患**。不要坐着睡觉。即使打盹也要躺下。坐着睡觉使得人的血液下注，回流不畅，大脑供血不足，不利于脑血管病的防治，躯体肌肉紧张，身体得不到很好地休息，而且容易摔倒；入睡时，皮肤毛孔开启，身体内部处于薄弱状态，遇外邪，轻则受凉感冒，重则诱发大病。贪凉失盖，不病才怪。

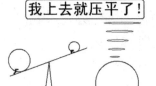

图　矫枉过正

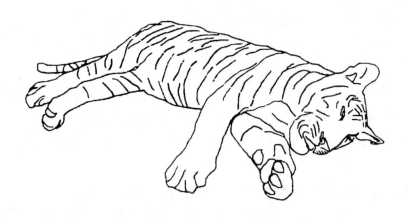

图　老虎也有打盹的时候

5. **开灯时，忌照眠。**不要开灯睡觉。睡觉时应关灯，要仿生。开灯睡觉不仅是一种浪费，而且对身体健康有害。这是因为人和大多数动物一样，都以一种意想不到的方式利用着自然光线，而灯光却会扰乱生物体内的自然平衡。开灯睡觉，会使人体分泌褪黑激素不可或缺的酶分泌量锐减，打乱了身体正常节律。

人如果长期生活在灯光下，身体内控制新陈代谢的"生物钟"就会被扰乱，从而使人体产生一种"光压力"，使人体生物、化学系统发生改变，使本来循环有序的体温升降、化学成分的变化，以及心跳、脉搏、血压等变得不协调，降低机体的免疫力，导致疾病发生，甚至容易患肿瘤。睡不当风，睡不对灯，睡不张口，睡不掩面，睡不卧湿，睡不对火。

6. **穿衣服，忌压眠。**不要穿着衣服再盖被子睡。睡觉时被子要保暖，盖住脚与双肩。穿着衣服再盖被子睡，往往压迫浅表的血管，阻碍血液流通，使人反而感到更冷。若脱去衣服只盖被子睡，血流较通畅，比穿着衣服睡暖和的多。对于年老、体弱的患者，或环境条件不方便时，可以穿着天然织品材料的宽大、无领无扣、不使颈胸腰腹受束的睡衣睡，睡姿灵活掌握。

7. 蒙头睡，忌遮面。 不要蒙头睡觉。慢性疾病使得患者身体虚弱，有些人会怕冷，常把头蒙在被窝里睡。被窝里的空气不流通，呼吸受到妨碍，身体内的二氧化碳不能被顺利地呼出去，而氧气就会越来越少，时间一长，空气就变得混浊不堪，人体需要的氧气不能被大量地吸进来，便会出现氧气不足的现象，造成头晕、胸闷、恶心等不适，或从睡梦中惊醒，出虚汗，第二天会感到疲劳。另外，呼出的气体中含有不少水分，蒙头睡时，会增加被窝里的湿度，易引起感冒及其他疾病。天气再冷也要把头露在外面，尤其是口、鼻部位不要盖任何东西，以保证正常呼吸。冬不蒙首，春不露背。冬睡不蒙头，夏睡不露肚。睡觉不蒙头，清晨郊外走；睡前开开窗，一夜觉都香。这样做目的是可以多吸收新鲜空气，有益健康。污染情况下另当别论。

8. 忌僵直，侧卧眠。 不要僵直地睡觉。"寝不尸"（春秋末期思想家、政治家、教育家，儒家创始者孔丘《论语》）。睡眠以侧曲为宜。右侧卧位，肢体自然屈曲，使全身肌肉筋骨放松，又能使体内脏腑保持自然位置，利于消除疲劳和保持气道、血络通畅。卧佛睡的多舒服呀！睡眠的姿势不可能一成不变，一夜之间，不自主地总得翻身。

9. 忌睡前，情绪变。 不要睡前情绪过极变化。要想睡好，情绪不扰。先睡心，后睡眼。记住，出去"关门"顺序肯定是从内到外！"寝不言"（春秋末期思想家、政治家、教育家，儒家创始者孔丘（公元前551～前479））。睡前不要过多言语、兴奋、激动、思虑太过、忧虑、恼怒，任何情绪的过极变化，都会引起气机失调，导致失眠，且伤神。入睡要达到在神静，多言语则神动而躁，难以入睡。

睡前高度用脑的娱乐应有所节制，例如下象棋、围棋、打麻将等。过分刺激和激动人心的娱乐活动，不要安排在临睡之前。一首激动人心的歌曲，一部感人肺腑的文学作品，一场发人深省的戏剧或电视、电影，容易使人浮想联翩，情绪随之波动，会干扰平稳入睡。

10. 忌高枕，睡不安。 不要"高枕无忧"。不要把刑具老虎凳，从脚部搬到头部。枕头的高度、硬度以适中为宜，躺卧时头与躯干保持水平，即仰卧时枕高一拳，侧卧时枕高一拳半，枕头稍长为宜，可使人睡觉时自由辗转反侧，而保持睡眠姿势舒展，气血通畅。具体尺寸还要因人而定。高枕有忧。

［宜］打呼噜，毛病扳。 睡时调整体位，改仰卧为侧卧，配合控制饮食、加强运动、减轻体重、戒烟限酒等方法。

（1）打呼噜加重了疾病

打呼噜，病名叫阻塞性睡眠呼吸暂停综合征。夜间睡眠期间，反复出现呼吸停止或呼吸减弱，从而导致机体缺氧和二氧化碳潴留等一系列病理变化的临床综合征。

由于睡眠时呼吸通气不畅，血中氧分压降低，肺动脉压随血氧减低而收缩增高，引起右心负担加重，导致右心室肥厚，甚至心力衰竭；二氧化碳分压增高，大脑处于缺氧状态，呼吸暂停，心脏血液循环受影响，打鼾、憋气、停止呼吸等循环表现，容易造成心、脑缺血、缺氧。严重持久的患者可以并发高血压、心律失常、心肺功能衰竭等，对机体有非常大的危害。

（2）疾病加深了打呼噜

引起打呼噜的原因很多，如鼻中隔偏曲、鼻息肉、鼻甲肥大、扁桃体Ⅲ度肥大、舌体肥大、鼻腔肿瘤、腺样体肥大、鼻咽肿瘤、颌骨畸形、会厌后肿瘤、喉部或颈椎畸形等引起的上气道狭窄；甲状腺功能减退出现粘液水肿、肢端肥大症、肾上腺皮质增生等内分泌系统疾病；慢性支气管炎、肺气肿等呼吸系统疾病；脑梗死、颅外伤、脑干肿瘤等中枢神经系统疾病；慢性高血压、冠心病、心肌病等心血管系统疾病。

此外，还有老年性变化出现组织松弛、遗传因素、肥胖、先天发育异常等多种因素。

[忌] **睡得甜，忌打鼾**。不要认为打呼噜是睡的香。打呼噜加重了其他疾病，其他疾病加深了打呼噜。

[宜] **少被唤，醒自然**。遵循睡眠自身的规律。不仅应保证每天睡眠的时间足够，条件许可的情况下，创造安静环境，减少被唤醒，自然从睡眠转为觉醒状态，养成良好的生活习惯，生活规律，早睡就能按时自然觉醒而早起。

睡眠有两种可以相互转化的时相状态：慢波睡眠、异相睡眠或叫快波睡眠或叫快速眼球运动睡眠。成年人睡眠一开始先进入慢波睡眠，持续80～120分钟，转入异相睡眠。异相睡眠持续20～30分钟，又转入慢波睡眠，以后又转入异相睡眠。整个睡眠期间，这种反复转化4～5次，越接近睡眠后期，异相睡眠持续时间逐步延长。此时越接近清晨，被唤醒的机会越多。慢波睡眠和异相睡眠可以直接转为觉醒状态，但觉醒状态只能进入慢波睡眠，而不能直接进入异相睡眠。

睡眠的不同时相，与人体的生理功能有着密切的关系。慢波睡眠后，生长激素分泌明显升高，有利于促进生长、促进体力恢复；异相睡眠期间，脑内蛋白质合成加快，建立新的神经细胞之间的联系而促进记忆活动，有利于促进神经系统的成熟、促进精力的恢复，对身体康复有非常大的好处。

[忌]

1. 睡眠时，忌扰唤。不要在睡眠中被唤醒。人们生活节奏的加快、居住环境受到噪声的干扰，使得睡眠中被唤醒的机会越来越多，随之对人的精神和体力、智力发育的影响也越来越大。若忽视睡眠规律，异相睡眠时经常被唤醒，轻则会出现容易激动等心理活动的扰乱，精力得不到充分的恢复，睡眠后不能保持良好的觉醒状态，重则影响到人的智力发育，对身体康复极其不利。

2. **有弊端，忌误判**。不要认为异相睡眠被唤醒只有害处。虽然异相睡眠被唤醒具有上述的弊端，但对患有冠心病、哮喘、阻塞性肺气肿缺氧发作的患者却有积极一面。因为异相睡眠期间，会出现眼球快速运动、部分躯体抽动、血压升高、心率加速、呼吸加快而不规则等间断性的阵发性表现，以致心绞痛、哮喘等在夜间睡眠中突然发作。对于出现过这种情况的这部分患者，可以采取每日多次睡眠，累加达到足够时间的方式，减少心绞痛的发作频率。

四、行为宜忌

[宜] **控制源，自诊断**。不花钱自测一下，自己的思维方式利于健康吗？

内控性心理控制源分量表

（1）假如我病了，我有能力让自己恢复健康

（2）我对自己的健康负有直接责任

（3）不管我健康出了什么问题，都是我自己的错

（4）我的身体状况全靠我自己当心

（5）如果我病了，一定是我对自己照顾不当

（6）只要我对自己很当心，我的身体就会很好

有势力的他人影响心理控制源分量表

（1）假如我定期去找高明的医生看病，我的健康就不大可能出什么问题

（2）只有求教于医务人员才能保证我的健康

（3）我身体好或生病，其他人有很大影响

（4）医务人员使我身体健康

（5）其他人对我的照料使我康复

（6）一字不差地听从医生的吩咐，是我保持健康的最佳方式

机遇的作用心理控制源分量表

（1）我常常感到不管我做什么，假如我快生病了，就会生病

（2）似乎我的健康主要受偶然事件所影响

（3）如果我病了，我只是顺其自然

（4）如果我很健康，我只不过是运气好罢了

（5）即使我很当心，我还是很容易生病

（6）如果我病了，是运气不佳

试题	测验答案记分					
	很不赞成	不赞成	不太赞成	基本赞成	赞成	很赞成
（1）	1	2	3	4	5	6
（2）	1	2	3	4	5	6
（3）	1	2	3	4	5	6
（4）	1	2	3	4	5	6
（5）	1	2	3	4	5	6
（6）	1	2	3	4	5	6

每个分量表的分数总分为6～36分。

（一）真相大白

当内控性心理控制源分量表答案分数总分为 21～41 分时，自己的内控性属于一般人群范围内。

当内控性心理控制源分量表答案分数总分为 42～36 分时，分数愈高，说明自己的内控性愈强；愈积极地追求有价值的目标；愈较多地投身社会活动；求知欲愈强；愈有灵活性；更有主见；幸福感愈常见；事情结果愈被认为是与付出的努力息息相关的，因此每当他们从事重要的工作时，他们愈会尽力发挥自己的才能；愈认为事情结局与个人努力相一致；自己的思维方式愈利于健康。

当内控性心理控制源分量表答案分数总分为 6～20 分时，分数愈低，说明自己的外控性愈强；愈出于个人的原因，在个体自我评价的能力上，还是对付出努力与事情结局之间因果联系的信念上，不想办法改善令人不快的处境，在面临压力、面临挑战时不采取行动，不努力争取好的结果；愈在某些任人唯亲、贿赂公行、经济生活中存在不平等竞争的社会环境中，健康被视为是运气、与某位当道者攀上关系的产物；外控性愈强的人更难以应付紧张的生活环境；自己的思维方式愈不利于健康。大量研究证实，外控性强与焦虑、抑郁情绪有关。

当有势力的他人影响心理控制源分量表答案分数总分为 14.5～25.5 分时，自己的有势力的他人影响属于一般人群范围内。

当有势力的他人影响心理控制源分量表答案分数总分为 25.6～36 分或 6～25.4 分时，分数愈高或愈低，自己的思维方式愈不利于健康。

当机遇的作用心理控制源分量表答案分数总分为 9～21 分时，自己的机遇的作用属于一般人群范围内。

当机遇的作用心理控制源分量表答案分数总分为 22～36 分或 6～8 分时，分数愈高或愈低，自己的思维方式愈不利于健康。我们假设一种情况，如果社会环境完全由机遇左右，我们就很难把对表现——结局之间联系的看法归咎为人格问题了。但在那些限制并不是那么普遍与明显的社会里，我们就可以将这样的因果联系的看法看作人格特征或是一种相对稳定的个体差异。

（二）追本溯源

量表的科学性、可行性。Wallston，K. A. , Wallston，B. S. , & Devellis，R. 于 1978 年编制的，从心理控制源角度出发，在内控性、有势力的他人的影响及机遇的作用等 3 个范围内评定了对健康的看法。所谓心理控制源，是有关个人性格及/或行动与事件结局之间关系的泛化性期待，是指人们对行为或事件结局的一般性看法，这一连续谱的一极是内在性或内控性，另一极则是外在性或外控性，可以用来解释为什么有些人会积极、愉快、主动地应付困难处境而同时另一些人则表现出消极态度的一种假想的内心状态。心理控制源的内在性或内控性指的是人们相信自己应对事情结果负责，即个人的行为、个性和能力是事情发展的决定因素。内控性心理控制源分量表测量人们在多大程度上相信自己能够驾驭他们自己的生活，而心理控制源的外在性或外控性则是结局不由个人努力所决定的一种普遍信念，是指人们认为事件结局主要由外部因素所影响，如运气、社会背景、其他人；有势力的他人影响心理控制源分量表涉及了被试是否相信他人能够控制自己生活中的事件；机遇的作用心理控制源分量表测定一个人对机遇可以影响他/她的生活经历与事情结果的相信程度。该量表在研究、预测与健康有关的行为方面是一个较好的工具，应用广泛。

[忌]

1. **自评判，忌不验**。不要忽视该自评量表的重要性。

2. **有依据，忌当赝**。不要不相信该自评量表。该自评量表有上述科学性的充分依据。

3. **自评表，忌包揽**。不要错误认为该自评量表全能。在解释与健康有关的行为方面并非灵丹妙药。

[宜] **常清洗，脑瓜蛋**。"脑子也需洗"。若能真正理解并按以下顺口溜去"洗脑"，大多数情况会远离疾病危险，沐浴健康。事业蒸蒸日上，生活幸福荡漾，身体心理健康。

管住你的嘴。祸从口出，病从口入。不论是食源性感染疾病如食物中毒、蛔虫病，还是生活方式非感染性疾病如高血压、冠心病、糖尿病等，病因都与吃有关，都是从嘴进去的。

迈开你的腿。"生命在于运动"。"运动的作用可以代替药物，但所有的药物都不能代替运动"。"精神不运则愚，血脉不运则病"。

减负你的胃。吃东西要吃七八分饱，要学会自我饮食管理。

去掉你的赘。"健康的精神寓于健全的身体"。

别憋你的尿（sui）。要及时排"毒"。

充足你的睡。要休养生机，憩息养生。

监测你的微。要防微杜渐，要自我健康管理。今天不保健，明天疾病显；今天不养生，明天养医生。

远离你的危。远离危险，沐浴健康。不怕一万，就怕万一，没人输得起。

快乐你的亏。助人为乐，知足常乐，自得其乐。

淡忘你的岁。要人老心不老，要学会自我心理调适。

创造你的为（wéi）。要正确看待人生价值。

享受你的晖。要善待自己。

持平你的水。"走自己的路，让人们去说吧！"。身正不怕影子歪。

不全你的对。"横看成岭侧成峰"。换位思维。

平衡你的位。要正视现实。

撕去你的伪。要屏弃病态文化。

清楚你是谁。要正确的认知，正视自己。

细想你的灰。每参加一次遗体告别，心灵就净化一次。有钱没钱，有权没权，生老病死，无一幸免。

全是你的罪。健康感谢自己，生病全怨自己。用度假休闲方式奖励、感谢自己，是不良情绪和潜能的释放剂、是自我心理调适的增效剂和促进剂。"全是我的罪！我对家庭、单位、国家没有负起责任来！"

（1）许多人不是死于疾病，而是死于愚昧和无知

现代生活中，传染病和寄生虫病此起彼伏，出没无常；慢性非传染性疾病有增无减，负担日重；常见或突发伤害事件纷至沓来，层出不穷。尽管科技高度发达，但人类的死亡率却处在一个相对平台期，疾病病死率最高的就是生活方式病。

喧嚣的都市，寂静的心灵；

斑斓的世界，单调的爱情；

阡陌的交通，直行的人生；

鬼神因爱死，人们因爱生；

面具的脸庞，丰富的情感；

冷漠的外表，狂热的内心；

女被爱到爱，男爱到被爱；

理性的思维，感性的情爱；

没钱的扮富，有钱的装穷；

怂的特高调，能的净装孙；

假话特像真，真话特别假；

丑陋的诚恳，美丽的谎言；

人近在咫尺，心远在天涯；

痛苦的微笑，幸福的哭泣；

爱陷的越深，伤受的越大；

孩子的成熟，大人的幼稚；

未婚的同居，结婚的分居；

亢奋的神经，疲软的肉体；

女的像爷们，男的像娘们；

女的不甘心，男的不诚心；

天灰的云黑，心黄的帽绿；

太猛的俊男，太艳的美女；

情人的招摇，夫人的隐居；

动物穿上衣，人却露着肉；

低等的进化，高等的原始；

野兽与人互代替，痛并快乐难分离；

无始的结束，熟悉的陌生；

……

如此的反差，人们那么疲惫不堪地活着，心灵已经感到枯竭、灵魂已经极度压抑。

开着奔驰、宝马等豪华轿车，吃着山珍海味等海内外饕餮大宴，穿着世界名牌等高档服装，出入五星级奢华的酒店、会所，住着洋式天价独栋别墅，却呼吸着霾的污浊空气，进食着由无数种添加剂组成的美味、卫生食品，吃着重金属、二恶英类污染土地生长出的并由各种化学制剂促生的新鲜瓜果、蔬菜、粮食，喝着有机物污染循环再生的清澈透明饮用水，用着高科技含量的"三致"即致癌、致突变、致畸性产品。什么都用最好的、最高级的、最昂贵的，惟独人每天都离不了的呼吸、饮水、食物的品质却是最差的。人成了最好的高级实验动物，肺成了尘霾的吸尘器，胃成了污染的垃圾桶，肝成了毒素的回收站，肾成了下水道、臭地沟。拖着多种慢性病的躯体，赶着活。生活物质条件优越的却不如条件差的活的长；有文化知识的却不如低学历的懂人生哲理。生命质量、生活质量都能高吗?！"我们的生命由于我们的愚昧而普遍的缩短了"（英国社会学家、不可知论者、唯心主义哲学家赫伯特·斯宾塞（1820～1903））。

（2）每个人都懂医不现实

让每个人都掌握营养学、卫生学和医学知识，成为营养师和医生不现实。如果思维方式不科学、不健康，即使掌握再多的营养学、卫生学和保健知识，对于新发的疾病仍难以预防，况且保健知识是随科技的进步而发展变化的。有限的生命学无限的知识，愚蠢之极！要有大智慧，一通百通。没悟道，即误道。

（3）思维方式与躯体健康的关系

"身体的健康在很大程度上取决于精神的健康"（英国空想社会主义者约

翰·格雷（1798～1850））。要建立科学的思维方式。健康的躯体，有赖于科学的思维方式；人的意识和智慧，能够能动地作用于自身的生理素质。正确的意识、科学的思维方式，均能促进人躯体健康；而健康的躯体，又是形成科学的思维方式、产生人的意识和智慧的基础。两者互为依存关系。

人格特征决定思维方式，思维方式决定生活方式，生活方式决定健康与否。思维方式决定着人的生活方式，而生活方式的健康与否，决定着疾病是否发生。思维方式的差异，导致了行动的差异，而行动的差异，导致了结果的差异。知道什么人得病，比知道得什么病更重要。既要治人的病，更要治病的人。健康思维方式，能使非医生大众防未病。医学来源于哲学，最终回归于哲学。唯物辩证的思维方式，有利于健康长寿。知识改变机会，科技改变生活，想法改变活法，理念改变命运。总之，说的再多也没有用，需要大智慧，文字无法完全表达语言的意思，语言无法完全表达思想的意思。

人格特征

影响↑↓决定

思维方式

影响↑↓决定

生活方式

影响↑↓决定

健康与否

图　思维方式与躯体健康的关系

"爽口物多终作疾，快心事过必为殃。知君病时能服药，不若病前能自防"（北宋哲学家康节《奉亲养老新书》）。欲健康长寿，先要学好哲学。

（4）健康感谢自己，生病全怨自己

健康是对自己已建立了科学的全新的健康理念、科学的思维方式、科学的生活方式的奖励，生病反过来说明自己"脑子"有问题，是对自己一些生活方式的否定。身体有病，"脑子"肯定先有病。少年与天斗，青年与地斗，中年与人斗，老年与己斗?!

（5）疾病发生的因素

假如把生物因素、心理因素、社会因素比作3个圆圈，那么这3个圆圈相互重叠的部分就是疾病。亚疾病，不算病，不健康；药调理，危害体，不恰当。

（6）慢性疾病发生的因素

假如把先天因素或遗传因素、生物因素、环境因素或生活方式比作3个圆圈，那么这3个圆圈相互重叠的部分就是慢性疾病。

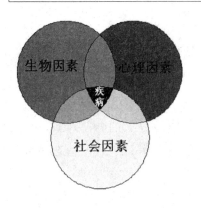 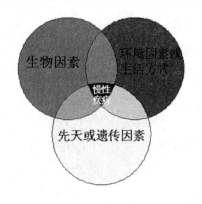

图　疾病另一种表达方式的定义　　　　图　慢性疾病另一种表达方式的定义

（7）健康的意义

健康是实现伟大理想的基础，是工作、学习、生活、爱情、婚姻、家庭、事业等一切顺利的基石！健康好比是1，工作、学习、生活、爱情、婚姻、家庭、事业好比是1后边的0，内容越多0的数目越多，只有有了1，才会有1后边的0，0越多价值越大；如果没有前面的1，则后边的0再多也只能是0，没有意义！

健康是个人少受罪，家人少受累，节省医药费，造福全社会。生存需要条件，生命需要内容，生活需要故事。健康是实现优越的条件、精彩的内容和浪漫的故事的基础！"健康是智慧的条件，是愉快的标志"（美国散文作家、诗人，先验主义作家的代表爱默生（1803～1882））。"健康的身体是心灵的厅堂，多病之身是精神的牢房"（英国哲学家、政治家培根（1561～1626））。"健康是人类最重要的自由"（Henri Amiel（1821～1881））。"世界上没有比结实的肌肉和新鲜的皮肤更美丽的衣裳"（前苏联诗人马雅可夫斯基（1893～1930））。

拥有健康并不等于拥有一切，但没有健康就等于没有一切。有财百事足，无病一身福。健康的重要性显而易见。

（8）健康需要管理，最重要的管理者是自己

要防生活方式病，仅仅靠自己，还真的有点靠不住；要治好生活方式病，仅仅靠医生，也不可能；只有通过自我健康管理，建立科学的生活方式才是最有效的，成本也是最小的，并且受益终身。

要学会自我健康管理、经营健康、转变观念。"健康是第一财富"（美国散文作家、诗人，先验主义作家的代表爱默生（1803～1882））。没有永远的健康，只有永远的疾病！健康是相对的，疾病是绝对的。没有绝对的健康，只有绝对的疾病。"专心于健康的事少，变为不健康的倾向的危险性就越大"

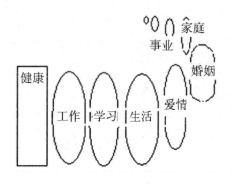

图　健康的意义

（英国作家狄更斯（1812～1870））。为促进身体健康，自己应该懂得如何管理自己的生活，学会降低其高风险因素和改进健康行为，用最少的时间、资金、精力等的投入达到最大的健康产出。身体其实比什么都重要，不会经营自己健康的人，就很难经营好自己的事业。不要把自己的生命交给陌生人来处置！

我们现在的身体是过去造成的，未来的身体是现在造成的。自己应该养成良好的生活习惯，为明天储蓄健康。不是最佳状态，怎么可能挖掘最大的本事，发挥最大的才能，同时拥有人生享乐能力与机会呢?！对自己的健康负责的目的，就是使自己的身心保持最佳状态。要学会"全成本核算"，在健康方面"节约"了一点，以后很有可能在健康方面花大钱。健康的思维方式是向"健康银行"储蓄，不良的生活方式是在透支。

营业执照

公司名称：健康公司
经营范围：自我健康管理
有效期限：终生

工商管理局
2012年5月5日

图　经营健康

金钱能买来许多东西，但买不来生命。"前车覆，后车诫"（中国东汉时期史学家和文学家班固（32～92））。否则，会出现白发送黑发的非自然现象。"健康当然比金钱更为可贵，因为我们所赖以获得金钱的，就是健康"（原美国总统约翰逊（1908～1973））。人生要3个同步：快乐与生活同步，健康与生存同步，财富与生命同步。超出满足基本生存的财富应该回馈社会。世界上最富有的人，是身心健康的人。"满足于最低限度的人最富有"（古希腊唯心主义哲学家苏格拉底（公元前469～前399））。以财为草，以身为宝。与其珠宝武装自己，不如健康武装身体。卫生保健不只是中老年、体弱多病者的事，与所有人都息息相关。"健康的乞丐比有病的国王更幸福"（德国唯心主义哲学家，唯意志论者叔本华（1788～1860））。有钱有健康叫资产，有钱没健康叫遗产，没钱有健康叫生产，没钱没健康叫难产。

（9）一天的习惯影响一生的康健

人死于过用、坏习惯。坏习惯即不良的规律性。检点生活中点滴恶习，纠偏健康中微小方向，修正人生中节段理念。疾病的发生大多数是日积月累形成的，而人的生活习惯是一天一天重复的过程，这就造成一旦有一点儿对健康不利的小行为，日后就会放大成为疾病；况且有的疾病，即使只是一次接触致病因素，日后就会导致疾病的发生。

要养成良好的生活习惯。健康的认知愈深刻，健康的情感就愈有理性，健康的意志就愈坚定，健康的行为就愈自觉，最终变成一种习惯。

健康之所以是一种习惯，是因为拥有健康习惯的人，首先已经拥有了诸如决心、意志、勤奋、耐心以及不屈不挠、不达目的不罢休的斗志。此外，健康的人常常是自信的，而一个自信的人，传达给人的信息是良好的，令人愉快的。这样的人还有什么理由不健康吗？

坚持运动锻炼，脑力劳动者应有适当体力活动，可视个人身体状况，循序渐进，参加散步、快走、慢跑等适量的有氧锻炼。冠心病患者开展运动锻炼不要过于剧烈，应该以不出现症状为准。

饮食要卫生，80%左右的疾病都是从口入导致的。人体就象一条精密流水线上生产出的产品，当每次添加的原料（指每餐吃的食物）不定时，或每次添加的原料成分比例（指食物的多样性和之间的比例）不合适时，流水线上装配（指人体的消化、吸收）出不合格的产品（指人体的结构和功能）。要想不生病，锅碗瓢盆都干净；要想人长寿，适当多吃豆腐少吃肉。寒从足起，火自心生，病从口入。

合理膳食，少吃动物脂肪以及含胆固醇高的食物，把高脂肪、高胆固醇、高蛋白质、高热量、高盐分、高糖分降降；适当多吃富含纤维素和维生素的蔬菜和水果，控制适当的体重，防止肥胖；不吸烟，不酗酒，不多饮浓茶及咖啡等。"基本吃素，饭后百步，遇事少怒，劳逸适度"（伟大的马克思列宁主义者，中国共产党、中国各族人民的伟大领袖和导师毛泽东（1893～1976））。

合理安排工作和休息，有张有弛，避免经常性和持续性的时间紧迫感和过度劳累，生活作息有规律，保持充足的睡眠；保持良好的精神状态，心态平衡，情绪稳定，及时缓解心理压力，开展有益于身心健康的各种活动，如音乐欣赏、种花养草、太极拳等。"起得早，睡得好，七分饱，常跑跑，多笑笑，莫烦恼，勤用脑，永不老"（中国国民党元老之一张群（1889～1990）《不老歌》）。要想身体好，每天起个早，卫生搞得好，疾病少来找，常把秧歌跳，常把澡儿泡，娶妻莫过早，不嫌妻子丑，活过九十九。要健脑，把绳跳；要享福，常知足；要活好，心别小；善制怒，寿无数。

积极配合治疗，遵照医嘱按时吃药，按时监测，按时复查。

饭前便后要洗手。饭前要洗手，饭后要漱口；习惯成自然，百病全赶走。温水洗澡不仅可以洗掉汗水、污垢，使皮肤清洁凉爽，消暑防病，冲澡时的水压及机械按摩作用，可使神经系统兴奋性降低，体表血管扩张，加快血液循环，改善肌肤和组织的营养，降低肌肉张力，消除疲劳，改善睡眠，增强抵抗力，而且能起到锻炼身体的目的。常洗衣服常洗澡，常晒被褥疾病少。衣服身体净，少得皮肤病。指甲常剪，疾病少染。

良好的生活习惯有利于健康长寿。在形成健康这一习惯之前，要做的没有别的，就是改变自己，只要自身具备了健康的因素，健康长寿便是水到渠成、顺其自然的事了。到那时候，上帝太忙，把己遗忘！

生活规律，起居有常，有劳有逸，经常运动，饮食有节，粗细多样，低盐少脂，防止肥胖，戒烟限酒，长寿健康。"日行八千步，夜眠八小时，三餐八分饱，一天八杯水，养心八珍汤，强体八段锦，无病八十八，有寿百零八。"1992年世界卫生组织的"维多利亚宣言"提出的健康四大基石：合理膳食，适量运动，戒烟限酒，心理平衡。这是适合于全人类的保健养生享寿法则。

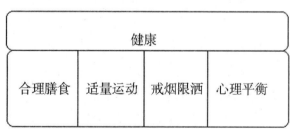

图　健康四大基石

通过"洗脑"，建立全新的保障健康的理念与方式方法，真正达到"预防为主"。"保持健康，这是对自己的义务，甚至也是对社会的义务"（美国资产阶级革命时期的民主主义者，科学家富兰克林（1706～1790））。健康方面的自私，是对爱你的人最好的爱。善待自己，沐浴健康，同时也就做到了为爱你的人负责。生病是对别人、对自己不负责任的行为。一个对自己的健康都没有负高度责任的人，何以谈得上对家庭、单位、国家负责?!

铁不冶炼不成钢，人不养生不健康。中年人，作为承上启下的一代，肩负着社会、家庭的重担，加上变革时代的快节奏与现实生活中的诸多矛盾，使人经常处于紧张繁忙的状态之中。长此以往，若不注意保养自己，必然影响身心健康。人到中年是生命历程的转折点，生命活动开始由盛转衰。病、亡专找"软"的欺负。虽然如此并不可怕，若能科学地运用养生之道，调理得当，是可以保证旺盛的精力而防早衰，达到延年益寿的目的。

（10）大病一次改变人一生的观念

当自己生命的前景不乐观或别人生命终结时，原来自己或别人再好的设想，即使有心也没有力了；原来追逐的名利已成身外之物，自身心灵被净化了。疾病教人淡泊名利。"等病好了，我再也不那样了！"这是参加遗体告别的另外意义。

"健康的人未察觉自己的健康，只有病人才懂得健康"（英国作家、历史学家、哲学家卡莱尔（1795～1881））。人们渴望长寿就是因为生命只有一次。没有后悔药可吃。说若有来生，就是因为没有来生！疾病千万种，健康只一种。疾病的折磨是教育人最好的方法，也是报复人最好的方法。

（11）长寿不健康，活着烦恼状

长寿的人是不是就是达到目的了呢？不一定！即使有人于风烛残年长寿了，但不健康，没达到长寿的目的，似乎他自己内心也有些不可名状的感受。因此，同时拥有人生享乐能力与机会，就成了自己人生事业最为关注的事情。一旦了解了健康长寿规律，就能少走弯路，同时拥有人生享乐能力与机会，就能成为现实。

如何同时拥有人生享乐能力与机会，就要求自己知道自己"姓"什么；如何知道自己"姓"什么，就要求自己把本事全使出来。把本事全使出来，知道自己"姓"什么，同时拥有人生享乐能力与机会，这3部分内容相辅相成，有机地结合在一起。"只长寿不健康又有什么好处？要长寿又健康才好，要老有所为嘛！"（伟大的马克思列宁主义者，中国共产党、中国各族人民的伟大领袖和导师毛泽东（1893～1976））。活时别人不受累，死时自己不受罪。长寿但不健康，生活质量糟糠。长寿又健康，老人不遭殃；本人无痛苦，家人无悲伤。否则，人、财两空！

"在人生的前半段，有享乐的能力而无享乐的机会；在人生的后半段，有享乐的机会而无享乐的能力"（美国作家马克·吐温（1835～1910））。要对自己的健康负责，要建立起科学的、全新的健康理念，提高自己的身心素质，为把本事全使出来、知道自己"姓"什么、同时拥有人生享乐能力与机会提供载体，提供物质基础。身体好，吃嘛嘛香！

[忌]

1. 太营养，忌瘤添。不要营养出肿瘤来。生活条件虽好了，身体条件却差了。食物都具有两面性，吃少了营养素缺乏，吃多了有害。过多会坏事，过少不济事。随着经济的发展，人们生活的改善，有条件营养了。然而有些人却过分注重营养，一味加强营养。殊不知，营养摄入过多或营养素不平衡，会招致肿瘤。小心营养出肿瘤来。

与人肿瘤发生有关的营养因素有蛋白质、糖类、脂肪、维生素、热量、趋脂物质包括胆碱、蛋氨酸、叶酸及维生素 B_{12} 及微量元素等；受营养影响的肿瘤有食管癌、胃癌、肝癌、大肠癌、乳腺癌及肺癌等。日常膳食中营养素影响肿瘤的发生，而膳食中的污染物，又加重某些营养素缺乏及不平衡，更增强其毒性作用。癌虽如虎狼，警惕也可防。

2. 瘤增加，忌风险。不要增加罹患肿瘤的风险。如何既增加营养，吃出好身体、健康心理、创造性思维，又不增加罹患肿瘤的风险呢？

（1）自我饮食管理。管住你的嘴，防止"病从口入"。烹饪的方法很多，比如：煎、炒、烹、炸、爆、烤、熘、扒，蒸、烧、煮、炖、炝、拌、烩、焖、腌、氽、煸、腊、煨、熬、酱、熏、酿、塌、糟、涮、风、卤、贴、淋等。以少用腌、熏、腊、酱、炸、煎、炒，多用蒸、煮、炖，适当用焖、熬、烩、拌、炝、熘、烧的方法为烹饪原则。

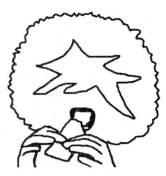

图　肿瘤也是营养长大的！

（2）以"五谷为养，五果为助，五畜为宜，五菜为充"为饮食原则，以"粮为主，肉菜为副，水果为辅"为膳食结构增加营养。可参考洪昭光教授建议的"一二三四五、红黄绿白黑、天天要好'色'、每天不重样"的增加营养法则。小鱼大豆，健康长寿。鱼生火，肉生痰，五谷杂粮壮身体，青菜萝卜豆腐保平安。营养不全在肉里，大鱼大肉无法比，粗茶淡饭最有益。

（3）避免营养绝对过剩，也就是避免营养素摄入的多，七八分饱即可。

（4）避免营养相对过剩，也就是避免虽然营养素摄入的不多，但每个人对营养素的需求不一样，同样的营养素对于自己可能就多了，营养需个体化。

（5）避免营养不平衡，也就是避免虽然营养素摄入的不多，同时对于自己也不多，但各营养素之间比例失衡。

3. 都明白，忌片面。不要什么都懂就是没有付诸行动。以上的道理谁都明白，可并不是所有人都真正的按这么去做。只是明白了，并没有达到要达到的目的。

我们周围总有这样的看法、现象，一说卫生保健好象就是中老年、体弱多病人要特别增加营养，年轻、健康人要强壮也要特别增加营养。营养与人体生长发育及与机体保持健康、防治疾病密切相关，缺乏营养可导致人体一系列的疾病，现在可真是众所周知了。遗憾！只知其一，不知其二。片面掌握了知识内容。

[宜] 家环境，自诊断。不花钱评定自己的家庭环境。如果自己认为某一问题符合或基本上符合，选答案"是"；反之，选答案"否"。如果对大多数家庭成员符合，选答案"是"；反之，选答案"否"。量表中所指的"家庭"是指与自己共同食宿的小家庭。请自己按照实际情况来回答，不要推测别人对自己家庭的看法。

亲密度分量表

（1）在家里我们感到很无聊

（2）家里有事时，很少有人自愿去做

（3）我们家的集体精神很少

（4）我们家庭成员都总是互相给予最大的帮助和支持

（5）家庭成员愿意花很大的精力做家里的事

（6）在我们家，有一种和谐一致的气氛

（7）家庭成员都总是衷心的互相支持

（8）家庭成员彼此之间都一直合得来

（9）家庭的每个成员都一直得到充分的关心

矛盾性分量表

（1）家庭成员之间很少公开发怒

（2）家庭成员之间极少发脾气

（3）家庭成员的意见产生分歧时，我们一直都回避它以保持和气

（4）家中经常吵架

（5）有时家庭成员发怒时摔东西

（6）家庭成员之间常互相责备和批评

（7）家庭成员有时互相打架

（8）家庭成员常彼此想胜过对方

（9）家人有矛盾时，有时会大声争吵

知识性分量表

（1）我们很少外出听讲座、看戏、去博物馆或看展览

（2）我们对文化活动不那么感兴趣

（3）我们很少讨论有关科技知识方面的问题

（4）在我们家，看电视比读书更重要

（5）我们家经常谈论政治和社会问题

（6）我们都认为学会新的知识比其他任何事都重要

（7）家中有人玩乐器

（8）家庭成员常去图书馆

（9）家庭成员很喜欢音乐、艺术和文学

娱乐性分量表

（1）大多数周末和晚上家庭成员都是在家中度过，而不外出参加社交或娱乐活动

（2）家中没人参加各种体育活动

（3）家庭成员除工作学习外，不常进行娱乐活动

（4）我们娱乐活动的主要方式是看电视、听广播而不是外出活动

（5）家庭成员常外出到朋友家去玩并在一起吃饭

（6）我们常看电影或体育比赛，外出郊游等

（7）我们家每个人都对 1～2 项娱乐活动特别感兴趣

（8）家庭成员有时按个人爱好或兴趣参加娱乐性学习

（9）家庭成员常在业余时间参加家庭以外的社交活动

评分方法：若回答"是"评"1"分，若回答"否"评"2"分，然后，按下列方法计算分量表得分（Sx 表示第"x"条项目的得分）。

亲密度、矛盾性分量表：9 + S1 + S2 + S3 - S4 - S5 - S6 - S7 - S8 - S9

知识性、娱乐性分量表：6 + S1 + S2 + S3 + S4 - S5 - S6 - S7 - S8 - S9

（一）真相大白

答案分数：亲密度 5.8～9.6 分，矛盾性 0.3～4.1 分，知识性 3.5～7.7 分，娱乐性 2.9～6.9 分。自己的家庭环境属没有精神疾病或严重躯体疾病家属的绝大多数中国家庭环境。若亲密度、知识性和娱乐性分数低于下限，同时矛盾性分数高于上限，长期生活在这样的家庭环境中，它会影响家庭成员的身心健康，易出现精神分裂症患者，单一从自己的家庭环境这个角度来看就不适合健康。若分数均不属于上述两种情况，则说明自己的家庭属正常家庭的另类，籍此找出原因。

（二）追本溯源

随着医学"路线"的转变，人们愈来愈认识到社会、心理、生物因素对人体健康的影响。众所周知，家庭是社会的细胞，家庭环境潜移默化地影响

着人的身心健康。

自 20 世纪 80 年代，在许多西方国家，评价家庭环境的量表已广泛应用于描述不同类型正常家庭的特征和危机下的家庭状况，评价干预下的家庭环境变化，以及对家庭环境与家庭生活的其他方面进行比较，不但能评价有精神分裂症或严重躯体疾病患者的家庭，而且还能评价各种家庭类型和治疗所致的家庭状况的变化，找出在家庭治疗中需要解决的各种问题，以便健康的知道自己"姓"什么。

量表的科学性、可行性。Rudolf H. Moss 等人于 1981 年编制了家庭环境量表，该自评量表已从国外引进，但由于中外文化背景不同，家庭在社会中所扮演的角色和家庭成员之间的关系存在跨文化的巨大差异，我国科研人员对其进行了"国产化"改造，完成了中国版本。经验证，以下 4 个分量表具有良好的重测信度、判别效度、内部一致性，具有较高的趋集效度，同时亦表明家庭成员对其家庭功能评价有不同时间的一致性。

通过定性、定量的方式，可以有效并准确地评价中国城市家庭中的亲密度、矛盾性、知识性、娱乐性，适用于评价所有类型的中国家庭。亲密度即指家庭成员之间的情感联系，相互承诺、帮助和支持的程度；矛盾性即指家庭成员之间公开表露愤怒、攻击和矛盾的程度；知识性即指对政治、社会、智力和文化活动的兴趣大小；娱乐性即指参与社交和娱乐活动的程度。

[忌]

1. **自评判，忌不验**。不要忽视该自评量表的重要性。

2. **有依据，忌当赝**。不要不相信该自评量表。该自评量表有上述科学性的充分依据。

[宜] **何体质，宜分辨**。不花钱分辨自己的体质类型，及早对应采取自我保健措施。

体质类型	形体特征	常见表现	心理特征	发病倾向	适应能力
平和体质	体形匀称、健壮	肤色润泽，发密有光泽，目光有神，嗅觉通利，味觉正常，精力充沛，耐受寒热，睡眠安和，胃纳良好，二便正常	性格随和、开朗	平素患病较少	对外适应能力较强
气虚体质	肌肉松软	气短懒言，精神不振，疲劳易汗，目光少神，唇色少华，毛发不泽，头晕健忘，大便正常，小便或偏多	性格内向、不稳定	易患感冒和内脏下垂	不耐受寒邪、风邪、暑邪

（续表）

体质类型	形体特征	常见表现	心理特征	发病倾向	适应能力
阳虚体质	肌肉松软	平素畏冷，喜热饮食，精神不振，睡眠偏多，口唇色淡，毛发易落，易出汗，大便溏薄，小便清长	内向沉静	发病多为寒证，易患肿胀、泄泻、阳痿等	耐夏不耐冬，易感湿邪
阴虚体质	体形瘦长	手足心热，口燥咽干，大便干燥，两目干涩，唇红微干，皮肤偏干，易生皱纹，眩晕耳鸣，睡眠差，小便短	性格急躁，外向好动	易患阴亏燥热病等	耐冬不耐夏，易受燥邪
痰湿体质	体形肥胖，腹部肥满、松软	面部油多，多汗且黏，面黄胖黯，眼胞微浮，容易困倦，身重不爽，大便正常或不实，小便不多或微混	性格温和，多善忍耐	易患消渴、卒中、胸痹等病症	不适应潮湿环境
湿热体质	形体偏胖	面垢油光，易生痤疮，口苦口干，身重困倦，大便燥结，小便短赤，男易阴囊潮湿，女易带下量多	急躁易怒	易患疮疖、黄疸、火热等病症	对湿热交蒸气候难适应
血瘀体质	瘦人居多	面色晦黯，易有瘀斑，易患疼痛，口唇黯淡或紫，眼眶黯黑，发易脱落，肌肤干，女性多见痛经、闭经等	性情急躁，心情易烦	易患出血、卒中、胸痹等病症	不耐受风邪、寒邪
气郁体质	形体偏瘦	神情忧郁，烦闷不乐，胸胁胀满，走窜疼痛，多伴叹息则舒，睡眠较差，健忘痰多，大便偏干，小便正常	忧郁脆弱，敏感多疑	易患郁证、不寐、惊恐等病症	不喜阴雨天，不耐精神刺激
特禀体质	形体无特殊	有遗传疾病、先天性疾病等相关疾病特征	无统一特点	过敏质、血友病、胎寒、胎热、胎惊等	适应能力差

（1）平和体质，重在维护

饮食有节，劳逸结合，坚持锻炼。

（2）气虚体质，益气培元

食宜益气健脾。适当多吃具有益气健脾功效的食物，如黄豆、白扁豆、鸡肉、香菇、大枣、桂圆、蜂蜜等。山药粥：将山药30克和粳米180克一起入锅，加清水适量煮粥，煮熟即成。每日晚饭时食用，补中益气、益肺固精。

（3）阳虚体质，温阳益气

食宜温阳。平时可适当多吃温阳的食物，如牛肉、羊肉、韭菜、生姜等。当归生姜羊肉汤：当归20克，生姜30克，羊肉500克，洗净切片，放入砂锅内，旺火烧沸后撇去浮沫，再改为小火炖至羊肉熟烂即成，肉沾盐食用，喝白汤。温中补血，祛寒止痛，适合冬日食用。韭菜炒胡桃仁：胡桃仁50克，开水浸泡去皮沥干，韭菜200克，摘洗干净，切成寸段，麻油倒入炒锅，烧至七成热时，加入胡桃仁，炸至焦黄，再加入韭菜，翻炒至熟。补肾助阳、温暖腰膝，适于肾阳不足，腰膝冷痛者食用。

（4）阴虚体质，滋阴降火

食宜滋阴。适当多吃甘凉滋润的食物，如瘦猪肉、鸭肉、绿豆、冬瓜等。莲子百合煲瘦肉：去芯莲子20克，百合20克，猪瘦肉100克，加水适量同煲，肉熟烂后用食盐调味食用，每日1次。清心润肺、益气安神，适于阴虚质见干咳、失眠、心烦、心悸等症者食用。蜂蜜蒸百合：百合120克，蜂蜜30克，拌合均匀，蒸令熟软。时含数片，咽津，嚼食。补肺、润燥、清热。

（5）痰湿体质，化痰祛湿

食宜清淡。可适当多吃海带、冬瓜等。山药冬瓜汤：山药50克，冬瓜150克，同放锅中慢火煲30分钟后即可饮用。健脾、益气、利湿。赤豆鲤鱼汤：将约800克活鲤鱼1条去鳞、鳃、内脏，将赤小豆50克、陈皮10克、辣椒6克、草果6克填入鱼腹，放入盆内，加适量料酒、生姜片、葱段、胡椒、食盐，上笼蒸熟即成。健脾除湿化痰，用于痰湿质症见疲乏、食欲缺乏、腹胀腹泻、胸闷眩晕者。

（6）湿热体质，清热利湿

饮食以清淡为主。可适当多吃甘寒、甘平的食物，如赤小豆、绿豆、芹菜、黄瓜、藕等。绿豆藕：粗壮肥藕1节，去皮洗净，绿豆50克，用清水浸泡后取出，装入藕孔内，放入锅中，加清水炖至熟透，调以食盐进食。清热解毒，明目止渴。泥鳅炖豆腐：泥鳅500克去腮及内脏，洗净，放入锅中，加清水，煮至半熟，再加豆腐250克，炖至熟烂即成，调以食盐进食。清利湿热。

（7）血瘀体质，活血化瘀

食宜行气活血。适当多吃具有活血、散结、行气、疏肝解郁功效的食物，如山楂、醋、玫瑰花、金橘等。山楂红糖汤：山楂10个，洗净去核打碎，放入锅中，加清水煮约20分钟，调以红糖进食。活血散瘀。

（8）气郁体质，行气解郁

食宜宽胸理气。适当多吃具有行气、解郁、消食、醒神功效的食物，如黄花菜、海带、山楂、玫瑰花等。菊花鸡肝汤：银耳15克，洗净清水浸泡，菊花10克、茉莉花24朵温水洗净，鸡肝100克洗净切成薄片，将水烧沸，先入料酒、姜汁、食盐，随即下入银耳及鸡肝，烧沸，撇去浮沫，待鸡肝熟后，再入菊花、茉莉花稍沸即可。佐餐食用可疏肝清热，健脾宁心。

（9）特禀体质，特别调护

食宜益气固表。饮食宜清淡、均衡，粗细搭配适当，荤素配伍合理。葱白红枣鸡肉粥：粳米 100 克，去核红枣 10 个，连骨鸡肉 100 克分别洗净，姜切片，香菜、葱切末。锅内加水适量，放入鸡肉、姜片大火煮开，再放入粳米、红枣熬 45 分钟左右，再加入葱白、香菜调味服用。可用于过敏性鼻炎。

[忌]

1. **忌气虚，耗气餐**。不要气虚体质还多吃耗气的食物，如空心菜、生萝卜等。

2. **忌气虚，起居倦**。不要气虚体质还起居过劳。

3. **忌气虚，动不缓**。不要气虚体质还运动不柔缓。

4. **忌阳虚，受风寒**。不要阳虚体质还起居受寒、运动不避风寒。

5. **忌阳虚，食凉寒**。不要阳虚体质还多吃生冷寒凉食物，如梨、西瓜、荸荠等。少饮绿茶。

6. **忌阴虚，熬夜伴**。不要阴虚体质还熬夜。

7. **忌阴虚，动过倦**。不要阴虚体质还运动太过。

8. **忌阴虚，燥烈餐**。不要阴虚体质还多吃性温燥烈的食物，如羊肉、韭菜、辣椒、葵花籽等。

9. **忌痰湿，潮湿添**。不要痰湿体质还起居潮湿。

10. **忌痰湿，动不渐**。不要痰湿体质还运动不渐进。

11. **忌痰湿，甜、腻餐**。不要痰湿体质还多吃肥肉及甜、黏、油腻的食物。

12. **忌湿热，暑湿添**。不要湿热体质还起居暑湿。

13. **忌湿热，动罕见**。不要湿热体质还运动太少。

14. **忌湿热，滋腻餐**。不要湿热体质还吃辛温滋腻的食物。不要多吃甘温滋腻的食物，如羊肉、韭菜、生姜、辣椒、胡椒、花椒等。不要多吃辛温助热的食物，如火锅、烹炸、烧烤等方式制作的食物。

15. **忌血瘀，过逸伴**。不要血瘀体质还起居过于安逸。因运动可促血行。

16. **忌血瘀，滋腻餐**。不要血瘀体质还多吃滋腻的食物，如肥肉等。

17. **忌气郁，动罕见**。不要气郁体质还起居过于不动、参加群体运动少。

18. **忌特禀，过敏原**。不要特禀体质还起居接触过敏原。

19. **忌特禀，不锻炼**。不要特禀体质还缺乏运动锻炼。

20. **忌特禀，食随便**。不要特禀体质还多喝浓茶、咖啡等。不要多吃辛辣食物如酒、辣椒等，更应避免腥膻发物如牛肉、猪头肉、鹅肉、鲤鱼、虾、蟹等，及含致敏物质食物如荞麦含致敏物质荞麦荧光素、蚕豆、白扁豆、茄子等。

21. **忌特禀，通风断**。不要特禀体质还居室不通风。室内装修后不要立即入住，应打开窗户，让甲醛和挥发性有机化合物等挥发干净后再搬进新居。

22. **忌特禀，近尘螨**。不要特禀体质还室内不常清理。保持室内清洁，被褥、床单要经常洗晒，可防止对尘螨过敏。

23. **忌特禀，花粉伴**。不要特禀体质还春季室外花粉较多时在室外活动时间长。防止对花粉过敏。

24. **忌特禀，宠物伴**。不要特禀体质还养宠物。以免对动物皮毛过敏。

25. **忌特禀，欠睡眠**。不要特禀体质还起居没有规律、缺乏充足睡眠。

26. **"9类型"，忌不辨**。不要忽视分辨自己的体质类型。科学研究发现：中国人的体质可分为平和质、气虚质、阳虚质、阴虚质、痰湿质、湿热质、血瘀质、气郁质、特禀质等9种类型。其中平和质为正常体质，其他8种为偏颇体质。体质不同，所需采取的保健方法也不一样。了解自己属于什么体质，并及早采取相应的保健措施，有助于改变体质的偏颇，预防疾病。

[宜] **睡醒后，起床慢**。醒后床上躺着→排除杂念，思想放松→口唇轻闭→上下牙齿轻轻相叩36次，略带咬劲，以轻轻作响为度→舌抵上腭及舌下、齿龈→含津液满口→分次频频咽下，意送丹田→舌顶上腭→舌在口腔内上下左右运转→津液满口→鼓漱36次→津液分作3次，汩汩有声吞下→吞咽时用意暗示，目光内视送津液至丹田→收缩肛门，吸气时将肛门收紧，呼气时放松→一收一松为一次，连续做50次→双手掌搓温热→掌心紧贴面部，用力由下颌向上做弧形擦面，连续20次左右→手掌心对腹部，手掌面按在腹上，沿左上腹、左下腹、耻骨上、右下腹、右上腹、右肋下、剑突下、左肋下的顺序画圈轻轻地按摩，连续30次左右→慢慢坐起来做打呵欠动作→盘坐于床上→头正颈松→含胸拔背→松肩虚腋→腰脊正直→轻闭双目→两手轻握，置于小腹之前或拇指抵住无名指的根部，余四指握固，安放在大腿上→口齿轻闭→舌抵上腭→调匀呼吸→意守丹田→摒除杂念，精神内守→静坐3～5分钟→两手劳宫穴捂住耳道→手指放于后脑部→食指压在中指上，并用力滑下轻弹后脑部24次→听到"咚咚"的响声，似远闻鼓声→两手十指相叉→抱住后项部→微微低头→两手稍用力向下压，同时双肘向内合→缓缓抬头仰面→两肘随之外展→如此反复做9次→两手十指交叉于小腹之前→掌心向上→低头扭颈向左右侧视→向右扭转，可配合呼气→保持低头姿势将头转向正中，配合吸气→呼气时将头向左扭转，双肩也随之左右摆动→如此左右交替，各转24次→盘坐→屈肘轻握拳→左手臂带动肘、肩沿上、后、下、前方向旋转36次→右手臂带动肘、肩沿上、后、下、前方向旋转36次，如摇转辘轳一般→两条腿下垂在床沿→两腿向前平伸并拢→足尖向上微外分→两手十指相叉→掌

心向上托至头顶→手臂自然松直→用力将双掌上托，同时吸气→手背直对顶门，如托重石一般，同时伸腰拔肩→反转掌心向下→轻放于头顶，同时呼气→全身放松→如此上托共 9 次→两腿向前平伸→两臂前伸→身体向前俯低头→两手攀足后扳，配合呼气→徐徐展直上身→身体后仰，配合吸气→如此反复 12 次→缓、慢、逐渐用力做伸懒腰动作→站起来走动。

叩齿能改善牙周的血液循环，坚固牙齿，健脾益精，促进消化腺体的分泌，增进食欲，改善消化功能，抗衰老。漱津、吞津能反射性刺激消化腺体的分泌，增进食欲，改善消化机能。叩齿、咽津、收缩肛门，滋阴除火，固齿益精，补肾壮腰，防治性功能衰退。

干洗脸可使面部血液循环顺畅，适应觉醒状态，预防卒中。

手掌心对腹部轻轻地按摩，内脏和膈肌受到外界压力起伏升降，引起肠胃蠕动加大，利于排泄，增强肠胃消化功能，有助于医治各种肠胃病。各器官系统活动加强，脏腑功能增强，新陈代谢功能旺盛处于最好状态，逐渐消除病灶，自然能达到痊愈的目的。

做打呵欠动作，可增加肺部氧气的摄入，提供给全身，使大脑和躯体逐渐适应新的一天工作的需要，改善心脑血管供血状况。

静坐能安定神志，排除杂念，益气养神。

轻弹后脑部可镇静养脑、益肾固本，协调脏腑经络，增强听力，解除头晕、头痛，防治耳鸣、耳聋。

两手抱头能锻炼颈部肌肉，保护颈椎，改善头部血液循环，防治颈椎病、头痛、头晕等病症。

微摆撼后颈能增强颈肌及颈部关节的灵活性，防治高血压、耳病、咽喉病等。

左右辘轳转对脊髓及内脏牵拉颇佳，能疏通任督二脉，强筋健骨，防治肩、肘等部位的疾病。

两脚放舒伸，叉手双虚托能调理三焦，促进颈、肩部的血液循环，防治颈、肩、腰部的疾病。

低头攀足能促进全身经脉的运行，增强内脏血液循环，防治血管硬化、糖尿病、风湿性关节炎、手足麻木、胃肠消化不良等病症。

以往运动时，四肢活动的幅度较大，而内脏较少接受锻炼。伸懒腰动作使内脏受到轻微牵拉，起到"按摩"内脏的作用，使血液循环顺畅。

[忌]

1. **睡醒后，忌急翻。**不要醒后马上起床。身体从睡眠到觉醒状态，需要一个逐渐调整的过程。这个过程太快，容易诱发或加重心脑血管疾病。

2. 做动作，忌猛干。不要所做的动作太猛。否则，轻则岔气，重则诱发或加重疾病。

3. 操连贯，忌嫌烦。不要嫌操作麻烦。叙述看起来步骤较多，较难做，因动作是连贯的，真正做起来其实非常简单。

［宜］照镜子，把舌看。起床后在洗漱前，先轻轻地把舌头全伸出来，让舌头放松，照镜看舌头。通过舌象的变化，了解身体处于什么样的状态，以便当天采取相应的保健重点。自感口中味道。

（1）正常舌象

正常舌象是舌体柔软，活动自如，淡红舌，薄白苔。

（2）舌苔的厚薄，可知邪气的深浅

苔薄表示疾病在初期，邪轻，多见于表邪初感，此时当天应多加注意，适当多喝水，促进身体新陈代谢；苔厚表示邪已入里，病位较深或湿痰食滞，此时当天的饮食最好清淡、容易消化、半饱不饿即可，以便减轻机体消化负担，给身体减负。

（3）舌苔的润燥，可知津液的存亡

润时表示津液没有伤到；燥时表示津液已经伤到。

（4）舌苔的腐腻，可知胃肠之湿浊

腐时表示食滞，此时当天的饮食最好清淡、容易消化、半饱不饿即可，可食用山楂丸、鸡内金等促进消化；腻时表示湿，此时当天的饮食最好清淡、容易消化，可食用薏米、赤小豆、白扁豆等帮助祛湿。

（5）舌苔的偏全，可知病的部位

舌苔满布是邪气散浸的表现；偏于左右一边的，多是邪在半表半里；偏于前的，病主要是肺胃有痰饮，此时当天的饮食最好清淡、容易消化、半饱不饿即可；偏于后的，病主要是大肠积滞，膀胱湿热等，此时当天应适当多喝水，增加蔬菜、水果的摄入量，适当多吃富含膳食纤维的食物。

（6）舌苔的颜色，可知疾病的进退和变化

白苔主表证，多主风、寒、湿邪。黄苔主里证，多见于阳明热盛，热在中焦气分。灰苔多由白、黄苔转化而来。黑苔多由灰或黄苔转化而来。

（7）舌不适与疾病

舌尖不舒服反映心、肺功能有问题；舌两边不舒服反映肝、胆、胰功能有问题；舌中间不舒服反映脾胃功能有问题；舌根不舒服反映肾功能有问题。

舌痛常见于外伤、糙皮病、核黄素缺乏症、坏血病、巨幼红细胞性贫血、重金属中毒、抗生素过敏等；舌体增大常见于舌炎、口腔炎、血管神经性水肿等，若长时间增大常见于克汀病、黏液性水肿、先天愚型、舌肿瘤等；地图舌常见于核黄素缺乏引起；草莓舌常见于猩红热、长期发热等；牛肉舌常见于糙皮病等；镜面舌常见于缺铁性贫血、恶性贫血、慢性萎缩性胃炎等；黑毛舌常见于久病衰弱、长期使用广谱抗生素以致真菌生长等；厚苔舌常见于伤寒等；歪斜舌常见于脑肿瘤、脑血栓、脑出血等。

（8）口中味道与疾病

当自感口中味道腐秽酸臭，多为胃腑有热，或宿食停滞；口中有水果酸味，多为糖尿病；口发苦的，多是火热证，常与心和肝胆疾病、胆汁排泄失常有关；口发甜的，多为脾有湿热，或脾虚水饮上泛所致，常见于糖尿病、消化系统紊乱等；口发咸的，多是肾经有热，常见于慢性肾炎、肾功能损害等；口发酸的，多是消化不良或肝胃不和，常见于胃炎、消化道溃疡、胃肠道异常等；口发淡的，多属阳虚气弱，常见于营养不良等；口粘腻的，多属湿浊内蕴；口发臭的，常见于牙周炎、龋齿、口腔溃疡、消化不良等。然后有针对性地进行保健治疗。

［忌］去假象，忌扰判。不要让假象影响判断。光线、体质、吃了有色食物等都对苔色有影响。轻轻地把舌头全伸出来，让舌头放松，不要绷着劲。

［宜］到卯时，排大便。5∶00～7∶00 大肠经正值精气旺盛，是大肠的排"毒"时间，蹲姿定时排大便，患者可考虑坐姿。大便之后所用手纸应以薄而柔软、褶小而均匀为宜；每次排便后，用温水清洗肛门，做提肛动作 3～5次，即吸气时收腹、迅速收缩并升提肛门及会阴，停顿 2～3 秒，再缓慢放松呼气；两膝跪在床上，两肘着床，头低垂，腰部下弯，或者两手掌和两脚脚尖着床，身体呈"∧"形，臀部处于身体最高位，排除杂念，注意力集中于肛门，挺身收腹深吸气，同时有力地收缩肛门，然后放松，保持呼吸均匀，操作速度也应均匀而有节律，如此重复 30 次；经常热水坐浴，保持肛门清洁和良好的血液循环。对于便秘、痔疮、皮肤病、心脑血管等病症的患者，有非常好的保健疗效。

（1）要定时排便

建立正常规律的生物钟，形成条件反射。有便意时立即上厕所，不可人为地控制，减少粪便在肠腔内的停留时间，及时排出体内"废物"和"毒素"。"欲得长生，肠中常清；欲得不死，肠中无滓"（东汉唯物主义哲学家王充（27～约 97）《论衡》）。大便一通，一通百通，浑身轻松。"您卸完'货'了?"

（2）提肛运动益气固本

有助于升提阳气、通经活络、温煦五脏，并能有效地疏散局部充血，防治脱肛、痔疮、阳痿、早泄、遗尿等常见疾病，对年老体弱、久病者更适用。经常缩肛，防治痔疮。

[忌]

1. **长时间，忌止便**。不要把大便藏得太久，也不能泻泄。大便是食物经过肠胃消化吸收后剩下的糟粕，顺畅地排出体外，会使机体新陈代谢过程正常。无屁非好事，多屁是坏事，臭屁要出事。

2. **坐便替，忌蹲便**。不要患者蹲姿排大便。虽然蹲姿是人类最自然的排便姿势，肠道排便角度是直的，很少产生压力，而坐姿排便时结肠末端周围的肌肉处于弯曲状态，挤压内脏组织，直至粪便排至体外，延长排便时间，痔疮和憩室炎容易发病，相比之下，蹲姿排便是正确的方法，但对于患者而言，蹲位易疲劳，更容易出现直立性低血压等众多并发症而发生意外，可考虑坐姿排便。

[宜] **排便时，宜轻缓**。排便顺其自然，有便不强忍，大便不强挣。排大便时，在座便器上缓缓用腹式呼吸，尽可能在 5 分钟内完成排便，排完就缓缓起身。

对于便秘、痔疮、皮肤病、心脑血管等病症的患者，有非常好的保健疗效。

[忌] **忌屏气，急排便**。不要排便急躁、屏气用力。防止一方面损伤人体正气，引起痔疮等病，另一方面因腹内压急剧升高，反射性引起心率及冠状动脉血流量变化，而诱发心律失常、心源性休克、心力衰竭等并发症发生意外，或者高血压患者血压骤升，再一方面因增加颅内压，引起脑卒中而致意外。

[宜] **排完便，宜查看**。把大便排在能暂时积聚的白色便池内或无色容器中。排完后，看看什么样子。吃饭要嚼，拉屎要瞧，喝水要耗，撒尿要瞧。看舌吃饭，看尿喝水，看屎吃饭。说起来虽不雅、恶心，但对身体保健有很大帮助。

（1）大便的形色气味和次数与寒热虚实

观察大便的形色气味和次数，可以辨别疾病的寒热虚实。如：大便干燥，数天不排解，伴有腹满硬痛，多为热证、实证；若因病后气血没有恢复，或老年人血燥津液少及妇女产后等引起的便秘，多属虚症；大便象羊屎似的，大多数是津液枯涸；排大便时困难，但不干燥，多数是因为肝失条达或中气不足;大便泄下如喷射状,泻时肛门有灼热感觉,粪便腐臭难闻的,多为实热证;大便稀薄,腹痛绵绵,喜按喜暖,畏寒肢冷,多为虚寒证;腹痛即泻,多数是因为肝邪乘脾;每天在天亮前便泄,很长时间都那样,属肾虚;大便色黑的,是内有瘀血;便下脓血,里急后重的,属痢疾;大便带有腐败性臭味多为消化不良或胰腺功能不足等引起;腥臭味常见于细菌性痢疾等;肝腥味常见于阿米巴痢疾等。

（2）粪便性状与疾病

成年人正常粪便软而成形,色泽为棕黄。粪便不同形状和色泽反映机体不同情况。

如:球形便常见于便秘,此时近期应保持乐观心态,合理疏解压力,消除紧张焦虑因素;适当多喝温开水;适当多吃富含膳食纤维的食物,如粗粮、蔬菜、水果等,以增加粪便量,达到刺激肠蠕动的目的;适当增加润肠通便的食物,如大枣、芝麻、核桃仁等;少吃油腻及辛辣刺激性强的食物;自我按摩可按压支沟穴、天枢穴、足三里穴、照海穴,再按压外耳道口向头顶上方的耳轮脚,各1分钟,以上手法每日早晚各1次;可对症选用麻仁滋脾丸、麻仁润肠丸等药物配合治疗,必要时用缓泻剂。

糊状便、大便次数多,伴有肠鸣、腹胀和大量排气,常见于消化不良,此时近期应少吃不易消化的食物,适当增加运动量。

扁平带形便,常见于肛门狭窄,常见于痔疮、直肠或结肠肿瘤等。

恶臭而带有泡沫便,常见于胰原性腹泻。

脂肪便,常见于慢性胰腺炎、胰腺癌。

鲜血样便,常见于下消化道出血等。

蛋花汤样便,常见于伪膜性肠炎等。

黏液状便,常见于肠道过敏、肠道受刺激或炎症、细菌性痢疾、寄生虫病等。

黄绿色水样便,常见于沙门氏菌属感染的胃肠型食物中毒。

血水样便,常见于副溶血性弧菌感染的食物中毒。

米泔水样便,常见于致病性大肠杆菌感染的食物中毒、霍乱、副霍乱、胃泌素瘤等。

液状水样便,常见于急性肠炎、食物中毒等。

脓中带血便,常见于细菌性痢疾、阿米巴痢疾、结肠癌等。

血中带脓便,常见于阿米巴痢疾等。

（3）不同症状多提示不同病变部位

如:有里急后重症状者,多提示直肠部位病变;阵发性脐周痛,肠蠕动音亢进，水样便，病变部位多在小肠；而病变在结肠时，则痛多在下腹部；伴有呕吐者，常见于急性胃肠炎、食物中毒等；伴有发热及中毒症状明显者，常见于急性痢疾等；伴有荨麻疹者，常见于过敏因素所致；伴有腹部包块者，常见于结肠癌、肠结核、克隆氏病等；长期应用广谱抗生素及激素治疗过程中发生者，应注意二重感染的可能；饭后几小时内即发生腹泻、腹痛、呕吐者，常见于食物中毒、变态反应性疾病。

（4）粪便颜色与疾病

黄色虽然在哺乳儿时是正常的，但出现在成年人时，则常见于存有未经改变好的胆红素等；绿色常见于食入大量含有叶绿素的蔬菜后等；红色常见于食用大量红色食物、直肠或肛门部出血等；灰白色常见于服用钡剂后、胆汁缺少或无、脂肪过量存在等；白陶土样便常见于胆道梗阻；酱色便常见于饮食中含有大量咖啡、可可等；酱色黏液便常为变形虫所致；黑色便常见于食动物血，服用碳粉、铁剂、铋剂等，上消化道出血等；柏油样便常见于上消化道出血。

［忌］

1. **异常时，忌迟缓**。不要耽搁。大便出现以上性状应及时就医，否则危及生命。

2. **去假象，忌扰判**。不要让假象影响判断。要排除男性前列腺液或精液、女性月经或阴道分泌物混入造成的表象。

3. **去诱因，忌便难**。不要便秘。预防便秘，消除了诸如高血压、心绞痛、脑卒中、心肌梗死、猝死等许多危、重症的诱发因素，防止便秘造成的危害。"你都快住在茅房了！"

［宜］ **撒完尿，宜查看**。观察晨起第一次排的尿液、白天喝水后排的尿液。把尿撒在能暂时积聚的白色便池内或无色的容器中。排完后，看看是什么样子。

（1）尿液成分与机体代谢密切相关

尿液由肾脏产生，是机体代谢的产物，其理化性质和有形成分的改变，不仅与泌尿系统疾病直接相关，而且受机体各系统功能状态的影响；尿液来自血液，任何系统病变影响血液成分改变时，都能引起尿液成分的变化。

因一晚上没有喝水，尿液浓缩，观察晨起第一次排的尿液最能发现机体问题。

（2）尿液颜色与疾病

正常新排出的尿液多透明，呈淡黄色。清晨醒来时的第一次尿色，如淡黄清亮表示体内水分充足；如量少深黄表示体内水分不足，应及时补充。喝水少、出汗多使得尿量浓缩时呈深黄色，也可受某些食物或药物的影响，如进食大量胡萝卜、服用维生素 B_2 时，尿呈亮黄色；服用呋喃唑酮、大黄时，尿呈深黄色或棕褐色。深黄色尿，常见于阻塞性黄疸、肝细胞性黄疸等；淡红色云雾状尿、洗肉水样尿、混有血凝块尿，常见于急性肾炎、肾或泌尿道结石、膀胱或尿道内出血、血小板减少性紫癜、过敏性紫癜、肾结核、肾肿瘤等；浓茶色或酱油色尿，常见于阵发性血红蛋白尿症、蚕豆病、恶性疟疾等；白色乳样尿，常见于血丝虫病或其他原因引起的肾周围淋巴管引流受阻等。

（3）尿的次数和尿量与疾病

吃的多、喝的多、尿的多、体重减轻，尿的次数和尿量都多时，常见于糖尿病。喝的不多但尿的多，多数是因为肾气虚弱。尿的次数和尿量都少时，若尿色黄赤的，多数是因为热伤津液或因汗、吐、下后耗损津液，此时要适当多喝水，预防感冒；若水肿、臌胀、尿量短少，属三焦气化失常。尿的次数多但尿量不多时，若尿黄赤、小腹急痛、尿道灼痛，有尿频、尿急、尿痛的膀胱尿道刺激征的，为下焦湿热、泌尿系感染，此时要适当多喝水，冲刷泌尿道，防止泌尿系感染和结石；若尿频而清，小腹发坠而凉，尿道不疼的，为下焦虚寒，此时要适当多喝水，注意腹部保暖。

（4）尿液性状与疾病

新鲜尿混浊常见于泌尿系疾病，如肾炎、肾盂肾炎、膀胱炎等；脓尿常见于泌尿系化脓性疾病；泡沫很多且难消失的蛋白尿常见于高蛋白饮食、精神激动、妊娠期、剧烈运动、高热、急或慢性肾炎、前列腺炎、尿道炎、膀胱炎、肾盂肾炎、肾结核、肾肿瘤、糖尿病、慢性充血性心力衰竭、猩红热、汞或铅中毒等。

（5）尿液气味与疾病

尿液新排出时即有浓烈的氨味，常见于慢性膀胱炎、慢性尿潴留等，是尿液在膀胱内被细菌发酵所致；苹果样气味尿，常见于糖尿病酮症酸中毒等；其他特殊气味尿，常见于有些药品和食物如蒜、葱等。

［忌］1. **异常时，忌迟缓**。不要耽搁。尿液出现以上性状应及时就医，否则危及生命。

2. **去假象，忌扰判**。不要让假象影响判断。要排除男性前列腺液或精液、女性月经或阴道分泌物混入造成的表象。

［宜］**洗漱水，宜温感**。用18℃~37℃水洗漱。

刷牙用温水，牙齿笑咧嘴。温水刷牙可以及时清除吃完食物后口腔内容易残留的一些食物残渣，促进牙齿周围的血液循环，有助于使牙齿坚固，预防龋齿、口臭、牙周炎等病。消除牙周炎可以减少心血管疾病部分发病的诱因。

[忌]

1. **忌冷水，来洗脸**。不要用冷水洗漱、洗脸。冷水洗漱、洗脸虽然能加强皮肤血液循环，使皮肤细腻净嫩，美容保健，使之尽快适应季节的血液循环变化，增强鼻黏膜对冷空气的适应能力，增强身体的抗寒能力，防感冒，有助于提高身体抵抗力，但能刺激皮肤和大脑，刺激体表血管收缩，对心脑血管疾病患者不利，容易诱发心脑血管疾病发病。

2. **牙龈上，忌血点**。不要让牙龈出血。用正确的方式刷牙，避免牙龈出血间接对心脑血管疾病不利。

3. **去假象，忌扰判**。不要漱完口再观察舌象。以免让假象影响判断。

4. **先排泄，忌后完**。不要洗完脸再排泄。及时将"废物"排出体外，减少"毒素"在体内的吸收。

[宜] **吃完后，漱口涮**。吃完东西或喝完饮料→18℃～37℃清水或茶水用力漱口→吐出漱口水为清水时→18℃～37℃新清水或茶水含满口中龇牙→鼓腮用力施压→用舌头挤压口中水→将清水从牙间隙滋射出。

"食毕当漱口数过，令牙齿不败口香"（汉末著名医学家张机（150或154～215或219）《金匮要略》）。吃完不漱口，泔水满嘴有。饭后数分钟口腔内的细菌开始分解食物残渣，产生酸性物质，容易腐蚀溶解牙釉质，使牙齿受到损害。吃完东西或喝饮料后，及时用清水用力漱口，可去除残留在口腔中绝大多数食物残渣和细菌，防止滋生细菌和产生牙垢，预防龋齿、口臭、牙周炎、心血管疾病等。

患有牙周炎和牙周脓肿的部位，有大量的革兰氏阴性杆菌和一些链球菌，这些细菌产生的毒素可以侵入血液。当血液中细菌和毒素达到一定水平时，便会引起小的血栓和小动脉痉挛。如果心脏的冠状动脉受到累及，便会诱发急性心肌梗死。因此，经常清洗口腔，保持牙齿卫生，对心脏病患者特别重要。

[忌] **漱口水，忌温偏**。不要用过热、过冷的水漱口。

[宜] **吃完饭，宜歇闲**。饭后休息一会儿，闭目，时间长短不拘；往远处看看，从近物注视起，逐渐将目光移向远方景物，最后注视某一远方绿色景

物。

理发店饭点儿刚过时人少。饱不剃头，饿不洗澡。饭后身体调动体内血液大量流向胃肠道，消化系统加紧工作，消化、吸收吃进去的食物。此时应让全身其他部位稍微休息一会儿，减轻身体的负担。远望养眼、养神。

"不休息就不能工作，不工作他人就不能给予你帮助"（厄瓜多尔安第斯山的维康巴斯人的民谚）。要学会健康的生活。

[忌]

1. 近处物，忌乱看。不要看近处眼花缭乱的美景。眼肌过度调节，损伤眼的调节功能，同时视觉过度紧张刺激，诱发血压升高，引起意外。

2. 吃完饭，忌睡眠。不要饭后立即睡觉。饭后稍微休息一会儿，否则吃进去的食物没有充分消化，降低消化能力。没有消化彻底的食物积聚在胃肠道，轻则导致消化不良，重则诱发心脑血管疾病发病。

3. 吃完饭，忌累添。不要饭后思考、看书、保健运动等。以免影响消化系统功能。

[宜] **闲暇时，耳摸按**。早餐半小时后，用手指指腹仔细摸耳壳，按压、按摩、刺激不舒服点处。

耳壳好象一个在子宫内倒置胎儿，头朝下，臀朝上。耳垂、对耳屏、耳轮脚、对耳轮、对耳轮上脚、对耳轮下脚、三角窝、耳舟、耳屏、屏上切迹、屏间切迹、耳甲窝、耳甲腔、耳轮脚周围、耳壳背面分别相当于面部、头部、膈肌、脊椎、下肢、臀部、生殖器官、上肢、内鼻部、外耳、内分泌和卵巢等、腹部、胸部、消化管、背部。

用手指指腹仔细摸耳壳，某地方压痛或肌肤隆起或结节等异常变化时，反映内脏或躯干有毛病。新病或轻病出现酸感，久病出现痛感，器质病变出现麻木感。根据地方不同重点查找对应的部位，按压、按摩、刺激不舒服点处，起到治疗疾病作用。

[忌] **保健法，忌包揽**。不要在以下情况用此方法。近3个月接受过胸腔、腹腔、血管、心脏等外科大手术者，心肌梗死患者在急性发作或恢复期内，各种急性感染、热性病、传染性疾病等，炎症急性期等，严重心脏病、心绞痛、心律失常、高血压、脑血栓、肾病、肝病等内科病，脑出血、肿瘤、结核病、开放性损伤、血友病、血小板减少性紫癜等容易引起出血的疾病，各种皮肤病，妇女妊娠期和月经期等，过饥、过饱、酗酒、过度疲劳等或饭后1小时内，按摩局部皮肤有破损、溃疡、骨折、外伤、疮疖、脓肿、结核、肿瘤、出血等，早期疝气，年老体弱者，精神疾病，体内有金属固定之疾病

等。急重症患者以静养卧床休息为主。

[宜] **环境净，隔噪源**。噪音限值 36 分贝以下。经常湿式打扫卫生，树木花草栽庭院，改善居住小气候。

（1）绿化的环境有良好的辅助治疗作用

绿化的环境能给人以清洁、舒畅、富有生气、令人心旷神怡的感觉，对人的心理可起到调节、镇静作用，能防暑降温，有益于人体的新陈代谢活动。漫步其间可调节精神，消除疲劳。常在静谧、芬芳、优美的绿色环境中生活，血流缓慢、呼吸均匀、心情舒畅。这对于高血压等心脑血管疾病、神经衰弱以及呼吸道疾病，有良好的辅助治疗作用。

（2）绿化有益于人的健康长寿

绿色植物可阻挡、滞留、吸附空气中的大量尘粒，过滤吸收放射性物质，散发出的芳香性挥发性物质有一定杀灭和抑制细菌作用，从而使空气得以净化；呼吸这样阴离子富集、格外清新的空气，可镇定情绪，改善肺的换气功能；消除生活环境中的噪音，改善和调节人体生理功能。

植物的青绿色不仅能吸收阳光中对眼睛有害的紫外线，还由于色调柔和而舒适，有益于眸明眼亮和消除疲劳，并使嗅觉、听觉以及思维活动的灵敏性得到改善。树木花草栽庭院，空气新鲜人舒展。没条件也能住"别墅"。

[忌]

1. **忌超静，心理乱**。不要使环境超级安静。否则会引发心理、精神出现问题。

2. **忌超净，免疫难**。不要使环境超级干净。否则会降低人体的免疫功能。

[宜] **舒心事，宜常干**。午睡短时休息后，13：00 ~ 15：00 做做喜欢做的事。

（1）小肠经正值精气旺盛

此时身体处于有利于吸收营养的时间段，精神愉悦，有非常好的保健疗效。

（2）健康长寿是学来的

"活到老，学到老"（伟大的马克思列宁主义者，中国共产党和国家的卓越领导人，中国人民解放军的创始人之一周恩来（1898 ~ 1976））。要赶上时代，要适应生活，只有不断学习。而且，学习还是健康长寿的有效措施之一。读书求知，渐而深明天下事理，使精神和思想有所寄托。一个热爱生活、追求生活的老年人对待晚年应有积极向上的态度。而学习可以使人奋进不已，视野开阔，永葆青春，对健康长寿有利。

生活有目标，大脑不易老。要有好的精神寄托。人是有思想和理想抱负的，一个人有了奋斗目标，才能使他克服人生道路上的坎坷，美好的信念可产生自觉的意志行动和积极的情感。

（3）有志不在年高，无志空活百岁

以积极进取的姿态，力求老有所为。当然每个老年人的身体情况不同，在老有所为上应有所差异；但有一点应是共同的，在人生的道路上应该尽可能地去为社会多做贡献，这样才活得有价值。

［忌］**无聊心，忌忧天**。不要杞人忧天。万般补养不如少操无聊的心。"千古圣贤，不能免生死，不能管后事，既无可奈何，即放心逍遥"（北宋政治家、文学家范仲淹（989～1052））。

［宜］**干活时，宜缓慢**。穿防滑底、透气、软质的轻便鞋，待一脚踩实再迈另一只脚。卧位转坐位、坐位转站位、蹲位转站位、弯腰转直立等从一种动作向另一种动作转换时，先静止片刻，动作要慢。捡拾地上物品时，采用缓缓屈腿下蹲并尽量保持头部向上、腰杆挺直姿势缓慢进行。下床时，先在床沿上稍坐，待头脑清醒时再下床。

遵照"宁走十步远，不走一步险"原则，养成慢节奏习惯，做事量力而行、身体微热、见好就收。

年长患者，由于自然规律，四肢关节不太灵活，骨质比较疏松，臂力和腿力有所减弱，身体平衡能力有些下降。

［忌］

1. **不服软，忌忘悬**。不要尽力而为，尽兴而作，忘乎所以。不要用力过猛和过度疲劳。否则会使血压发生波动而诱发卒中。毕竟患者与健康人还是有所区别的。你不把疾病当回事，它就给你颜色看看。工作靠希望，生活靠健康。

2. **有人帮，忌无援**。不要离开他人扶持、保护。如爬梯取东西、挂东西等时，谨防因身体重心发生变化而跌落下来，最好请人在一旁扶持、保护。不要做攀高的动作。心脑血管疾病患者容易出现头晕现象，若正在做攀高的动作，很容易把持不稳，发生跌落等意外伤害。

3. **体转换，忌突然**。不要突然转换方向或改变体位。否则容易造成心脑血管供血不足等现象，加重疾病。

4. **床周围，忌放件**。不要在床铺周围任意放置东西。半夜需要喝水、大小便等时容易出现问题。有戴眼镜习惯的患者，临睡时把眼镜放在最容易拿到的地方，夜间有事起床，先把眼镜戴上。

[宜] **干活前，自评判。**干活前掂量一下身体，经得住折腾吗？先对自己身体状况做简单评估。简便易行的自查，只需几分钟，通过自己的感官或借助简单辅助工具，对自己身体进行观察和体检，对现存或潜在健康问题或生命过程反应的自我筛查，能排查出很多疾病，以了解自身状况是否便于干活。回答完以下几点，答案也就有了。

（1）近一周内有过不舒服吗

（2）以前身体情况不怎么样吗

（3）过去曾得过急、慢性疾病吗

（4）得过急、慢性传染病或者接触过这样的患者吗

（5）近一周内有过外伤或做过手术吗

（6）居往的地区有高发特定的病吗？若特定的病是传染病，没打过预防接种的疫苗吗

（7）对什么东西过敏吗

若以上几条之一有回答"是"的，干活就要格外注意了，要有针对性的准备，量力而行。

知道了身体是否经得住干活折腾，然后再简单自查身体。

（1）量体温，看高不高

（2）摸脉搏，看快不快

（3）觉呼吸，看匀不匀

（4）测血压，看高不高

（5）看皮肤黏膜颜色，有无苍白、发绀、黄染等，有无水肿、出血、皮疹等

（6）摸颌下、耳后、脖子、胳肢窝、大腿根儿、膝部的后面有无淋巴结肿大

（7）看白睛有无黄染

（8）看伸出舌尖有无偏斜

（9）口张大并发"啊"音，看嗓子中"小舌头"两侧壁扁桃体有无充血、肿大

（10）自觉有无特殊口腔气味

（11）脖子是否发"硬"

（12）轻按腹部有无压痛、反跳痛，有无包块

（13）双手握空拳背过去用拳眼轻叩后腰眼儿，有无叩击痛

（14）不饿时，肚子有无经常"咕噜咕噜"叫

（15）大便后有无带血

（16）身体前、后、左、右活动有无受限

（17）脸、手、脚有无水肿

（18）吃饭有无异常

（19）大小便有无异常

（20）睡觉有无异常

健康保长寿的日常行为。君欲求长寿，养生最重要。起居须定时，睡眠不可少。时而跑跑步，抽空做做操。活动筋骨舒，食增脾胃好。早餐营养精，中餐要吃饱。晚餐宜清淡，糖盐量宜少。素菜样样吃，节制饮食好。劝君莫抽烟，勿贪杯中酒。节欲是关键，色为寿之仇。夫妻过生活，也要把握周。财为身外物，不正勿贪求。遇事勿发怒，性情要温柔。劳逸相结合，锻炼贵持久。若能照此作，健康保长寿。对照一下，符合几条？

［忌］

1. **干活时，忌耍单**。不要单独干活。年长、怀孕、有精神疾病病史、癫痫病史、心脑血管疾病患者等干活，均需要有人陪同、照料，以防出事。

2. **有病时，忌蛮干**。不要有影响干活的疾病。以上几条之一回答"有"的，先去医院检查，排除影响干活的疾病，治愈或控制住疾病的发展。

［宜］　**常用药，备身边**。身边随时放有平时医嘱让服用的药；没服用过的非处方药，遵医嘱，在医生指导下使用。经常查看身边随时放有平时医嘱让服用的药是否在有效期内或有无受潮、粉碎、变质等。

身边随时放的药，是以往经常服用的、平时医嘱让服用的药。一旦遇到紧急、突发情况，以便在最短的时间，给予及时有效的对症治疗，防止因耽误时间造成的生命危害或后遗的病症。

［忌］

1. **忌自行，把药咽**。不要自行服用药。

2. **忌过期，去服咽**。不要服用超过有效期的药物。

［宜］　**外出带，小卡片**。外出时，带身份证等有关证件，随身携带有关个人资料小卡片。小卡片上的字清晰、工整、塑料压膜防水，上面醒目注明能保持随时联系上的家人姓名、联系电话、自己现病史、既往病史、过敏史、用药情况、血型等。

一旦遇到紧急、突发情况，以便救援人员了解情况，采取得当的急救措

施，并在第一时间与家人联系上。

[忌]

1. **准备好，忌援延**。不要耽误救援时间。小卡片上的字要清晰、工整、塑料压膜防水，否则还得需要辨认、识别小卡片上的内容，耽误救援时间。

2. **老年宿，忌外选**。老年人外出不要到亲友家留宿。八十不留餐，七十不留宿。老年人旅行，不怕一万，就怕万一。老年人外出留宿，对周围环境发生的变化，不熟悉又不适应，这样就容易引起意外事故；赴宴留餐，与亲友团聚容易饱食，加之交谈时间长，精神容易过于兴奋，情绪容易过于激动，很容易诱发心绞痛、心肌梗死或卒中等意外，甚至危及生命。

[宜] **没事时，排小便**。长时间一个姿势坐卧时，起身主动排尿；外出前10分钟，不管有无尿意也要去"放水"，排空小便。

没事尿排空好处众多。排"毒"又养颜，"轻装"又舒适。尿液中含有尿素、尿酸及各种有毒代谢物质，在体内积存时间过长，会使有毒物质积存，对机体就可能产生有害影响，而引起膀胱炎、尿道炎等。

一方面强迫自己活动活动，避免长时间一个姿势坐卧带来的危害，另一方面由于尿液的生成是个不间断的过程，体液是个相对的固定值，排出尿液后，人会有喝水的需求，促使人经常少量喝水，补充体液，稀释血液，加快血液循环，对心脑血管疾病，有非常好的保健疗效。

[忌]

1. **理解浅，忌片面**。不要仅仅是没事尿排空这样做。没有经常少量及时补充水分，长时间膀胱没有充盈过，会引发膀胱肌缺乏张力，出现遗尿等不良症状。

2. **忌憋尿，患感染**。不要憋尿。憋尿对身体有害，尤其是女性，其尿道短而宽，尿道括约肌功能较弱，膀胱与输尿管交界部位"活瓣"作用也弱。憋尿会使尿液在膀胱内停留时间延长，细菌便有机可乘，发生尿路感染的机会增加。膀胱内尿液聚升而反流至输尿管及肾脏，轻则导致人体出现一系列不舒服症状，如畏寒、发热、尿急、尿痛、腰部疼痛、倦怠乏力等，重则还导致急性肾盂肾炎、血尿、结石等病变，甚至形成肾积水，影响肾功能。排尿次数越少，患膀胱癌的危险性就越大。憋尿增加了尿中致癌物质对膀胱的作用时间，导致患膀胱癌的可能性比一般人高。

3. **不方便，忌嫌烦**。不要因上厕所不方便或节省时间或嫌麻烦而少喝水。当摄入的水分少时，尿液会浓缩，身体内部"毒素"停留时间变长，不易随尿液排出体外。定时、少量、多次喝水可清扫体内"毒素"，保持身体健康。

4. 有尿意，忌才算。不要等有尿意才去排。排空尿液不仅能排出体内的代谢产物，而且对泌尿系统也有自我清洁、冲刷尿道口周围细菌的作用；还可减少因在外面人多占用厕所憋尿而致体内废物、毒物停留时间过久对人体的伤害的次数；同时也减少当时在外面"内急"的可能，避免了紧张、焦虑等不良情绪的产生。

[宜] **泡洗脚，宜睡前。**每天晚上睡觉前热水泡洗脚，泡洗后立即擦干并保温。

脚远离心脏，供血不足，热量较少，保温力差，所以脚的保暖很重要。除了白天注意对脚的保暖外，每晚上床睡觉前坚持用热水泡洗脚好处非常多，不仅可去足垢，冬日使足部温暖，有助于冻疮等足疾的预防和治疗，而且能引血气下行，使心宁神安而入睡。

"春天洗脚，升阳固脱；夏天洗脚，暑湿可除，秋天洗脚，肺润肠濡；冬天洗脚，丹田温灼"。早晨洗脚，如吃补药；晚上泡脚，消除疲劳；伤风烫脚，发汗开窍；天寒暖脚，预防感冒；多走练脚，体形健俏；养心盘脚，安神益脑；临睡搓脚，疏通经络；甩臂踢脚，全身轻巧；抬腿压脚，强肾固腰；仰头踮脚，颈病可消；倒立并脚，循环良好；强健双脚，延缓衰老。勤吃药，不如勤洗脚。洗头洗脚，胜似吃药；热水洗脚，如吃补药。睡前热泡脚，胜服催眠药。天天洗脚不只是为了洗呦！

[忌]

1. 伤避免，忌烫伴。不要泡洗脚水温度太高。热水以能忍受为度，避免烫伤皮肤或泡洗后脚部皮肤成红色或刺激冻疮等病症脚，否则实际起到搔抓的作用，加重病症。尤其是不要热伤着糖尿病患者的脚，以防脚皮肤热伤着不容易愈合。

2. 泡洗脚，忌风寒。不要泡洗脚后自然风干。脚底受风后，会反射性地引发内脏的病变。

3. 忌忽视，防治患。不要忽视睡觉前热水泡洗脚的保健疗效。

五、运动宜忌

[宜] **抻、伸腰，宜常干**。早晨起床、久坐久卧、白天长时间一个姿势时，腰部适度常抻、常伸，动作要舒缓，抻、伸动作逐渐用力。

腰部适度常抻、常伸，四肢舒展，伸腰展腹，全身肌肉用力，并配以深吸深呼，则有吐故纳新、促进新陈代谢、行气活血、改善心脑血管供血状况、通畅经络关节，使内脏得到舒缓的按摩、解乏，使头脑清楚、振奋精神、活动全身肌肉、增气力的作用。

[忌]

1. **抻和伸，忌腰闪**。不要猛抻、伸。防止岔气、闪腰等不良情况发生。

2. **保健法，忌包揽**。不要在任何情况用此方法。

[宜] **梳头发，宜常伴**。坐在床上→用桃木梳梳头→由前向后→由后向前→由左向右→由右向左→如此循环往复→双手十指自然分开并微曲手指代梳→指尖接触头皮→从前额沿头顶直至脑后梳到枕部→从两侧颞颥梳到头顶→反复指梳 25 次左右→双手十指自然分开→用指腹或指端从额前发际向后发际，做环状揉动→由两侧向头顶揉动按摩→用力均匀一致→如此反复做 36 次，至头皮微热为度。

通过梳头，能轻柔地刺激头皮上的神经末梢，通过神经反射，使大脑皮质的思维功能增强，大脑皮质的工作效率得到提高，兴奋和抑制过程互相平衡，生命力就会增强，使全身更好地适应外界环境；能刺激头皮上的毛细血管，使它们扩张变粗，血液循环旺盛，供给大脑组织更多的养料和氧气，大脑的营养充足了，精力就会更加充沛；改善了头皮血液循环，头部发根的血液营养供应随之改善，还有利于头发的生长发育，防止头发脱落和变白，起到滋养和坚固头发的作用；能够通经活络，疏通经络气血，起到健脑聪耳、醒脑爽神、散风明目、预防感冒的作用；防治神经衰弱、头痛、失眠、老年性痴呆、健忘症。晚上梳头预防脑梗死。

[忌]

1. **忌搔刮，用甲尖**。不要用指甲搔刮头皮。否则伤害发根，毛囊受到威胁。

2. **保健法，忌包揽**。不要在任何情况用此方法。

3. **晚梳头，忌失眠**。不要晚上梳头。针对容易失眠者而言。

[宜] **动和静，宜常换**。运动半小时左右后休息休息，休息半小时左右后活动活动。

动静结合、形神兼养。"动"是指活动筋骨、运转肢体；"静"是指思想专一、排除杂念、心神安静；"形"指人的形体；"神"指人的精神、思维及外在总体的生命特征。只有形神俱旺，才能实现健康长寿。生命在于运动，生命在于静止，两者并不矛盾，因是从不同角度而言。养生在动，养心在静。西天取经，经就是到西天的过程。

"劳力与劳心并进，手和脑并用"（中国无产阶级革命家徐特立（1877～1968））。"精神不运则愚，血脉不运则病"（南宋哲学家、教育家陆九渊（1139～1193））。脑力、体力都需要运动锻炼，否则不是疾病把脑袋嗑开"进水"，就是身体有病。静而少动，眼花耳聋；有静有动，少病少痛。

[忌]

1. **保健法，忌包揽**。不要在任何情况用此方法。

2. **图安逸，忌太贪**。不要太贪图安逸。不要久坐，屁股别太沉，久坐伤肾；避免长时间一个坐姿，否则容易引发下肢静脉回流不畅，静脉曲张，容易患血栓病；肠蠕动减缓，排空时间延迟，体内代谢产物、肠内"废物"、"毒素"长时间积聚在肠道，有害物质容易吸收入血液，同时局部长期刺激肠道，诱发肠道肿瘤，如结肠癌等。多坐少动，后果严重。平时又都不是仪仗队员，姿势常调换。懒得动的结果就是将来彻底动不了，想动都动不成了。"久视伤血，久卧伤气，久立伤骨，久行伤筋，久坐伤肉"（南朝齐梁时期道教思想家、医学家陶弘景（456～536））。"久坐则脉络滞"（清朝养生学家、文学家曹庭栋（1699～1785）《养生随笔》）。"天下之万理，出于一动一静"（《类经附翼·医易》）。动静不可偏废，过分静养只逸不劳，则会出现动静失调，使机体新陈代谢产生失调，影响健康而事与愿违。"跌在蜜里的苍蝇永难自拔"（波斯诗人萨迪（约1203～1292））。

3. **异情况，忌同算**。不要"千病一方"。妇女妊娠期和月经期、过饥、过饱、酗酒、过度疲劳或饭后1小时内、骨折、外伤、年老体弱者、精神疾病、体内有金属固定之疾病等情况时适当减少运动量，运动量因人而异。

[宜] **地方小，也要练**。要穴常"滋润"。双手在双足太溪处，拇指或中指间歇性、脉冲式按压刺激或按揉，力量逐渐加大，以局部感到酸胀、发热但不疼为宜。顺时针按揉30次，10分钟。三阴交处，方法同上。坐立位，不

倚靠，双手对搓发热后，紧按腰眼处，用力上下搓 120 次（一上一下为 1
次），或以热为度。足三里处，方法同上，间歇性、脉冲式按压刺激或按揉。
若在脏腑经络气化节律时间优化按压穴位，事半功倍，疗效倍增。

康复勤活动。健手揉拿患侧上肢及下肢 3～5 次。并在筋腱部位做弹拨
法。拇指尖揉按足面各趾缝 10 次。捏拿跟腱处 3～5 次。健侧手掌揉肩背部及
臀部、下肢后侧 3～5 次。按压天宗、曲池、合谷、环跳、委中、阳陵泉各 1
分钟。做患侧肩、肘、腕及髋、膝、踝关节的旋转、屈伸活动，每个关节活
动 10 次，幅度由小到大。

（1）3 个要穴有非常好的保健疗效

"滋润"太溪穴有滋阴清热，益肾补虚的作用，对四肢麻痹、厥冷等有非
常好的保健疗效；"滋润"三阴交穴有调和脾胃，分利湿热的作用；"滋润"
足三里穴有健脾和胃，扶正培元的作用，对胃痛、腹胀、呕吐、慢性胃肠炎、
便秘、高血压、神经衰弱、下肢痿痹症、慢性心脑血管疾病等有非常好的保
健疗效。

拍打足三里，胜吃老母鸡。足三里为全身性强壮要穴，有"长寿穴"的
美称。拍打按摩足三里，通过刺激末梢神经，促进血液、淋巴循环及组织间
的代谢过程，以协调各组织、器官间的功能，使功能的新陈代谢水平有所提
高，可健脾胃、助消化、益气增力、提高人体免疫功能和抗病能力。除对胃、
肠消化系统疾病有疗效外，对全身的疾病都有疗效。生活中就要学会拍，有
些人没有真正理解拍，没拍对地方。

（2）因地制宜坚持运动保健

当居住的空间狭小，或年老体弱的患者，不可能进行活动幅度较大的运
动锻炼，应因地制宜，坚持加强锻炼，以便增强体质，缩短康复时间，加速
康复过程。康复勤活动手法有促进血液循环、改善脑部血液供应、利于出血
和水肿的吸收并缓解痉挛、恢复肢体功能的作用。

将身体调适到良好的状态，抵御不良的内、外因素的侵袭。健康的维持
靠的是日常"雨露"滋润，不良的行为为健康带来隐患，遇外邪终究会导致
疾病。"器官得不到锻炼，同器官过度紧张一样，都是极其有害的"（德国哲
学家，德国古典唯心主义创始人康德（1724～1804））。

（3）饭养人，歌养心

当没有地方活动时，唱歌也是一种运动。通过腹式呼吸引起膈肌的升降，
使得胸腹腔活动，可以使肺活量增加，吸入更多的氧气，使更多的氧化还原
反应参与体内的新陈代谢，减轻疲劳程度，加速体力恢复，使血氧浓度提高，
改善血液循环，牵拉内脏缓缓运动，起到按摩内脏的作用，增加回心循环血

量，对心脑血管疾病，特别是对心肌缺血、脑缺氧状况，有非常好的保健疗效。五音不全也要唱。

［忌］

1. **重要穴，忌怠慢。**不要忽视要穴常"滋润"的保健疗效。

2. **唱歌曲，忌叫喊。**不要扯着嗓子唱歌。扯着嗓子唱歌轻则对嗓子不好，重则对心脑血管疾病不利。

3. **唱歌曲，忌睡前。**不要在睡前唱歌。睡前情绪应平稳。

4. **保健法，忌包揽。**不要在以下情况唱歌。唱歌加重心肌梗死患者心脏缺血，容易发生意外；突然升高高血压患者血压，诱发脑出血；使脑血管意外恢复期的患者旧病复发；使心肌梗死患者在急性发作或恢复期内、脑血栓、脑出血、高血压、早期疝气者病情加重；加剧近 3 个月有过胸腔、腹腔、血管、心脏等外科大手术者疼痛，影响刀口愈合；使孕期妇女腹部猛烈抽搐，容易早产或流产；血压过高、饭后 1 小时内、过饱、过度疲劳或患精神病等时对患者不利；使正吃东西的人食物容易误落气管内引起呛咳、窒息，有生命危险。急重症患者以静养卧床休息为主。

5. **统筹好，忌功半。**不要单独占时间去保健。现代生活需要人们花时间去完成许多事情，而每天只有 24 小时，又要绝对保证 8 小时左右的睡眠时间，可以利用泡脚、看电视等闲暇时间来保健。

［宜］ **没事时，常揉酸。**左胸部推摩，自我按摩可手掌推摩左胸部、手捏拿胸部及肩部肌肉各 20～30 次。

头颈常按摩。双手掌自太阳穴、侧头部、风池至肩部做推法和搓法各 3～5 次。可分别进行或两侧同时进行。双手分别捏住双耳，拇指指腹按住耳壳背面的对耳轮后沟和对耳轮下脚后沟，顺着后沟用力做自上而下的捋按 20～30 次。一手掌放于后颈部，手指手跟相对，用力做自上而下的揉拿法 20～30 次。

以上手法，每日早晚各 1 次，有扩张血管、活血化瘀、改善心脏的供血、调节神经、放松肌肉、降低血压等作用。对于冠心病、心脑血管等病症的患者，有非常好的保健疗效。

［忌］

1. **保健法，忌包揽。**不要指望靠揉揉、摩摩解决问题。急重症发病时，应立即就地抢救，以免耽误生命。出现虚脱休克等症状时，立即停止自我按摩，采取头低脚高卧位，按压人中、合谷、内关等穴位，观察血压、心率变化，静卧休息片刻，一般即可恢复。不要在任何情况用此方法。按摩不是万能的。

2. **忌二二，又三三。** 不要三天打鱼，两天晒网。要成为自觉的习惯。动作虽简单，坚持经常做，才能表现出非常好的保健疗效。要想达到健康目的，还必须在饮食、生活、思维方式等多方面加以注意和配合，并且持之以恒，"练练"不舍。不要幻想练几次就能起到增强体质和保健疗效。

3. **遵要点，忌不严。** 不要不严格遵照按摩操作要领去做。

[宜] **自按摩，宜常伴。** 自我按摩手法很多，如按法、摩法、推法、拿法、揉法、掐法、擦法、抹法、滚法、捻法、弹法、拨法、颤法、击法、摇法、屈伸法、牵引法、扳法、点法、动压法、踩法、器械法、搓法、抖法等，不同手法作用不同。最常用手法有：

摩法一用就灵：和中理气，消积导滞，调节胃肠蠕动，松解肌肉紧张度，消肿散瘀等。

推法一用就灵：发散风寒，健脾和胃，补中益气，舒筋活络，消炎止痛，解除疲劳等。

揉法一用就灵：宽胸理气，消积导滞，疏通经络，活血化瘀，消肿止痛等。

擦法一用就灵：益气养血，活血通络，消瘀散结，舒筋活络，祛风除湿，温经散寒，理气止痛，健脾和胃，提高局部体温等。

上述手法所管"地盘"：全身各部位等。

掐法一用就灵：疏通经脉，镇静，安神，开窍等。所管"地盘"：人中等。

抹法一用就灵：开窍镇静，清醒头目，扩张血管等。所管"地盘"：头、颈部等。

滚法一用就灵：祛风散寒，活血止痛，消肿祛瘀，温通经络等。所管"地盘"：肩背、腰臀及四肢肌肉较丰满部位等。

搓法一用就灵：调和气血，补益肾气，舒通经络，活血散瘀，放松肌肉，祛风散寒等。所管"地盘"：腰背、四肢胁肋部、足心、小腹部等。

对于功能性疾病，各脏腑器官功能障碍和慢性炎症，各个部位软组织损伤以及心脑血管疾病，有非常好的保健疗效，但不适用于高血压等病症。

（1）自我按摩是中医的外治法之一

是以中医的脏腑、经络学说为理论基础，运用辩证施治的原则，结合西医的解剖和病理诊断，满足临床防治需要，针对疾病发生的不同原因和症候，按经络的循行路线和气血的循行方向，利用自己的双手和各种辅助器械，根据自己的具体病情，在体表相应的经络、穴位、反应点及部位上，运用各种不同的手法，并持续一定时间，通过经络的传导作用，借以调整、提高脏腑的生理功能，调节各组织器官间的平衡失调，疏通经络，调和气血，扶正祛邪，激发人体内部各器官之间矛盾的相互转化，使阴阳达到相对平衡的状态，加速新陈代谢，修复各种损伤，增强人体的自然抗病能力，改变疾病的病理生理过程，使疾病得以缓解、消除和康复的一种治病、防病的物理性刺激疗法。

第一，疏通经络

自我按摩主要是通过刺激末梢神经，调节人的神经系统，促进血液、淋巴循环及组织间的代谢过程，以协调各组织、器官间的功能，使功能的新陈代谢水平有所提高，全面增强机体各系统的作用。

第二，调和气血

自我按摩是以柔软、轻和之力，循经络、按穴位，施术于人体，通过经络的传导来调节全身，借以调和营卫气血，增强机体健康。

手法的机械刺激，通过将机械能转化为热能的综合作用，以提高局部组织的温度，热则痛解，能驱寒止痛；可以使肌肉收缩所产生的物质，如三磷酸腺苷、组织胺等流入血液，促使毛细血管扩张，改善血液和淋巴循环，使血液黏滞性减低，降低周围血管阻力，小动脉的痉挛缓解，降低血压，减轻心脏负担，可以使心脏的排血量增加，能改善调节心血管系统的功能，可防治心血管疾病。

第三，提高机体免疫能力

自我按摩可以使血液中的血红蛋白、红细胞、白细胞含量增加，改变血液动力过程和增强物质代谢，抗炎、退热、提高免疫力，增强人体的抗病能力。

第四，调节平衡

自我按摩可以抑制体内平衡失调，调节高级神经的活动，调节大脑皮层的兴奋和抑制过程的发展。当对四肢肌肉和穴位进行按摩时，在大脑皮层的作用下，可以使调节血管收缩和舒张的神经中枢活动加强，从而使血管扩张，血流加快，有益于血压的变化。

第五，延缓衰老

自我按摩可以促进脂类物质的代谢，使胆固醇和三酰甘油的运转率提高，血液浓度降低，有助于防止动脉粥样硬化的发生，使身体的各个器官保持良好的生理功能，可以推迟衰老。

第六，改善皮肤代谢

自我按摩机械作用的结果，可以改善皮肤代谢，增强分泌功能，消除衰亡脱落的上皮组织，加强皮脂腺及其汗腺的分泌，利于汗液的体外排出；增加皮温；软化瘢痕，减轻皮肤的紧张度，增强皮肤光泽及其弹性；增强机体的防卫功能，组织中产生组织胺、类组织胺及乙酰胆碱使得血管扩张，血流加快，血流量的改善使得携带氧气和养料的血红蛋白数目增加，从而加速营养的供给。

同时，单位时间里白细胞总数及白细胞噬菌能力，比原来都有所提高，意味着机体防御能力的提高，按摩刺激皮肤，不断产生新的反应，累积后使得皮肤毛孔敏感，开闭自由，从而增强抗邪侵入的能力。

第七，改善功能

自我按摩弱的刺激手法可以使血管收缩，使脉搏变慢；而强的刺激手法反而使血管扩张、充血和局部温度升高，并能降低神经系统和肌肉对机械刺激的忍受性。痛阈增高，痛点转移，疲劳消除，功能改善。自我按摩可以引起大脑皮层内兴奋与抑制活动的加强或减弱，使之异常的作用得到调整，从而改善整个功能。

第八，止泻作用

自我按摩可以使支配腹内器官的自主神经起到互相协调，达到兴奋和抑制平衡状态，从而起到止泻的作用。

第九，消肿散瘀

自我按摩可以提高局部和全身代谢，加速静脉血及淋巴液的回流，显著地影响血液的再分布，起到消肿散瘀的作用；可以调节内分泌腺的功能，同时也参与了神经体液调节，使内分泌功能紊乱的人恢复正常的功能。

第十，修复损伤

自我按摩可以使软组织损伤自然修复，使损伤的肌肉、韧带顺筋归位，从而达到消肿散瘀、活血止痛的目的；增强肌肉的张力与弹性，被按摩的肌肉血液供应加强，营养得到改善，预防和治疗病变及肢体，肌肉萎缩和手术后的组织粘连；增强韧带的柔韧性，能加大关节的活动范围；加强畸形周围软组织的张力，矫正畸形。

第十一，调整心理

自我按摩给自己提供了一个休息放松的时机，至少在自我按摩过程中，患者必须安静地坐下来，把各种负担放在一边，将注意力集中在按摩处所引起的反应。这样可使紧张的弦放松，节奏放慢，机体在生理上、心理上都得到一个休整的机会。这与太极拳、静养等有异曲同工之妙。自我按摩之后，一般能有良好的睡眠，这更有助于放松身心，焕发精神。

自我按摩能提高患者与疾病作斗争的勇气，增强患者战胜疾病的信心，消除紧张不安的情绪。因为往往能有比较明显的疗效，即使不是立竿见影，也经常可以觉察到某种进步，如疼痛敏感度降低、减轻所受的痛苦、某些病理症状减轻等。这些正反馈作用能调动患者内在的治疗因子去与疾病斗争，从而战胜疾病。特别是长期重病的患者，能使其增强信心，感到宽慰，燃起希望，增强乐观情绪，消除焦虑不安、悲观失望等病理心态。使患者认识到，健康要靠自己，坚持就是胜利。

（2）自我按摩突出好处及特点

自我按摩相对于其他保健和治疗的方法，有以下几方面突出好处及特点。

第一，疗法省钱

自我按摩不用花费一分钱，不用针、不用药，不需要任何医疗设备和各种物质条件，可以减少打针吃药，从而能节省许多医药费用。只通过利用各种手法的刺激作用，即可调整人体的生理功能，达到治疗疾病、祛病强身的目的。

第二，疗效显著

自我按摩根据病情在特定的部位、穴位上，施用不同对症手法，即可收到平稳可靠的显著效果，达到小病不花钱、不出门，大病不花钱、好得快的效果。自我按摩结束后，患者立即感到周身轻松，心情舒畅，真叫那个爽！症状有明显好转。

广泛适用于各种急、慢性疾病和功能衰退的病症，不仅对内、外、妇、儿、五官、骨伤等科病症有较好的治疗效果，而且对于一些比较顽固的病症，如颈椎病、腰椎间盘突出症等，通过按摩可以减轻痛苦。对于闪腰、岔气、腰背肌扭伤等软组织的损伤，按摩的疗效又超过药物治疗和其他方法治疗的效果。

第三，安全可靠

只要按规范操作，自我按摩无任何不良反应；况且操作规范和注意事项都比较简单，容易记忆也容易遵守。

第四，操作简便

自我按摩主要以各种手法为主，不需要更多的器械和设备，容易学、容易用、容易掌握，哪儿酸痛就往哪儿按，越酸痛就越多按，只要不直接在骨头上按，以免伤了骨膜即可。可以自己给自己按摩，或家人帮助按摩，也可以在家庭亲友之间互相按摩。只要"照方抓药"按规范操作，即使没有高深的医学知识背景、不懂医的人也能取得很好的疗效。

第五，治病防病

自我按摩既可治疗疾病，又能防病健身。①对于原来患有疾病的人，通过自我按摩既可使局部症状消退，又可加速恢复患部的功能，从而收到良好的治疗效果，起到增强人体的自然抗病能力，促进身体恢复健康的作用；②对于本来无病，但只是感到体质虚弱、功能减退的人，自我按摩可有强壮身体，抗御病邪的作用，取得保健效果；③对于健康人，自我按摩可以起到强身防病，益寿延年的作用，已成为深受广大群众喜爱的养生健身措施，还可迅速恢复体力，调动人体内的潜能，防治各种职业病，增进大脑功能，提高工作效率。

第六，便于推广

自我按摩不受时间、地点、气候环境条件等的限制，几乎随时随地都可以进行，不单独占用时间，比如一边看电视一边用手来进行按摩，能适合各种对象的要求，可广泛适用于家庭、社区、城市、农村、体校、基层单位及各级医疗单位。更能广泛地适用于从事野外工作、长途旅行或在体育场上的各种损伤。非常值得人们学习、运用，是非常好的群众性的自我保健治疗方法。

（3）自我按摩有非常好的保健疗效

对于功能性疾病，各脏腑器官的功能障碍和慢性炎症，以及各个部位的软组织损伤，如神经系统的神经官能症、神经衰弱、神经性头痛、神经根炎、肋间神经痛、坐骨神经痛、面神经痉挛、面神经麻痹等，如运动系统的人体各部位关节、韧带、肌腱的扭伤、挫伤，关节紊乱，如颈部扭伤、落枕、颈椎小关节错缝半移位、肩关节软组织损伤、肘关节软组织损伤、桡骨小头半脱位、网球肘、腕关节扭伤、腱鞘炎、腱鞘囊肿、胸部挫伤、岔气、胸椎小关节紊乱、腰部扭或挫伤、腰椎间盘突出、髋关节软组织损伤、梨状肌损伤、髌骨软化、膝关节副韧带扭伤、踝关节及足趾部的损伤、老年性的颈椎病、肩关节周围炎、腰椎骨质增生、膝关节骨质增生、足跟骨刺、肌肉酸痛、麻木、运动障碍等，如呼吸系统的感冒、咽喉肿痛、鼻炎、气管炎等，如消化系统的胃痛、胃肠功能紊乱、急或慢性胃肠炎、消化不良、胃或十二指肠溃疡、胃下垂、肠粘连、便秘、腹泻等，如泌尿系统的泌尿系感染、膀胱炎、前列腺炎、尿频、尿失禁、遗尿等，如妇科的痛经、闭经、月经不调、功能性子宫出血、子宫脱垂、盆腔炎、白带过多、乳腺炎等，如小儿科的小儿消化不良、小儿麻痹、斜颈、夜尿症等，如循环系统的心脑血管疾病，都有非常好的保健疗效，但不适用于高血压等病症。

自我按摩能起到减少药物使用量、拉长药物使用间隔、减轻疾病并发症状、预防再发新生疾病，避免发生不良反应、控制病情发展进程等作用。

[忌]

1. 病理性，忌异显。不要出现病理性反应。当极个别患者病情明显加重，功能受限更加突出，这些均属异常的病理性反应。

如出现腰、背部挫伤、岔气等，是由于患者体位躺卧不好，按摩时肌肉不够放松；出现某些关节或软组织的扭伤、拉伤等，是由于按摩手法操作粗暴、用力过猛，尤其是施用牵拉法、扳动法时角度不好，操作不合理；治疗无效、疼痛仍不减轻，是有不适于按摩的病症或恶性病变，应立即停止按摩，采用其他方法对症治疗。

2. **保健法，忌包揽**。不要在任何情况用此方法。按摩不是万能的。

3. **忌二二，又三三**。不要三天打鱼，两天晒网。

4. **遵要点，忌不严**。不要不严格遵照按摩操作要领去做。自我按摩的操作直接决定着治疗和保健的效果，掌握操作要领可以尽快达到治疗和保健的目的。按摩操作中，为了安全、可靠、提高治疗效果，防止不良反应，要注意以下几个方面。

（1）身心放松。自我按摩时思想集中，宽衣松带，呼吸自然，排空大小便，身心放松。

（2）解除顾虑。按摩后，局部出现充血、皮肤温度增高，或者局部疼痛、青紫的瘀斑等，都属于正常生理保护性反应，与患者体质强弱和适应能力、按摩手法熟练程度、刺激量大小和操作时间长短有关。自我按摩前要了解按摩后可能的反应，避免不必要顾虑和恐惧心理。

（3）环境适宜。环境清洁、保温、明亮，空气流通、新鲜，18℃，相对湿度为30%～60%，环境安静，噪音限值为36分贝。避免风直吹按摩处。自我按摩足部时，先热水泡脚，清洁双脚，修剪指甲、趾甲。

（4）遵守医德。如治疗上必需他人给女患者按摩时，态度要庄重、严肃。应先与患者说明，取得患者同意再进行治疗。按摩前要修剪指甲，温水洗净双手，保持手清洁和温暖。应避开乳房、阴部，且要有女医生在场。

（5）分清主次。先治急，后治缓。急则治其标，缓则治其本。

（6）辨证施治。虚则补之，实则泻之，寒则热之，热则寒之。上病下治，下病上治，前病后治，后病前治，左病右治，右病左治，中间痛取两边，两边痛取中间。顺经络循行方向、以血流方向向心性、旋转方向顺时针方向的操作手法为补，反之为泻。方向颠倒，反而加重病情。

（7）体位适当。自我按摩两脚时，按先左后右的顺序进行。

（8）角度合理。否则损伤某些软组织。

（9）取穴准确。找准敏感点，缩短疗程，提高疗效，减少患者痛苦。

（10）手法正确。自我按摩时，患者最好只穿背心、短裤，操作时手法尽量直接接触皮肤。手法要熟练，做到步骤鲜明，层次清楚。对虚症、年老体弱病重的患者，以及前胸、腹部及四肢内侧可采用弱刺激的轻手法；反之，用较强刺激的重手法；对和虚实关系不明显的病症采用平补平泻的中等刺激强度。应用揉、压、拿等手法时，可用柔和、缓慢力量；使用扳、转、牵拉等大动作时，应使用巧力配合暴发力。

（11）用力恰当。力度大小要适当、均匀，要轻而不浮，重而不滞，刚柔相济。按摩力量慢慢渗入、缓缓抬起，并有一定节奏，变换手法连贯性强，做到持久、有力、均匀、柔和。用力过小起不到应有刺激作用，过大易产生疲劳，且易损伤皮肤或筋骨。以患者能承受为度，要产生一定酸痛感。

（12）循序渐进。按摩手法次数要由少到多，力量由轻逐渐加重，穴位可逐渐增加。要使患者体表有适应过程，由轻到重，由慢到快，由浅到深，由表及里。

（13）时间有度。自我按摩时间长短根据具体病情而定。小部位病症及损伤，需 3～5 分钟可解决问题；大部位和复杂病症，每次以 20 分钟为宜，最长不超过 30 分钟。急性病及软组织损伤，一般每天治疗 1 次，必要时可每天治疗两次，最好早晚各 1 次，如清晨起床前和临睡前，在饭前半小时或饭后 1 小时进行。

足部自我按摩治疗时间：每次一般 30～40 分钟；重病患者 10～20 分钟。重症急症患者，每日按摩 1 次；年老体弱者、慢性病或康复期间可隔日 1 次或每周 2 次。7～10 次为 1 个疗程。1 个疗程结束后，适当休息 1～2 周。疾病未治愈可再继续治疗。

（14）适当休息。患者要清楚自我按摩后感到全身舒适、轻松，并有些疲劳，是正常反应，要适当休息。按摩后出汗时，注意避风、寒凉刺激，以免感冒，少做剧烈活动等。自我按摩后不可马上冷水洗手，半小时内喝温开水 300～500 毫升。严重疾病根据病情适当减量。

（15）持之以恒。自我按摩保健或治疗慢性病，需积以时日，才能显效。应有信心、耐心和恒心。

[宜] 穴位上，宜常按。分别按压百会、风池、曲池、内关、膻中、中脘、气海、足三里、三阴交、涌泉穴 30 次，顺序可自上而下，每天临睡前顺时针操作 1 遍约 10 分钟。可配合揉搓面部、足心各 100 次。

高血压、冠心病患者在百会、曲池、内关、膻中、足三里多施手法；神经衰弱、胃肠功能不好、食欲缺乏者，在风池、内关、中脘、足三里多施手法；体质虚弱、肾气不足、腰膝酸软、手足发凉者，在气海、足三里、涌泉、三阴交多施手法。按压巨阙、郄门、内关、神门各 1 分钟。以上手法，每日早晚各 1 次。

对于冠心病、高血压、神经衰弱、胃肠功能不好、食欲缺乏、体质虚弱、肾气不足、腰膝酸软、手足发凉等病症的患者，有非常好的保健疗效。

手心常按按。左手掌放入右手的虎口中→左手掌心与右手拇指腹相对→右手其余四指做支撑面→右拇指指腹间歇性、脉冲式按压刺激或按揉左手掌心的劳宫穴→力量逐渐加大→局部感到酸胀、发热但不疼→同样方法左右手互换。对于心痛、胁痛、癫狂、痫症、卒中昏迷、瘫痪、呕吐、口疮、口臭、手癣等病症的患者，有非常好的保健疗效。

脚心常按按。左脚掌放入自己习惯用手的虎口中→手拇指与其余四指相对→其余四指做支撑面→拇指指腹间歇性、脉冲式按压刺激或按揉涌泉穴→力量逐渐加大→局部感到酸胀、发热但不疼→同样方法左、右脚掌互换。各 1 分钟，以上手法每日早晚各 1 次。脚心是浊气下降的地方，常按此处可导引肾脏虚火及上身浊气下降，并能舒肝明目，对于头顶痛、头晕眼花、咽喉痛、舌干、失音、小便不利、大便难、脑卒中、高血压、打嗝等病症的患者，有非常好的保健疗效。

按压百会、风池、曲池、内关、膻中、中脘、气海、足三里、三阴交、涌泉各穴，有使人健康长寿的作用。按压巨阙、郄门、内关、神门各穴，有扩张血管、活血化瘀、改善心脏的供血等作用。按压刺激或按揉劳宫穴有清泄心火、凉血熄风的作用。按压刺激或按揉涌泉穴有滋阴降火、宁神苏厥的作用。

[忌] 1. **保健法，忌包揽。**不要在任何情况用此方法。按压不是万能的。

2. **忌二二，又三三。**不要三天打鱼，两天晒网。

3. **遵要点，忌不严。**不要不严格遵照按摩操作要领去做。

[宜] **山核桃，常揉按。**双手经常揉按山核桃。

手足各有三条阴经、三条阳经。手是手三阳经和手三阴经的起止点。双手经常揉按山核桃，通过山核桃上硬木质凹凸刺激手穴，能使手上气血调和，有助于经络畅通。

手包含人体全部信息。手上的各个部位，都分别在人体整体上有各自的对应部分：分布规律与各对应部位在整体上的分布规律相同，反映特定整体部位的情况；机体每一组织器官在手上都有特定的信息反映区，在不同程度上成为是整个机体有序排列信息的缩影。手与人体整体在形态、结构、功能上，反映的全息不同程度上是相似的，有着高度的全息相关度。

双手经常揉按山核桃简便、易行、经济、安全、疗效高、无不良作用。

[忌]

1. **错误选，忌误练**。不要选择铁球、钢球、石球代替山核桃。双手揉按过程中手心会微热，毛孔张开，铁球、钢球、石球等阴凉物对手心寒辐射顺张开的毛孔侵入经络，更会损害身体。错误保健，事与愿违。

2. **忌二二，又三三**。不要三天打鱼，两天晒网。

3. **吃饭后，忌错干**。不要饭后双手常揉按山核桃。

4. **忌忽视，常揉按**。不要忽视双手常揉按山核桃的保健疗效。

[宜] 反射区，宜常按。拇趾腹推摩。一手持脚→另一手半握拳→食指弯曲→以食指第 1 指间关节顶点→向拇趾趾腹全部处施力→由拇趾趾端向根部按摩 3 ~ 4 次。右半球大脑不舒服，重点按摩左脚；反之相反。

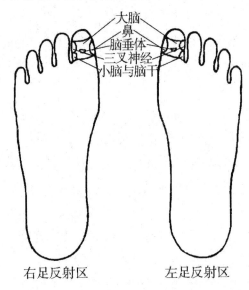

图　头部反射区示意

心反射推摩。拇指指腹向左脚脚掌第 4、5 跖骨间处→自脚跟向脚趾方向推按→若能承受→食指第 2 指节背面向脚趾方向推按→若没有不舒服→一手持脚→另一手半握拳→食指弯曲→食指第 1 指间关节顶点施力→由脚跟向脚趾方向按摩 3 ~ 4 次。

拇趾腹按按。一手持脚→另一手半握拳→食指弯曲→食指第 1 指间关节顶点→向拇趾趾腹中央部位处施力→定点深入按压 3 ~ 4 次。

以上手法，每日早晚各 1 次。

刺激反射区可以促进血液循环，增强人体的新陈代谢和免疫力；排除堵塞物，使血液循环畅通；缓解肌肉紧张收缩状态；产生强烈的神经冲动，阻断病理传入；启动机体内部调节机制，活化各器官组织的功能，从而起到防病治病的作用；预报全身疾病。

[忌]

1. **保健法，忌包揽**。不要在任何情况用此方法。按摩不是万能的。

2. **忌二二，又三三**。不要三天打鱼，两天晒网。

3. **遵要点，忌不严**。不要不严格遵照按摩操作要领去做。

4. **忌忽视，经常按**。不要忽视反射区要常按的保健疗效。

[宜] **要"五通"，时时伴**。时时保持人要"5 通"：胃肠、血管、神经、经络、气脉。

胃肠通是指吃得进，拉得出。血管通是指通过饮食、运动等方式保持无血栓病。神经通是指通过避免损伤等方式保持无麻木、无知觉丧失。经络通是指十二经脉无阻隔。气脉通是指通过调整体态、调整呼吸、调整神经、导引术、营养、情志等方式，打通"13 关"，保持生命能量传输通畅。

人要不老，腹内不饱；若要不死，肠中无屎。

[忌]

1. **错理解，忌误偏**。不要把"气"当成"物"的作用。"气"这里所谓的"本能"或"能"，并非就是物理学上"能量"的能，也不是生理学上"本能"的能，或者有些人认为它就是物理学上的电能，或认为它就是电，那都是观念上的偏差，不可妄用。

2. **欲望贪，忌淫乱**。不要骄奢淫逸。若一味淫欲，则气塞脉闭，心身都是病。

3. **忌忽视，防治患**。不要忽视时时保持人要 5 通的保健疗效。

[宜] **"五通"法，宜序贯**。按照阴阳消长的序贯规律，保持胃肠、血管、神经、经络、气脉等"5 通"。

（1）宇宙是个大天地，人身是个小天地

宇宙间所有的动植物，为了适应宇宙间日月星辰引力、光热、辐射、气压等影响，无不表现为各种各样的周期性生物钟变化，形成体内时钟般的生理节律。各种生物的习性和活动能力，都与宇宙节奏的时间因素密切相关。"时钟"存在于各种生物体内。人是高等动物，生物钟的节律更为明显，五脏之气，各有当旺之时，而一日之间，营卫二气在体内运行，伴随昼夜阴阳变化，按子午流注序贯：肺经→大肠经→胃经→脾经→心经→小肠经→膀胱经→肾经→心包经→三焦经→胆经→肝经。十二经脉的流注是从手太阴肺经开始，阴阳相贯，首尾相接，逐经相传，到肝经为止，从而构成了周而复始、循环往复、无有终时、如环无休的流注系统，将气血周流全身，起到濡养的作用。宏观与微观惊人的相似，12 时辰与人体五脏六腑以及经络密切相关，每一个时辰都有一个经、一个脏腑"值班"。只有顺应人体内部规律的生物钟，适应其自身规律的要求，针对每一个不同的时辰保健其相对的脏腑，才能达到健康的最佳境界。人体生物钟的位置在大脑区域，支配着整个人体和各个不同组织器官的生物钟变化规律。

（2）脏腑经络气化节律时间对照

时辰	气化时间（时）	经络	脏腑
子	23～1	足少阳胆经	胆与胰
丑	1～3	足厥阴肝经	肝与五官
寅	3～5	手太阴肺经	肺与气管
卯	5～7	手阳明大肠经	大肠与腹膜
辰	7～9	足阳明胃经	胃与食管
巳	9～11	足太阴脾经	脾与血液
午	11～13	手少阴心经	心血管
未	13～15	手太阳小肠经	小肠与皮肤
申	15～17	足太阳膀胱经	泌尿与生殖系
酉	17～19	足少阴肾经	肾与神经
戌	19～21	手厥阴心包经	心包与内分泌
亥	21～23	手少阳三焦经	抵抗力、免疫力、适应力

（3）运动锻炼顺序

按肺（金）——肾（水）——肝（木）——心（火）——脾（土）——三焦（相火）这一规律来练。由于肺司呼吸，主一身之真气，而肾为气之根，故先从肺开始，然后练肾，再练肝、心、脾、三焦，以符合其自然生理规律。

［忌］

1. **与迷信，忌混谈。** 不要把阴阳消长的序贯规律当成迷信。

2. **保健法，忌包揽。** 不要把常按阴阳消长的序贯规律保持人要"5 通"的保健方法取代药物治疗。此方法对人的保健不是万能的，遵医嘱按时服药。

3. **忌忽视，防治患。** 不要忽视时时按阴阳消长的序贯规律保持人要"5 通"的保健疗效。

[宜] **气脉通，"十三关"**。经常保持 13 个部位气脉的通畅。

（1）"13 关"是部位的代号

分别分布于发际以上横四指处、百会穴、印堂穴、喉头、心口、肚脐、男子会阴穴或女子子宫，在任脉的前三关即气海穴、膻中穴、食管，在督脉的后三关即尾闾、夹脊穴、玉枕穴。

（2）先有"气"，后有"脉"

"气"包括物质和功能，是没有变成东西的那个能量，是生命之元气，是生命的"本能"，是命，是生命原动力，生机籍于气化，气运流动，循脉以行；"脉"是人体生命存在时气机流通的道路，是身体内部气机运行必循此一规则之脉路。气脉是传统医学的十二经脉以外的奇经八脉。

（3）奇经八脉

督脉从人体后背的尾椎底部开始，沿脊椎，经后脑勺部位而上，大致相当于现代医学的脊髓神经、脑中枢神经系统。任脉由人体内海底开始，经肚脐、心口、喉头处而上，大致相当于现代医学自律神经系统与腑脏的关系，包括自律神经系统，以及内分泌系统与五脏六腑的所有机能。任脉在前，督脉在后，称为任督二脉。带脉在身体中间横于腰际，大致相当于现代医学的肾脏神经系统。冲脉有相而无形，在中枢神经与自律神经之间并无固定部位和系统的范围，由生殖机能与睾丸之间的小神经丛开始，一直经过胃与心脏部分而上冲间脑。阳跷脉、阴跷脉，大致相当于现代医学的生殖神经，包括摄护腺与手足等主要神经作用。阳维脉、阴维脉则和现代医学的大脑、小脑与间脑的神经系统有密切的关联。以上统称奇经八脉。

（4）先修气，后修脉

精、气、神先要充足，气脉才有可能畅通。精神随身体气血之衰旺而见盈亏，气血以思虑劳疲而渐消失；故安身可以立命，绝虑弃欲，可以养神。当心静久不动，元气一步一步积累到一定的量后，气脉自动会被旺盛的元气打开。督脉是 6 条阳经之首，任脉是 6 条阴经之首。打通任脉是在打通督脉之后，任督二脉沟通后，中脉自然也就畅通了，百脉皆开。

真正的气脉畅通后，人体巨大的潜在能量便会显现出来，元气通往全身所有的脏腑，使得人体各器官之间的信息联系加强，促进体液激素、新陈代谢及免疫功能等各系统功能加强，自然而然就有良好的变化反应，从而使人体自动调节功能达到最佳状态，促使生理的新陈代谢转向健康旺盛，自愈力提高，宿病消除，无病无痛，头脑清凉，目明耳聪，呼吸深沉，精力充沛，感觉不到身体的存在，四肢柔畅，脉解心开，心身必得利益，心情自然会好转。

人体生理特殊结构和后天不良行为、生活方式等众多综合因素，导致13个部位气脉难以打通。

[忌]

1. 错理解，忌误偏。 不要望文生义。同一个字在不同地方表达的意思不同，比如：气脉的"气"，既不是呼吸之气即指空气的气，也不是米谷之气即指靠各种营养，吃饭维持生命；气脉的"脉"，既不是血管，也不是经络。奇经八脉的"奇"，并不是奇怪的意思，是单数奇数的意思，对应十二经脉是六阴六阳相对的偶数而言。

2. 忌教条，有负担。 不要心不静、迷求气脉通。心不求、不迷、不急，不散乱、不昏沉，正念坚定，人身的元气才能生机不绝，旺盛圆满。静静等候，等到精足、气足、神足时，气脉自然会通。

3. 欲望贪，忌淫乱。 不要骄奢淫逸。若一味淫欲，则气塞脉闭，心身都是病。

[宜] **三个音，宜常念。** 经常念诵宇宙中3个基本的声音：ong第1声、a第1声、hong第4声。唇齿不动，舌头微弹。3个声音分别发于人身的上中下部，ong第1声是头部音，转到头部发出来；a第1声是喉、胸部音；hong第4声是腹部丹田音，气下降到肚脐震动肚脐，然后气再接着自然上冲至百会穴，百会穴有时会发胀，此时不要理会感觉专注去念。音声拉长，一口气一口气地念，气的长短与音调因个人身心状况和习惯而异，以轻松自然为原则。

（1）ong第1声

ong第1声是宇宙原始生命能量的根本音，含有无穷、无尽的功能。对人体而言，它是头顶内部的音声。念诵时，和人们掩盖耳朵时，自己所听到心脏与血脉流动的声音相近。

（2）a第1声

a第1声是宇宙开辟，万有生命生发的根本音，具有无量、无际的功能。同时，a第1声是开口音，是世界一切生命，开始散发的音声，是开发的，上扬的，示现生命的生生不息。对人体而言，它是人生命的开口音。

（3）hong第4声

hong第4声是万有生命潜藏生发的根本音。对人体而言，它是丹田音。

（4）念诵3个声音的作用

真正按要求去连续不断地念诵3个声音，ong第1声可以使头部发汗治感冒头痛；a第1声可以打开身体内脏的脉结，同时可以清理腑脏之间的各种宿疾，治胸腔病；hong第4声可以震开脉结，启永发新的生机，治肠胃病。久而久之，自然可以体会到内脏气脉震动的效果，最低效果，可以使头脑清醒、精神振发，达到健康长寿。

[忌]

1. **与迷信，忌混谈。**不要把念诵 ong 第 1 声、a 第 1 声、hong 第 4 声当成迷信。

2. **遵要点，忌不严。**不要不完全按标准发音要领去做。否则无效。

3. **忌忽视，常诵念。**不要忽视常念诵 ong 第 1 声、a 第 1 声、hong 第 4 声的保健疗效。

[宜] **六字气，常规范。**在上下午两餐之间找个空气清新、流通的地方经常吐六字气。

（1）吐"嘘"字气

头顶如悬→双目凝神→舌舐上腭→沉肩垂肘→大拇指压住中指和无名指，食指和小指向前伸→含胸拔背→松腰坐胯→双膝微屈→双脚分开→周身放松→大脑入静→顺其自然。两手相叠于丹田，男左手在下，女相反→两瞳着力→足拇趾稍用力→提肛缩肾。念"嘘"字时→上下唇微合→舌向前伸而内抽→牙齿横着用力→呼吸勿令耳闻→用口向外喷气→呼气时瘪肚子→横膈膜上升→小腹后收→逼出与肝经有关脏腑之浊气全部呼出→轻闭口唇→用鼻吸入新鲜空气→吸气时鼓肚子→吸气尽后→稍事休息→再念"嘘"字。

吐字呼气，尽量呼，呼到不能再呼为止，嘴巴一闭，让气自然流入鼻子，自动的、自然的吸。吐尽吸气，嘴呼鼻吸。连作 6 次。

念"嘘"字分两个阶段：第 1 阶段着重呼吸、式子、吐音；第 2 阶段转到处理意念、吐字出气流。念"嘘"字，睁眼吐音，吐 6 次。

（2）吐"呵"字气

头顶如悬→双目凝神→舌舐上腭→沉肩垂肘→大拇指压住中指和无名指，食指和小指向前伸→含胸拔背→松腰坐胯→双膝微屈→双脚分开→周身放松→大脑入静→顺其自然。念"呵"字时→口型为口半张→腮用力→舌抵下腭→舌边顶齿→加添两臂动作→两臂随吸气抬起→吸气时鼓肚子→呼气时两臂由胸前向下按→随手势之导引直入心经→沿心经运行→使中指与小指尖都有热胀之感→呼气时瘪肚子。

吐字呼气，尽量呼，呼到不能再呼为止，嘴巴一闭，让气自然流入鼻子，自动的、自然的吸。吐尽吸气，嘴呼鼻吸。连作 6 次。

念"呵"字分两个阶段：第 1 阶段着重呼吸、式子、吐音；第 2 阶段转到处理意念、吐字出气流。可以闭目吐，吐 6 次。

（3）吐"呼"字气

头顶如悬→双目凝神→舌舐上腭→沉肩垂肘→大拇指压住中指和无名指，食指和小指向前伸→含胸拔背→松腰坐胯→双膝微屈→双脚分开→周身放松→大脑入静→顺其自然。足拇趾稍用力→脉气由腿内侧入腹里→循脾入心→小指尖端→念"呼"字时→撮口如管状→唇圆如筒→舌放平→向上微卷→用力前伸→牵引冲脉上行之气喷出口外，而洋溢之微波则侵入心经，并顺手势达于小指之少冲穴。循十二经之常轨气血充满周身。右手高举、手心向上→左手心向下按的同时呼气→呼气时瘪肚子→换左手高举、手心向上→右手心下按→呼气尽则闭口用鼻吸气→吸气时鼓肚子→吸气尽→吸气时鼓肚子→稍事休息→自然呼吸一次→再念"呼"字。

吐字呼气，尽量呼，呼到不能再呼为止，嘴巴一闭，让气自然流入鼻子，自动的、自然的吸。吐尽吸气，嘴呼鼻吸。连作6次。

念"呼"字分两个阶段：第1阶段着重呼吸、式子、吐音；第2阶段转到处理意念、吐字出气流。可以闭目吐，吐6次。

（4）吐"呬"字气

头顶如悬→双目凝神→舌舐上腭→沉肩垂肘→大拇指压住中指和无名指，食指和小指向前伸→含胸拔背→松腰坐胯→双膝微屈→双脚分开→周身放松→大脑入静→顺其自然。在呼吸调顺后→缩身屈背→两时后缩下沉→上身尽量俯下，同时吸气→吸气时鼓肚子→再呼气呼浊→呼气时瘪肚子→呼气时发"呬"字音→念"呬"字时→两唇微向后收→上下齿相对→舌尖微出→由齿缝向外发音→意念由足拇趾之尖端领气上升→两臂循肺经之道路由中焦健起，向左右展开，如鸟之张翼→自己感觉到大气行于脉络中，如小虫之爬行，由腹而胸，出肺系入上臂内廉，过时渐入于寸口鱼际穴中，沿肺的经脉直达拇指端的少商穴内，呼气尽而气到指实→呼气尽→呼气时瘪肚子→闭口用鼻吸气→横隔膜受到外气之逼迫下降，则小腹因之而隆起→吸气时鼓肚子→稍事休息→自然呼吸一次→再念"呬"字→口型及两臂之动作如上。

吐字呼气，尽量呼，呼到不能再呼为止，嘴巴一闭，让气自然流入鼻子，自动的、自然的吸。吐尽吸气，嘴呼鼻吸。连作6次，即行调息。方法是：改用通常呼吸，但还要坚持鼻纳口吐，两目微闭，两唇轻合，上下齿相互轻轻叩击36次，若口中津生，猛加咽下，以意念送至腹部丹田。呬气时之所以还要调息，目的是补养肺因呬后耗损，补益体内正气。

念"呬"字分两个阶段：第1阶段着重呼吸、式子、吐音；第2阶段转到处理意念、吐字出气流。可以闭目吐，吐6次。

（5）吐"吹"字气

头顶如悬→双目凝神→舌舐上腭→沉肩垂肘→大拇指压住中指和无名指，

食指和小指向前伸→含胸拔背→松腰坐胯→双膝微屈→双脚分开→周身放松→大脑入静→顺其自然。念"吹"字时→舌向里，微上翘→气由两边出→直立→双脚并拢→足跟着力→足心之涌泉穴，随上行之脉气提起，两足如行泥泞中，肾经之脉气随念"吹"字之呼气上升，并入心包经→同时两手交叉上举过头→两臂撑圆如抱重物→弯腰→双手触地→下蹲→躯干下蹲→双手虚抱两膝→呼气尽→呼气时瘪肚子→吸气→横膈膜下降→小腹鼓起→吸气时鼓肚子。

吐字呼气，尽量呼，呼到不能再呼为止，嘴巴一闭，让气自然流入鼻子，自动的、自然的吸。吐尽吸气，嘴呼鼻吸。连作6次。

念"吹"字分两个阶段：第1阶段着重呼吸、式子、吐音；第2阶段转到处理意念、吐字出气流。可以闭目吐，吐6次。

（6）吐"唏"字气

头顶如悬→双目凝神→舌舐上腭→沉肩垂肘→大拇指压住中指和无名指，食指和小指向前伸→含胸拔背→松腰坐胯→双膝微屈→双脚分开→周身放松→大脑入静→顺其自然。念"唏"字时→两唇微启→稍向里扣→上下唇相对不闭合→舌平伸而微有缩意→舌尖向下→用力向外呼气→呼气时瘪肚子→两手心向上经由膻中向上托，过头顶，一边托一边呼气后，再由面前顺势下降至丹田→念"唏"字时，四肢稍用力，少阳之气随呼气而上升，与冲脉并而悬通上下，则三焦之气获理，脏腑之气血通调。

吐字呼气，尽量呼，呼到不能再呼为止，嘴巴一闭，让气自然流入鼻子，自动的、自然的吸。吐尽吸气，嘴呼鼻吸。连作6次。

念"唏"字分两个阶段：第1阶段着重呼吸、式子、吐音；第2阶段转到处理意念、吐字出气流。可以闭目吐，吐6次。

六字诀。南北朝时期的梁代著名养生学家陶弘景正式提出，其时华佗弟子吴普提出"嘘主肝""呵主心""呼主脾""呬主肺""吹主肾""唏主三焦"，通过人在呼气时发出"嘘、呵、呼、呬、吹、唏"6个字的音，再配合吸气，动作松、柔、舒、缓，根据四时、五行与脏腑经络之间的关系协调脏腑，来达到锻炼内脏、调节气血、平衡阴阳的目的，从而起到健体强身、祛病益寿的作用。吸入自然界之清气，呼出体内之废气以祛浊，为进一步扶养脏腑之元气打下基础。某经有病，即用相应之字调之，可防患于未然，调治于方始，简便易行，疗效显著。现流派不少，版本众多。

吐"嘘"字音，对肝肿大、胸肋胀闷、食欲缺乏、两目干涩、头目眩晕等肝经疾病，肝郁或肝阳上亢所致的目疾、头痛，以及肝风内动引起的面肌抽搐、口眼歪斜等症，有非常好的保健疗效。

吐"呵"字音，对心悸、心绞痛、失眠、健忘、盗汗、口舌糜烂、舌强语言塞等心经疾病，心神不宁、自觉心中躁动不安而不能自主、多梦等症的心脑血管疾病患者，有非常好的保健疗效。吐"呵"字时，加添两臂动作，这是因心经与心包经之脉都由胸走手。

吐"呼"字音，对腹胀、腹泻、四肢疲乏、食欲缺乏、肌肉萎缩、皮肤水肿等脾经疾病，脾虚下陷及脾虚所致消化不良等症，有非常好的保健疗效。

吐"呬"字音，可清肺经郁热，对肺经疾病咳嗽、喘息等症，有非常好的保健疗效。秋季常练此功，可治痰多气壅、口干咽痛。

吐"吹"字音，补肾，对腰膝酸软、盗汗、遗精、阳痿、早泄、子宫虚寒等肾经疾病，对肾虚、滑精等症，有非常好的保健疗效。

吐"嘻"字音，对三焦气机失调所致眩晕、耳鸣、耳聋、腋下肿痛、胸腹胀闷、齿痛、喉痛、小便不利等症，有非常好的保健疗效。

[忌]

1. **保健法，忌包揽**。不要在任何情况用此法。另外，在练功时应防止七情干扰，不恣意房室等。不要把吐六字气的保健方法取代药物治疗。此方法的保健作用不是万能的，遵医嘱按时服药。

2. **遵要点，忌不严**。不要不严格按六字气要领去做。这些字本身没有任何意义。否则就成了装神弄鬼"跳大绳"的了！达不到保健的效果。

3. **六字诀，忌序乱**。不要不按顺序去练。六字诀的习练顺序是根据中医学理论中五行与脏腑对应理论，按照五行相生的顺序排列的。肝属木，木旺于春，四季以春为首，所以先练嘘字诀；心属火，木能生火，所以次练呵字诀；脾属土，土为火所生，所以再练呼字诀；练完呼字诀再练呬字诀以调肺，肺属金，为脾土所生；肾属水，而金又生水，所以接下来练习吹字诀以补肾，这样人体的五脏之气都得到了补养。三焦主司一身之气，最后加练嘻字诀调理三焦，可以使全身气血畅通，达到健康长寿的目的。

4. **两概念，忌混谈**。不要混淆吐音和发声的概念。吐气出声是发声，吐气不出声是吐音，二者是有区别的。起保健作用的方法是读音要求吐气不出声。六字诀在呼吸吐纳的同时，通过特定的发声口型来调整与控制体内气息的升降出入，分别形成与人体肝、心、脾、肺、肾、三焦相对应的"嘘、呵、呼、呬、吹、嘻"六种特定的吐气发声方法。气息通过喉、舌、齿、牙、唇的流动线路与口型的变化密切相关。六种口型产生六种特定的气息运行方式，进而对内气与相应的脏腑功能产生影响。用发音的方法来规范口型，用规范的口型来控制气息，用气息来影响脏腑。不同的口型、不同的发音，对应的气的功能是不同的；采用不同口型、发音来锻炼相应的脏腑，即控制气息就能影响到脏腑。

5. 锻炼处，忌不选。不要不挑地方去练。练功一定要到空气新鲜，树木茂盛的环境中去练。

6. 忌忽视，常习练。不要忽视经常吐六字气的保健疗效。

7. 操连贯，忌嫌烦。不要嫌操作麻烦。叙述看起来步骤较多，较难做，因动作是连贯的，真正做起来其实非常简单。

［宜］十六字，宜常念。坐、立、行走时，心中不停地一个词一个词地默念 16 个字：抬头、提胸、收腹、敛臀、缩肛、我快乐、我健康。每念到一个词时，身体要按照词的意思做相应动作。

对于颈椎病、背痛、佝偻病、早泄、滑精、性功能衰退、痔疮、心脑血管等病症的患者，有非常好的保健疗效。

（1）保持正确的站、坐、走、卧姿势

立如松、坐如钟、走如风、卧如弓会使人体各部器官保持正常，否则将导致局部器官的畸形，既影响体态美，又妨碍身体健康，甚至还会诱发疾病。路不常走草成窝，坐立不直背变驼。

（2）抬头的保健疗效

除能减轻背部的压力，预防颈椎病、背痛、佝偻病等外，还能改善脑血管供血。

（3）提胸的保健疗效

除能自然拉直背肌与肩胛肌，改善腰、肩疼痛外，还可以使肺容量增加，使更多的氧化参与体内的新陈代谢，减轻疲劳程度，加速体力恢复，对心血管疾病减轻负担极其有利。

（4）收腹的保健疗效

除能增强腹肌，促进消化功能，防止大腹便便外，还能增加回心循环血量，对心脑血管疾病，特别是对心肌缺血、脑缺氧状况有好处。

（5）敛臀的保健疗效

能防止臀部下垂，保持挺拔性感身材，对心身健康大有帮助。

（6）缩肛的保健疗效

能锻炼会阴部肌肉，可以明显提高性生活质量，减轻性生活时的体力负荷，对男性肾亏、早泄、滑精、性功能衰退者和对女性阴道松弛、增加紧缩阴道肌肉的弹性和收缩力、提高性的敏感非常有益处；能改善直肠、肛门附近血液循环，可以预防痔疮，防止由此诱发的心脑血管疾病。

[忌]

1. **保健法，忌包揽。**不要在任何情况用此法。

2. **遵要点，忌不严。**不要不严格按十六字要领去做。

[宜] **"囊脐"状，宜消减。**

（1）平卧→1~4秒吸满空气→使腹部胀满→用5~8秒钟一边呼气，一边慢慢地提升双足高至45°角→双足尖绷直→用1~4秒吸气→徐徐放下双足→用5~8秒呼气→徐徐提升双足至45°角→整个过程反复做8次，须于每日空腹时做。

（2）手掌在足肾经处→由下而上做螺旋状局部轻刺激5次→在双侧大腿前中央至胸部下缘间的经线上→由下而上摩擦5次→沿肩胛骨至腰部→由上而下用力擦5次再以该经线为中线→向外侧用毛刷分别左右推擦→每侧擦10次→用刷子一边擦腰，一边扭腰做拧转刺激→每侧50次→各擦1分钟→放松肩部→做上肢上下摆动→右臂后摆→利用惯性→右臂经胸前区至对侧肩上→右臂内侧拍到下腭→左、右交替→每侧摆30次→在足肝经处→由上而下轻刺激推按5次→拇指刺激血海穴5次→立正→稍展开双足→毛刷放在背后→身体左、右摆动擦全背。

（3）一手持脚→另一手半握拳→食指弯曲→食指第1指间关节顶点→向脚掌第1跖骨与跖趾关节所形成的"人"字形交叉点稍外侧处深部处施力→定点按压3~4次。

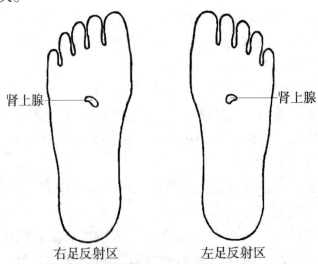

肾上腺　　　　　　　　　　　　　肾上腺

右足反射区　　　　　左足反射区

图　肾上腺反射区示意

（4）一手持脚→另一手半握拳→食指弯曲→食指第1指间关节顶点→向

脚掌第 1 跖骨与跖趾关节所形成的"人"字形交叉后方中央凹陷处施力→由脚趾向脚跟方向按摩 4~6 次。

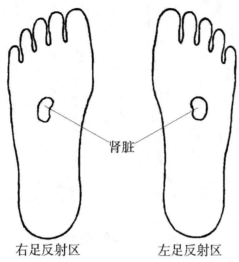

图　肾反射区示意

（5）一手持脚→另一手半握拳→食指弯曲→食指第 1 指间关节顶点→向脚掌自脚掌第 1 跖骨与跖趾关节所形成的"人"字形交叉后方中央凹陷处→至内踝前下方脚掌内侧舟骨下方拇展肌侧旁处之间呈弧线状的一个区域处施力→由脚趾向脚跟方向按摩 4~6 次。

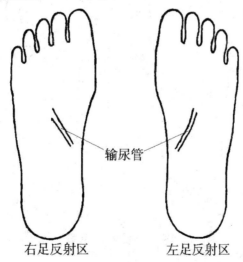

图　输尿管反射区示意

（6）一手持脚→另一手半握拳→食指弯曲→食指第 1 指间关节顶点→向内踝前下方脚掌内侧舟骨下方拇展肌侧旁处施力→定点按压 4~6 次。

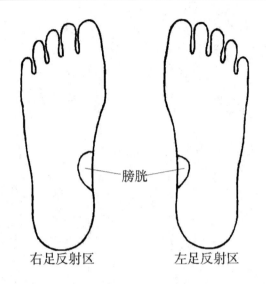

膀胱

右足反射区　　　　　左足反射区

图　膀胱反射区示意

（7）拇指指腹向左脚脚掌第4、5跖骨间处→自脚跟向脚趾方向推按→若能承受→食指第2指节背面向脚趾方向推按→若没有不舒服→一手持脚→另一手半握拳→食指弯曲→食指第1指间关节顶点施力→由脚跟向脚趾方向按摩3~4次。

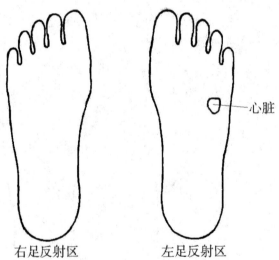

心脏

右足反射区　　　　　左足反射区

图　心反射区示意

（8）一手持脚→另一手半握拳→食指弯曲→食指第1指间关节顶点→向拇趾趾腹中央部位处施力→定点深入按压3~4次。

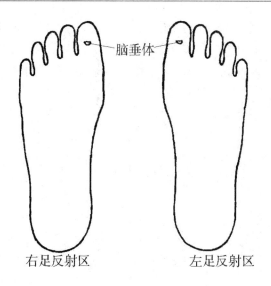

图 垂体反射区示意

（9）拇指固定→食指弯曲呈镰刀状→食指侧缘向脚底第 1、2 跖骨之间成带状处施力→按摩 3～4 次。

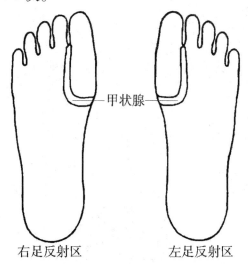

图 甲状腺反射区示意

（10）一手握脚→另一手食指、中指弯曲成钳状夹住拇趾→食指第 2 节指骨内侧固定于脚掌内缘第 1 跖趾关节前方凹陷处→拇指在其上加压→定点按压3～4 次。

（11）重复按摩过程同 3～6。

对于肥胖、心脑血管等病症的患者，有非常好的保健疗效。

肥胖的人内分泌和代谢功能容易紊乱，血中胆固醇、三酰甘油增高，高

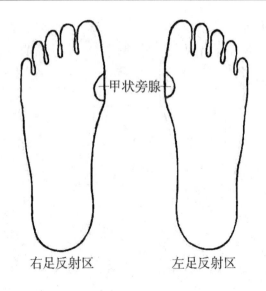

图　甲状旁腺反射区示意

密度脂蛋白降低，还常伴有糖尿病、高血压、冠心病等疾病，容易发生卒中。体重增加会加重心脏负担。

　　腹部脂肪多少与冠心病、高血压、糖尿病风险息息相关，防止腹部肥胖对预防心脑血管疾病有着非常重要的意义。一定要注意减肥。减少胸腹部肥而松的肉，特别是经常参加运动锻炼，还可以增强冠状动脉的血流量，对心脏非常有好处。

　　不求虚胖，但求实壮。虚胖是人体内脂肪异常增多的现象，大多由于内分泌代谢疾病引起的，是一种病态。肥胖肥胖，身体不壮。贪吃贪睡，添病减岁。裤带越长，寿命越短。要肌肉不要肥肉。要使身体健康，必须坚持锻炼，使肌肉结实，身体健壮。良好的生活习惯有利于健康长寿。

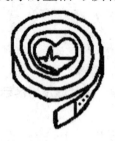

图　裤带的长度与寿命成反比

　[忌]

　　1. "囊膪"状，忌急减。不要快速减肥。快速减肥会导致内分泌系统失调，出现全身性的疾病，并且难以治愈。只有通过改变生活方式，日积月累的健康行为，才能表现出极好减肥效果。

减肥办法很多，但重要的一是经常参加运动锻炼，适当增加全身性运动量，避免长时间坐卧不动；二是饮食规律，膳食平衡，预防营养不良，胖人也需要，胖人也是营养不良，不能以胖瘦来判断其营养是过剩还是缺乏，不偏食，不只是满足嘴的需要，更重要的是满足身体需要，少吃高脂肪、高热量食物，晚餐少吃，以不饿为宜。"多谢了，我请你运动去！"这才是真正感谢人的做法。

2. 胖与富，忌误联。不要认为胖是富态的表现。

［宜］健步快，常走远。慢速度、近距离、分阶段，向中快速度、远距离过渡的循序渐进方法，每天坚持以每分钟 100 米左右速度，健步快走 30 分钟。

（1）有氧代谢运动有益健康

有氧代谢运动的特点是强度低、有节奏、不中断、持续时间长，并且方便易行，容易坚持，能有效地改善心、肺和血管的功能。健步快走是最简单、经济、有益、安全的有氧代谢运动。长寿的邮递员。

（2）健步快走的好处

"轻快的步行（只有疲倦感），如同其他形式的运动一样，是治疗情绪紧张的一剂理想的"解毒药"，并能改善人们的身体状况"（美国心脏病学家怀特）。最好的医生是自己，最好的运动是步行。

健步快走是一种全身性的运动，强度适中，一是通过闲散和缓的步行，四肢自然而协调的动作，可使全身关节筋骨得到适度的运动，利关节而养筋骨，可以增强肌肉和韧带的力量及关节的灵敏度，锻炼四肢和腰部的肌肉及骨骼；二是为适应运动的需要，心肌加强收缩，增强了心肌活力，心搏出量增加，血流加快，改善循环，对心脏起到了间接按摩作用，增强心脏功能，能防治冠心病和老年人心功能减弱、降低血压；三是平稳而有节律地加快、加深呼吸，既满足了肌肉运动时对氧供给的需要，又对呼吸系统功能以锻炼和提高，增强了肺功能，能促进新陈代谢，提高机体代谢水平，提高适应生存的能力，尤其是膈肌活动的幅度增加，有类似导引术的妙用；四是腹壁肌肉的运动，对胃肠起按摩作用，可增强消化腺的功能，有助于食物消化和吸收，也可防治便秘，并有减肥的功效；五是轻松畅达的情绪，能使人气血流通，经络畅达，可以用于治疗神经官能症、情绪抑郁和失眠等病症，使人在欣赏大自然的过程中，培养对大自然的观察、感知、审美能力，得以陶冶性情，畅神志而益五脏，对久病初愈及患有慢性疾病的人，持之以恒，具有非常好的保健疗效，能强身健体，延年益寿；六是对脑力劳动者尤其有益，因为轻快的步行可以缓和神经肌肉的紧张而收到镇静的效果；七是能使身体逐渐发热，加速血液循环，使大脑的供氧量得到了增加，提高思维能力，成为打开智囊的钥匙和智力劳动的良好催化剂。"散步能促进我的思想，我的身体必须不断运动，脑力才会开动起来"（法国启蒙思想家、哲学家、教育学家和文学家卢梭（1712～1778））。"我最宝贵的思维及其最好的表达方式，都是当我在散步时出现的"（德国诗人、剧作家和思想家歌德（1749～1832））。越呆越笨。人生是走出来的。

（3）活动减少后的危害

在冷空气侵袭的日子里或气温突降时，老年心脑血管疾病患者的活动大多会有所减少，这样就使得体内血流速度迅速减慢，而且，老年人的抵抗力大多较一般人为弱，气温突变常易引起感冒、腹泻等病症，而使机体疲劳、心脏功能减低，全身血容量减少还会直接影响血流速度及血液粘稠度，再加上原有的心脑血管粥样硬化、血液粘稠度高等原因，容易促进血栓形成，而使心脑血管部分阻塞，从而引起口眼歪斜、语言障碍及肢体功能不全等症状，甚至会导致猝死。

在寒潮来临之时，心脑血管疾病患者除了应注意保暖之外，还需要维持正常而有规律的生活，最好在空气流通、新鲜的室内做些活动锻炼。天气好时，每天坚持到室外健步常迈开。该活动量适中，可以有效地预防脑血栓形成的发生。

[忌]

1. **锻炼时，忌霾天**。不要在雾霾天锻炼。秋冬毒雾是个不见刃的杀人刀。冬季清晨空气污染最为严重，各种有毒有害气体因夜间温度下降而沉降于地表，只有待太阳出来，地表温度升高后，才能升高向空中散去。特别是冬季的清晨常常有雾霾，雾滴中各种酸、碱、盐、胺、酚、尘埃、病原微生物等有害物质的比例，比雨滴高出几十倍。

如果冬季清晨在雾霾天锻炼，随着运动量的增加，人的呼吸势必加深、加快，会更多地吸入雾霾中的有害物质，从而诱发或加重支气管炎、呼吸道感染、咽喉炎、眼结膜炎等诸多病症，甚至易患肺癌，损害人体的健康。

2. **另一面，忌弊端**。不要认为任何运动都有益健康。有些运动会透支身体健康。

3. **个性化，忌超限**。不要努了劲儿去快走。根据自身健康状况，决定健步快走的速度和每次的时间。

4. **保健法，忌包揽**。不要在任何情况用此方法。

5. **异情况，忌同算**。不要"千病一方"。

[宜]　**尽可能，活动点**。能动就动动，尽可能动动。以步当车，经常步行；家务事情、个人日常生活事务，只要自己能干，不应求人。

（1）流水不腐，户枢不蠹

"生命在于运动"（法国启蒙思想家、作家、哲学家伏尔泰（1694～1778））。"养生之道，常欲小劳"（唐朝医药学家孙思邈（581～682））。动则养形，活则血流。有规律的常年活动，利用各种机会进行适度的运动，可以提高身体新陈代谢，促使脑血循环，改善大脑细胞的氧气和营养供应，延缓中枢神经细胞的衰老过程；不仅有助于保持健康体重，还能够降低患高血压、高脂血症、卒中、冠心病、2型糖尿病、结肠癌、乳腺癌和骨质疏松等疾病的风险，推迟向衰老变化的过程；使各器官充满活力，使人精神愉快；可以帮助建立生活的规律和秩序，提高睡眠的质量，保证充足的休息，提高工作效率；可以提高人体的适应和代偿功能，健全体魄，增加对疾病的抵抗力。尤其是轻松的运动，可以缓和神经肌肉的紧张，收到放松镇静的效果，对神经官能症、情绪抑郁、失眠、高血压等，都有非常好的治疗作用，对心脑血管疾病患者有很好保健效果，是古往今来健康长寿的秘诀。"活动好比灵芝草，何必苦把仙方找"（四川116岁老中医罗明山（1867～1983））。到西天取经的过程，也就取到真经了。

枪不擦不亮，体不练不强；烈火炼精钢，运动保健康。丝不织不成网，体不练不强壮。砖墙靠根坚，身强靠锻炼。请人吃饭，不如请人流汗。练出一身汗，小病不用看。动物要动，人是动物；天天活动，不动废物。冬天动一动，少闹一场病；冬天懒一懒，多喝药一碗。刀闲易生锈，人闲易生病。石闲生苔，人闲生害。活动活动浑身轻，不走不动多生病。一勤生百巧，一懒生百病。水停百日生毒，人闲百日生病。懒惰催人老，勤劳能延年。一日舞几舞，活过九十五。常打太极拳，益寿又延年。一个人长期不劳动、不锻炼，活动的肌肉组织就会逐渐被不活动脂肪和结缔组织所替代，身体各方面的功能就会减弱，容易患一些心脑血管等慢性疾病。老年人每天进行多次轻度的运动，可以增强体质，延年益寿。但这样做并不是活过95的惟一条件。

"锻炼身体要经常，要坚持，人同机器一样，经常运动才能不生锈"（中国伟大的无产阶级革命家、军事家，中国共产党、国家和军队的卓越领导人，中国人民解放军创始人之一朱德（1886～1976））。"不管你养不养狗，每天都出去遛遛"（美国著名心脏病学家保罗·达德利·怀特）。铁要趁热打，人要自幼炼；锻炼要趁小，别等老时恼；少年不锻炼，老大病来缠。秧好一半禾。从小锻炼，受益无限。年轻跳跳蹦蹦，到老没病没痛。今年笋子来年竹，少壮体强老来福。运动锻炼以及有规律的生活，对保持强健的体魄关系甚密。

人体应该根据不同时期的阴阳状况，使"内在运动"也就是脏腑、气血、精气的生理运动，与"外在运动"即脑力、体力和体育运动和谐一致，保持"供销"关系的平衡。

夏练三伏，冬练三九，冬补三九。锻炼贵在坚持，大回报在后日。不能因寒冷或炎热而中断。经过最热、最冷的锻炼，机体的适应能力会增强。只要锻炼得法，坚持锻炼定有回报，能收到显著效果。预防伤风和感冒，增强体质最重要。条件致病菌，你弱它就强，你强它就弱。

常把舞来跳，痴呆不会到。五脏衰弱，神志出错。心灵手巧，动指健脑。人怕不动，脑怕不用。多练多乖，不练就呆。动则不衰，用则不退，炼则寿长。人的大脑皮层能建立极为复杂的条件反射，具有高度的分析综合能力，形成了人类神经系统所特有的功能——思维活动。不动脑筋，脑子也会"生锈"，思维能力会减退。

树老先老根，人老先老腿；要得腿不老，常踢毽子好；要得腿不废，走路往后退，地方要选对。"请注意，倒车！"百日不出门，走路头也晕。没事常走路，饭后要散步，不用进药铺。饭后百步走，活过九十九。腿脚是否灵活，往往是一个人是否衰老的信号。为"丢卒保车"，衰老先在远心端的腿部表现明显。因为腿部的股骨、胫骨和腓骨，是人体最长的骨头，它们组成人体的重要支柱，当衰老的阴影袭来时，骨髓腔内的红骨髓逐渐为脂肪所代替，失去造血的功能，使骨头得不到良好的营养，骨质变得疏松脆弱，神经调节也渐渐失灵，肌肉变得松弛、干枯、失去光泽和弹性。

"一个埋头脑力劳动的人，如果不经常活动四肢，那是一件极其痛苦的事情"（俄罗斯作家，《战争与和平》《安娜·卡列尼娜》《复活》等小说的作者列夫·托尔斯泰（1828～1910））。"生活多美好啊，体育锻炼乐趣无穷！"（俄罗斯诗人普希金（1799～1837））。

（2）铁不锤炼不成钢，人不运动不健康

"运动的作用可以代替药物，但所有的药物都不能代替运动"（法国18世纪名医蒂素）。"运动是世界上最好的安定剂"（美国心脏病学家怀特）。卫生是妙药，锻炼是金丹。不靠医，不靠药，天天锻炼最见效。

［忌］

1. **负荷大，忌超限**。不要运动量过大。运动适度，避免长期"超负荷运转"，超过了机体耐受的限度，破坏人体内外环境的平衡，加速人体某些器官的损伤和生理功能的失调，防止过度劳累使身体因过劳而受损，积劳成疾，缩短人的生命；以免一方面汗出太多，伤及人身之阳气，另一方面诱发心脑血管疾病发病、诱发猝死，危及生命，而且立竿见影。个人体质不同，所能承受的运动量不同；个人的工作性质和生活习惯不同，在选择运动时间、内容、强度和频度时也可以有不同的选择。

要根据个人自身身体情况，调整生活节律，建立新的生活秩序，循序渐进，参加散步、慢跑、大步快走等有氧锻炼。冠心病患者开展运动锻炼不应该过于剧烈，应该以不出现症状为准。做任何事情，都要有个度，超过这个度，就会事与愿违。"疲劳过度的人是在追逐死亡"（英国剑桥大学动物病理学教授贝弗里奇（1908～2006））

2. **接触水，忌冷寒**。不要接触冷水。出汗不迎风，跑步莫凹胸。汗水没干，冷水莫沾。出汗时，身体皮肤毛孔张开，不要立即洗澡，尤其是接触冷水，避免外邪侵入人体，造成多种疾病，没病找病。自找病，自受痛。

3. **保健法，忌包揽**。不要在任何情况用此方法。

4. **图安逸，忌太贪**。不要太贪图安逸。

5. **异情况，忌同算**。不要"千病一方"。

6. **忌忽视，照着办**。不要忽视照着尽可能活动点的内容去做。不劳动、不锻炼，肌肉不会发达，骨骼不会坚实，身体不会强壮；不动脑筋，脑子也会"生锈"，思维能力减退。

[宜] **运动时，宜缓慢**。遵照"宁走十步远，不走一步险"的原则，穿防滑底透气软质轻便鞋，待一脚踩实再迈另一只脚。保持散步、揉核桃等必要运动，适当加强肢体活动。可采用松弛、生物反馈和瑜珈等生物行为方法。

心脑血管疾病属于常见病、多发病，慢性康复期较长，患者多见于老年人。因老年人慢性疾病比较多，四肢关节不太灵活，骨质比较疏松，活动要循序渐进，运动适度，定时定量，持之以恒，坚持不懈，以达到非常好的保健疗效。

[忌]

1. **直立站，忌不缓**。不要快速站立起来。避免因药物所致的直立性低血压引起意外摔伤。

2. **急速动，忌超限**。不要急速运动。人体内部的变化是逐渐产生的，操之过急往往欲速不达。

[宜] **易筋经，筋肉变**。穿宽大、有弹性的合适服装，排除大、小便，做好准备活动，如压腿、踢腿、活动各关节等，练易筋经。

预备式：并步→两腿伸直→两脚相靠，足尖并拢→两手自然下垂于身体两侧→五指并拢微屈→头端正→两目半开半合，平视前方→下颏微向里收→

舌抵上腭→松肩垂肘→含胸拔背→收腹松胯。

韦驮献杵第一势：接上势→左腿向左横跨一步→两腿开立，与肩同宽→足掌踏实→膝松微屈→全身放松→自然呼吸→心境澄清，神情安详→两手向前慢慢地向上抬起与肩相平，掌心向下，指尖向外→屈腕，变立掌向胸前靠拢→两掌心相对→缓缓屈肘→两拇指少商穴轻轻接触，合十当胸，指尖向上→或取合掌势：松肩，平肘，掌心相合，两手环拱，手指对胸，中指平喉结，肩、肘、腕在同一水平面上→松肩沉肘→做 8～20 次。

韦驮献杵第二势：接上势→两手自胸前左右分开，慢慢外展至两侧平举→肩肘腕平→掌心向下→上肢一字平开成"一"字形，同时两足分开，与肩同宽→足掌踏实→两膝微松→脚趾分开→足跟微微抬起→脚尖点地，甚至拇趾点地→凝神贯注前方→含胸拔背→收腹松胯→舌抵上腭→屈腕，变立掌→掌心向外→吸气时胸部扩张，臂向后挺→呼气时，指尖内翘，掌向外撑→做 8～20 次。

韦驮献杵第三势：接上势→两手从左右缓缓向上作弧形上举高过头顶→掌心朝天向上→四指并拢伸直→拇指与其余四指分开约成直角，两中指之距约 3 厘米→指尖相对，直对前发际上 2 寸，作托天状尽力上托，同时吸气→沉肩→肘微曲→仰头→目观掌背→同时两足跟提起，微微向外分开，足尖着地，闭住会阴穴，放开膀胱经之会阳穴→牙关咬紧→舌抵上腭→两目用内视法，通过前发际上 2 寸，注视两手掌之间→两手握拳→旋动前臂，使拳背向前→上肢用劲，两臂顺原来路线缓缓下降，缓缓将两拳自上往下收至腰部→拳心向上→在收拳同时，足跟随势缓缓下落，两拳至腰时，两足跟恰落至地，同时呼气，全身放松→做 8～20 次。

摘星换斗势：接上势→右手向右上方缓缓高举伸直，离前额约一拳，掌心向下，同时左手放下，反手以手背贴于左侧腰眼部→双目注视右手之内劳宫穴→吸气时，头往上顶，双肩后挺；呼气时，全身放松→动作同前，方向相反，左右换作→做 8～20 次。

倒拽九牛尾势：接上势→右手从腰眼离开，微向下垂，顺势变成手上提至与肩相平，掌心向下，指尖向外，掌向右前方抄去，至与肩相平，五指撮拢成"擒拿手"状，腕微屈，指尖朝上向外，劲蓄袖底→同时右腿跨前弯曲→左腿伸直，成右前弓左后箭步→左手也同时放下，向左后方抄去→右手与额同高→左手与左箭腿成 15°，两上肢一前（外旋）一后（内旋）作螺旋劲→两膀如拽牛尾→动作同前，方向相反，左右换作→反复 3～5 次。

出爪亮翅势：接上势→借前手向后倒拽之势→前腿后收→两脚并拢→两手收回→掌指翘立笔直，掌心向外，变成"排山掌"，放于胸胁部→两手以

"排山掌"向前缓缓推出→开始前推，轻如推窗→推至肩肘腕平时，五指用力外分，两掌有排山之感→身体直立闭息→两目张开，不可瞬动眨眼，平直地望着前面→集中心念，观看两掌→足跟提起离地，以两足尖支持体重→肘微曲→腰膝直→把"排山掌"缓缓向胸胁内收，贴于左右两侧胸胁处，五指自然伸直并拢→足跟落地→反复做7次。

九鬼拔马刀势：接上势→右手向前提，朝脑后做圆周运动，用掌心贴枕部，用食、中、无名三指轻轻挟拉左耳的尖端→肩肘相平→右腋张开→左手向左方划弧，反手以手背贴于脊部两肩胛间→左腋紧闭→动作同前，方向相反，左右换作→反复做7遍。

三盘落地势：接上势→两手向左右平伸，肩肘腕相平，成"一"字形，掌心向下，同时左足向左跨一大步→两膝弯曲慢慢下蹲成骑马裆势→含胸拔背→大腿与小腿成90°→两腿下蹲的同时，两掌亦缓缓下按，按压至与膝相平，同时呼气→动作缓慢→稳稳用力→舌抵上腭→两眼睁大→将下按之掌翻转，掌心向上，如托重物之状，随两腿的慢慢伸直一起上升，与胸相平，同时吸气→稍停片刻，两手翻掌向下，小臂伸直放松，如放下重物状，同时呼气→反复5～10次。

青龙探爪势：接上势→左脚向内收回，至与肩等宽→两手上提至与肩相平→掌心向下→指尖向外→五个手指的末节指间关节屈曲→掌心空而圆→用腰劲运动→左肘尖向左后方缩去，同时右掌借左掌后伸的姿势，右掌如乘风破浪一般朝左侧面探爪→将左期门穴、云门穴放开→右边的期门穴、云门穴闭着→随着左掌后缩，右掌左探，腰部、腹部相应扭转→动作同前，方向相反，左右换作→做8～20次。

卧虎扑食势：接上势→抬起右脚，向右前方跨进一步，成右弓左箭步，同时两手向前→五指着地→掌心悬空→头向上略抬→前足收回→足背放于后足跟上→做一个俯卧撑，再下俯→臀部慢慢向后收→两目平视→腰部放松，似虎扑食之准备动作→头昂起→前胸以低势，约离地4寸→头、腰、臀、四肢呈波浪形向前运动，似向前扑食之状→目视前方→至前臂呈垂直时，胸稍停，再收回→反复3～5次→还原成右弓左箭步→收回站起→动作同前，方向相反，左右换作。

打躬势：接上势→两脚开立，与肩同宽→站立正直→双手仰掌缓缓从左右而上→两手合抱头后部→掌心按耳→两掌的中指尖微微接触→指头贴在"玉枕关"处→两肘屈曲，与肩平行→食指击打"玉枕关"7声→双手抱头→慢慢俯身弯腰→将头向两膝的空档中间弯垂下去，以不能再垂弯为度→两腿挺直→腰胯放松→舌抵上腭→咬紧牙关→两目从胯裆中观看身后的天际→随即慢慢直立起来→上体如"勾"一样的卷曲伸展运动→还原站立正直→再度食指击打"玉枕关"7声与下弯→反复做3～5次→站立正直。

掉尾势：接上势→将两手从脑后向正前方推出去→两臂伸直，与肩相平→掌心向下→两掌十指交叉扣起→掌心向地，慢慢向胸前收拢，至与胸两拳远时，弯腰→两掌慢慢下推及地→两腿挺直→保持弯腰姿势→向前、左、右各推一下→头亦随之摇摆→缓缓伸腰→两掌同时上提→双掌松开→做8～20次。

收功势：接上势→两手竖掌向前推出→两脚跟微微提起→前脚掌着地→两手掌逐渐向外翻，至肩、肘、腕平时，掌心向外，划弧向两侧→翻掌提至腋下，掌心向上，两脚跟同时落地→脚掌提起→再推出→反复共7次→恢复至第一式韦驮献杵势收功→自然呼吸，意想自身之气与天地分离，收归自身，下沉丹田。

为便于记忆动作要点，可参考中国健身气功协会李耀明的口诀：

预备式：

并步站立身放松，下颏内收百会领，目光内含身中正，呼吸自然调身形。

身心放松息调整，动作要与意随行，顺其自然除杂念，三调合一练好功。

韦驮献杵第一势：

左脚开立身中正，两臂前摆掌合胸，气定神敛调气机，心澄目洁貌亦恭。

两肩为轴臂带动，屈肘合掌腋下松，深长细匀调呼吸，调理周身心神静。

韦驮献杵第二势：

两肘抬起掌伸平，两臂外展立掌撑，掌根用力趾抓地，缓慢外撑意扩胸。

吸气抬肘掌前伸，两臂体侧与肩平，竖指坐腕成立掌，内劲用力两边撑。

韦驮献杵第三势：

松腕平摩收至胸，虎口耳垂相对应，两掌上托展肩肘，体重前移要提踵。

两掌上托至头顶，力达四肢脚掌撑，脊柱竖直下颏收，紧咬牙关劲不松。

摘星换斗势：

握拳变掌身转动，掌落髋旁腰间横，缓慢起身至头顶，掌经额前去摘星。

以腰带肩肩带臂，直膝松腕身调正，目视掌心意命门，调整呼吸稍微停。

倒拽九牛尾势：

屈膝撤步身转动，前后摆臂腿成弓，两手依次握成拳，前拉后拽臂旋拧。

以腰带肩旋双臂，力贯双膀紧后松，左右互换做三遍，动作协调不僵硬。

出爪亮翅势：

收脚开立臂举平，掌立云门再扩胸，松肩前神转掌推，分指坐腕目要瞪。

轻如推窗缓慢行，重如排山内劲增，海水还潮收双臂，收推七次掌立胸。

九鬼拔马刀势：

转身抡臂绕头顶，掌心掩耳头转动，一掌扶于玉枕处，一掌背贴脊柱中。
缓慢展臂要扩胸，目视肘尖稍作停，合臂上推身扭转，拧动脊柱后看踵。

三盘落地势：

转身跨步臂抻平，屈蹲按掌力要重，口吐嗨音调气息，翻掌起身缓慢行。
上托如提千斤重，下按着力在劳宫，翻掌向下肩带臂，转掌向上手至胸。

青龙探爪势：

起身收步身调正，掌心向上臂端平，握固拳轮贴章门，伸臂屈肘龙爪形。
转身探爪力掌中，变掌下按意不停，划弧转掌握固起，动作协调一气成。

卧虎扑食势：

脚尖内扣身转动，拳至云门变爪形，向前扑按肘稍屈，手随躯干做涌动。
上体下俯爪下按，塌腰抬头要挺胸，力达指尖体上撑，腰背抻拉成反弓。

打躬势：

起身转体掩耳孔，指击天鼓鸣7声，由颈至尾体前屈，两肘外展逐节动。
缓慢起身尾至颈，牵拉脊柱身中正，屈伸连续做三次，加大幅度要适中。

掉尾势：

拔耳前伸指交叉，翻掌前抻收至胸，俯身塌腰抬头看，双手下按两脚中。
左右调整臀扭动，头臀相向手固定，肩与髋合调脊柱，目视尾间腰背动。

收势：

松手直立身中正，两臂外旋成侧平，两臂缓慢向上举，胸前下引至腹中。
伸臂上举两手松，下引匀速缓慢行，先经涌泉引入地，引气回归丹田中。

练功结束后做辅助动作：

松静站立搓双手，热手浴面做美容，再搓双耳调经络，搓动颈椎中枢通。
揉搓腰眼壮腰肾，摆臂顿足身放松，二十一次做一遍，柔和促使心平静。
早晚各行一次，每次练2遍。

（1）易筋经是内外兼练的医疗保健养生方法

相传为北魏期间印度达摩和尚创编。"易"在这里是变易、活动、改变、变化的意思，"筋"指筋骨、筋肉、筋膜、筋脉、人身的经络，"经"指方法，带有指南、法典之意。"易筋经"从字面上理解即活动筋骨，通过锻炼来改变人体筋肉，以强身健体，祛病延年的方法。由于易筋经不受环境场地限制，随时随地可做，适合中、青、老年人群习练，流传广泛，并在实践中不断加以修改、创新，又演变出许多种类，各有特长。现流派不少，版本众多。

每次练2遍是因为易筋经属意、气、形高度协调的练习方法。从运动生理学的角度看，易筋经属于小强度运动项目，每次只练一遍对内脏器官有一定的锻炼价值，而每次练 2 遍则能获得更好的锻炼效果。

易筋经气感强，收效快，尤其是内外兼修，身心同养，性命双修，具有御邪疗疾、延年益寿、开发潜能的功效。从中医研究的角度看，易筋经以中医经络走向和气血运行来指导气息的升降，在身体曲折旋转和手足推挽开合过程中，人体气血流通，关窍通利，从而达到祛病强身的目的。而按现代医学观点来看，修习易筋经，会使人体血液循环加强，从而改善人体的内脏功能，推迟衰老。

易筋经通过牵拉人体各部位的肌肉和大小关节处的肌腱、韧带、关节囊等组织，来提高人体肌肉、肌腱等组织的韧性和力量，改善人体骨骼、关节、肌肉等组织的活动功能；能活跃激发人体周身气机、提高气的敏感性与传布性；既能练气，又佐以练力，久练后可使气力倍增，是老、弱、病、残的康复手段；具有疏通经络、运行气血、防病健身的作用；对神经衰弱、胃肠疾病、呼吸系统疾病、肢体关节疼痛、颈腰椎疾病和痿证等有非常好的疗效；收到强体健骼、排"毒"、美颜、防治疾病甚至抗癌、延年益寿等效果。

（2）易筋经重视姿势、呼吸与意念的锻炼

按人体十二经与任督二脉之运行进行练习，锻炼起来，气脉流注合度，无迟速痞滞的偏倚现象。按照特定的姿势，借呼吸诱导，逐步加强筋脉和脏腑的功能。精神放松，形意合一，以调身为主，伸筋拔骨，通过动作变化导引气的运行，做到意随形走，意气相随，起到健体养生的作用；呼吸自然、柔和、流畅，以利于身心放松、心平气和及身体的协调运动；遵循由易到难、由浅到深、循序渐进的原则，不同年龄、不同体质、不同健康状况、不同身体条件的练习者，可以根据自己的实际情况灵活地选择各势动作的活动幅度或姿势，先要将姿势练熟，然后再进行呼吸、意念和姿势的配合锻炼，最终达到调整体态、调整呼吸、调整神经的三调合一。

（3）易筋经注重动静结合

一方面在练功方式上强调动功与静功的密切结合；另一方面是指要"动中静"，即保持精神宁静的状态，全神贯注，意识要专一，呼吸自然；要"静中动"，即在形体外表安静的姿势状态下，用力要适度，保持气息运动的和谐。只有动静结合，意、气、体三者互相配合，才能炼精化气气生神，内养脏腑气血，外壮筋骨皮肉。

（4）易经筋适合男女老少习练

经常习练易筋经可改善骨骼的结构，对于发育中的青少年来说，是最佳的健身术；对儿童来说，虚弱的体质会大为改善；对中年人来说，平时常见之倦怠顿行消失，一般常见之忧郁紧张渐行消退，体质改善而体力充沛；对老年人，或有行动不便以及痼疾缠身之人来说，改善虚弱的体质及身体的健康与复健均能有很好的帮助；对女性来说，因呼吸的调息促进体内氧气的供给，而使精神焕发，体态均匀，恢复青春，更因行功时能燃烧大量脂肪，实为美容、养颜、瘦身之最佳运动。

易筋经运动量较大，动作难度较高，全套运动只适宜于体质较好的青壮年慢性病患者。体质较弱者，可量力而行，有选择地操练其中几势或减少每势操练次数。针对不同健康水平的人群，个别难度较大的动作可以通过不同的动作幅度和调息次数来适应。

［忌］

1. **虚和实，忌不兼**。不要刚柔不相济、虚实不相兼。用力过"刚"，则会出现拙力、僵力，以致影响呼吸，破坏宁静的心境；动作过"柔"，则会出现疲软、松懈，起不到良好的保健作用。

2. **锻炼处，忌不选**。不要不挑地方去练。

3. **形体练，忌神散**。不要形神分离去练。若在练习中神散意驰，心君妄动，形意不合，就会徒具其行而不能获实效了。

4. **保健法，忌包揽**。不要在任何情况用此方法。

5. **忌进气，逆自然**。不要进气。运动量可根据个人的体质和体力情况灵活掌握，逐渐增加，不可操之过急。各动作势均顺其自然，量力而行。动作不可过猛，中老年人不可向上提气，提足跟之动作可以不做，否则易引起血压升高、头痛、头晕等；心脑血管病患者练时少用力而用意；患有脑血管病者忌做身体前俯向下弯腰，也可不做两掌触及地面动作；哮喘病发作期间忌用。

6. **忌二二，又三三**。不要三天打鱼，两天晒网。

7. **操连贯，忌嫌烦**。不要嫌操作麻烦。叙述看起来步骤较多，较难做，因动作是连贯的，真正做起来其实非常简单。

8. **正宗版，忌错练**。不要错误选择不正统、不完整的版本。否则错误修炼事与愿违，更会损害身体，令筋骨受损。

9. **忌忽视，常习练**。不要忽视易经筋的保健疗效。

［宜］**七段功，常习练**。每天15：00～17：00找个空气清新、流通的地方练七段功。

心物一元：全身放松→自然呼吸→松静自然→平视前方→身体自然站直→两脚开立，与肩同宽→两臂保持伸直，从身体两侧抬平，呈"一"字状→手心向上→最大限度两臂向远心端伸直→屈肘，两手向身体中间合拢在胸前，呈合掌状→指尖向上→最大限度上举伸直双臂，同时吸气→双臂内侧紧贴双耳→停留片刻→双臂呈人字形自然下落，同时呼气→恢复初始体位→如此动作反复做 18 次→每天 1~2 次。

仿生翅展：全身放松→自然呼吸→松静自然→平视前方→身体自然站直→两脚开立，与肩同宽→两臂保持伸直，从身体两侧抬起→手心向下→最大限度上抬双臂，同时吸气、足跟提起，足尖着地支撑身体直立→手腕下垂，呈鹰钩状→停留片刻→双臂、双足跟自然下落，同时呼气→恢复初始体位→如此动作反复做 18 次→每天 1~2 次。

敬畏自然：全身放松→自然呼吸→松静自然→平视前方→身体自然站直→两脚开立，比肩稍宽→两臂保持伸直，从身体两侧向前抬起，同时吸气→手心向下→最大限度身体后仰→手心向前→停留片刻→身体快速向前下弯腰至最大限度，同时呼气→上肢与地面垂直时屈腕→手背向地面，手心向上，呈内钩状在两腿之间→眼看手心→停留片刻→恢复初始体位→如此动作反复做 18 次→每天 1~2 次。

天地接连：全身放松→自然呼吸→松静自然→平视前方→身体自然站直→两脚开立，比肩稍宽→十指在身体前十字交叉→反掌，掌心向下→双上肢、双腿一直保持伸直→向前下弯腰至最大限度→上肢从左下、左上、右上、右下最大限度画垂直于地面的大圆圈→身体随之转动→身体上升时吸气→上肢向上转至最高点呈托天状→停留片刻→身体下降时呼气→同法，上肢原顺序返回→恢复初始体位→如此动作反复做 18 次→每天 1~2 次。

回眸望天：全身放松→自然呼吸→松静自然→平视前方→身体自然站直→两脚开立，比肩稍宽→左手从左侧慢慢平抬起→眼看左手→左手心向上→双上肢一直保持伸直→最大限度画四分之一大圆圈，上举至头顶，同时吸气→左手心向右→左手指尖向上→停留片刻→最大限度身体向右下弯腰旋转，同时呼气→双腿保持直立不变→左上肢向右后下侧，同时右上肢反臂向右后上侧转动→左手至最低点时屈腕，呈掌按地面状，指尖向后→目光随之过渡至右手→右手至最高点时屈腕，呈反钩手状，手心向上→恢复初始体位→左右换做，动作同前→如此动作反复做 18 次→每天 1~2 次。

摇摆荷莲：全身放松→自然呼吸→松静自然→平视前方→身体自然站直→两腿并拢→双手自然下垂分放身体两侧→身体保持不动→髋部沿水平面顺时针方向最大限度画圆 15 圈→同法，逆时针方向最大限度画圆 10 圈→每天 1~2 次。

立地冲天：全身放松→自然呼吸→松静自然→平视前方→身体自然站直→两脚开立，与肩同宽→双上肢自然下垂分放身体两侧→双肩以肩为轴心，内收、耸肩、向后展，最大限度画垂直于地面的圆圈→肘部一直保持绷直→画向上半圈时吸气，同时最大限度提起足跟→足尖着地支撑身体直立→画向下半圈时呼气→屈腕，手掌平行于地面，掌心向下→手掌快速呈按地状，同时足跟重重落地→如此动作反复做18次→每天1～2次。

七段功原理和意义同易筋经。

［忌］

1. **虚和实，忌不兼**。不要刚柔不相济、虚实不相兼。

2. **锻炼处，忌不选**。不要不挑地方去练。

3. **遵要点，忌不严**。不要不按七段功动作要领去做。

4. **顺序练，忌错乱**。不要不按顺序去练七段功。七段功按肺（金）——肾（水）——肝（木）——心（火）——脾（土）——三焦（相火）这一规律顺序来练。由于肺司呼吸，主一身之真气，而肾为气之根，故先从肺开始，然后练肾，再练肝、心、脾、三焦，以符合其自然生理规律。

5. **保健法，忌包揽**。不要在任何情况用此方法。

6. **忌进气，逆自然**。不要进气。

7. **忌二二，又三三**。不要三天打鱼，两天晒网。

8. **操连贯，忌嫌烦**。不要嫌操作麻烦。叙述看起来步骤较多，较难做，因动作是连贯的，真正做起来其实非常简单。

9. **忌忽视，常习练**。不要忽视七段功的保健疗效。

［宜］**增趣味，常踢毽**。每天15：00～17：00踢毽。

通过跳、跃、举腿和屈肢等动作，能增强踝、膝、髋关节以及腰、颈椎的灵活性和柔韧性。运动锻炼要有趣味性，才容易坚持下来，持之以恒。

［忌］

1. **忌忽视，常踢毽**。不要忽视常踢毽的保健疗效。

2. **忌二二，又三三**。不要三天打鱼，两天晒网。

3. **个性化，忌超限**。不要努了劲儿去练。要结合自身健康条件去练。心肌缺血患者踢毽时，以不致发生疼痛症状为度。

4. **保健法，忌包揽**。不要在任何情况用此方法。

［宜］**拍、捶、叩，宜常伴**。每天15：00～17：00或晚上睡觉前，按阴经向上、阳经向下、阴升阳降的经络走行规律，顺经络走行从上到下依次分段有节律自我勤拍打、捶打、叩击，用力大小以被撞击身体震而不痛为度，同时口中默念"松"字导引。如有必要可先排除大小便，松开衣领、腰带，

解除束缚在身体上的东西→全身放松→面带微笑→两手握成空心拳→拳心向拍击部位→右手沿左臂内侧向上拍到肩膀→翻过肩膀，由臂外侧向下拍到手臂→一往一复是一次，如此反复共拍20次→换用左手如上法拍右臂20次→同理拍胸、背、腿部。

臂部正当经络脉路的要道，拍臂部促使关节灵活，防止关节发炎，并能通经活络，防止膀臂酸痛。腿是足三阳经和足三阴经的经络要路，拍腿部除可使关节灵活、腿肌增强、有助于防止腿疾、增强步行能力外，还可有益内脏功能、排"毒"。胸、背部为任督二脉和多条经络循行之处，拍打、捶打、叩击，可促进气血运行，和调五脏六腑，舒筋通络，益肾强腰。

[忌]

1. **保健法，忌包揽**。不要在任何情况用此方法。不要指望靠拍、捶、叩解决问题。拍、捶、叩不是万能的。头部、肾部、因发炎而肢体热肿痛者忌拍、捶、叩。

2. **忌二二，又三三**。不要三天打鱼，两天晒网。

3. **遵要点，忌不严**。不要不得拍、捶、叩操作要领。

4. **忌忽视，拍常伴**。不要忽视常拍、捶、叩的保健疗效。

[宜] **太极拳，宜常练**。每天至少练一套简化太极拳24式4～6分钟。要精神贯注，心静体松，内外统一，以意导动，以静御动，虽动犹静，动中求静，不用拙力，刚柔相济，式式连贯、处处圆活，速度均匀，上下相随、周身协调，虚实分清、重心稳定，猫行迈步，抽丝运劲，中正安舒，呼吸自然。要头顶悬，含胸拔背，松腰为轴，正脊敛臀，屈膝松胯，松肩垂肘，转腕旋臂。

太极拳的心静用意要求，使得练太极拳能增强中枢神经系统的功能，对全身来说就有非常好的保健疗效。

对慢性病患者来说，太极拳的兴趣运动，能够使患者脱离病态心理。

太极拳的动作组成，能够活动各组肌肉、关节。有节律的呼吸运动，特别是横膈运动，能加强血液及淋巴的循环，减少体内的瘀血现象。全身各部骨骼肌的周期性的收缩与舒张，可以加强静脉的血液循环；肌肉的活动保证了静脉血液回流及向右心室充盈的必要的静脉压力。

太极拳的动作舒展，自然的呼吸运动，同样也能更好地加速了血液与淋巴的循环、静脉的回流。

太极拳的含胸松腰拔背、以腰为轴的要求，使得手脚的许多动作都是由躯干来带动，无论对脊柱的形态和组织结构，都有非常好的作用。

太极拳的动作连贯、圆活，周身节节贯串要求，使得身体各部分得到均匀的发展，骨质疏松的发生率降低。

太极拳气沉丹田的横膈式呼吸，使得膈肌与腹肌的收缩与舒张，使腹压不断改变。腹压增高时，腹腔的静脉受到压力的作用，把血液输入右心房；相反当腹压减低时，血液则向腹腔输入。这样，通过呼吸运动改善了血液循环状况，加强了心肌的营养；同时，横膈的运动，又可以给肝脏以有规律性的按摩作用，是消除肝脏瘀血、改善肝脏功能的非常好的方法。

太极拳的深长细匀的呼吸和腹肌膈肌活动，使得既能增加通气功能，又能通过腹压的有节律的改变，使血流加速，增进肺泡的换气功能，有助于保持心脑血管疾病患者的活动能力。

经常练太极拳的人，不论在体格方面，还是在心脑血管系统功能、呼吸功能、骨骼系统及代谢功能等方面，都比一般的人的状况好；提高了中枢神经系统的调节功能，使体内各个系统与器官的功能活动按照需要统一起来，改善体内各器官之间的协调活动，使迷走神经紧张度增高，各器官组织的供血、供氧充分，物质代谢也得到改善，对保持肺组织的弹性、胸廓活动度、肺的通气功能及氧与二氧化碳的代谢功能都有非常好的影响，可以使心脏冠状动脉供血充足，心脏收缩有力，血液动力过程良好；胆固醇增高的患者，血内胆固醇明显下降，血中清蛋白含量增加，动脉硬化的症状明显减轻；能预防并治疗某些因神经系统功能紊乱而产生的消化系统的疾病，呼吸运动对胃肠道起着机械刺激的作用，也能改善消化道的血液循环，促进消化作用，预防便秘。

太极拳是一种合乎生理规律、轻松柔和、运动量适中的保健运动，对中枢神经系统起着非常好的作用，加强了心、脑、血管与呼吸的功能，能减少体内瘀血，改善消化作用与新陈代谢过程，除增强体质外，是辅助治疗高血压、心脏病等心脑血管疾病的非常好的方法，对预防心脏各种疾病及动脉硬化，有非常好的保健疗效。

太极拳动作柔和、缓慢、圆滑、连贯，能够调节神经、血液循环、呼吸、消化等系统的功能，对治疗慢性疾病有非常好的保健疗效，适合年老体弱及慢性疾病患者锻炼。

［忌］

1. **忌忽视，常习练。** 不要忽视常练太极拳的保健疗效。

2. **遵要点，忌不严。** 不要不严格按要领去练太极拳。

3. **忌二二，又三三。** 不要三天打鱼，两天晒网。

4. **个性化，忌超限。** 不要努了劲儿去练。要结合自身健康条件去练。心肌缺血患者一次练太极拳多套时，以不致发生疼痛症状为度。

5. 保健法，忌包揽。不要在任何情况用此方法。

[宜] **学动物，神形现。**选择空气新鲜、草木繁茂、环境好的地方，每日可锻炼4、5次五禽戏，每次10分钟。可整套进行锻炼，也可分节选取合适的进行锻炼。既可按次数练习，也可不限次数反复锻炼，方便灵活，自行掌握。但应掌握一定的度，应以体热微出汗为宜。

练五禽戏先有意念活动锻炼，再配合呼吸和肢体活动，三者融为一体；学虎的爪、扑、旋转，学鹿的触、走、盘坐，学熊的推、攀、摇晃行走，学猿的跃、采、转、闪、进退，学鸟的飞、落、伸展等像形取义。

熊形。自然站立→两脚平行分开，与肩同宽→两臂自然下垂→两眼平视前方→右膝弯曲→左肩向前下晃动→手臂亦随之下沉→右肩则稍向后外舒展→右臂稍上抬→方向相反→动作相同→如此反复晃动→次数不限。练熊戏时沉稳中寓于轻灵，将其剽悍之性表现出。

虎形。自然站立→两臂自然下垂→两眼平视前方→左脚向左跨步→右手向左上方划弧横于前额→呈虎爪形→掌心向下→距额一拳→左手横于后腰→掌心向上→距腰一拳→身向左扭动→眼看右足跟，同时抬头→强视片刻→形似寻食→方向相反→动作相同。练虎戏时表现出威武勇猛神态。

鹿形。自然站立→两臂自然下垂→两眼平视前方→左腿起步踢出→上体前倾→脚掌距地一拳→右腿微屈→成剪子步→右臂前伸→腕部弯曲→手呈鹿蹄形→指尖下垂与头平→左臂于后→距腰一拳→指尖向上→眼为斜视→方向相反→动作相同。练鹿戏时体现其静谧怡然之态。

猿形。自然站立→两臂自然下垂→两眼平视前方→左腿迈出→足跟抬起→脚尖点地→右腿微屈提步→左臂紧贴乳下方→指尖下垂成猿爪形→右臂弯曲上抬→右手从右脑后绕于前额→拇指中指并拢→眼为动视→方向相反→动作相同。练猿戏时仿效猿敏捷灵活之性。

鸟戏。两脚平行站立→两臂自然下垂→两眼平视前方→左脚向前迈进一步→右脚随之跟进半步→右脚尖点地，同时两臂慢慢从身前抬起→掌心向上→与肩平时两臂向左右侧方举起→深吸气→两脚相并→两臂自侧方下落→掌心向下，同时下蹲→两臂在膝下相交→掌心向上→深呼气→方向相反→动作相同。鸟戏又称鹤戏，动作轻翔舒展，练鸟戏时表现其展翅凌云之势，方可融形神为一体。

（1）"五禽戏"简便易行

东汉末年著名的医学家、杰出的养生学家华佗创编了"五禽戏"，模仿虎、鹿、熊、猿、鸟 5 种动物的动作做体操，组编而成的一套锻炼身体的方法，简便易行，适合大多数人的锻炼，包括某些慢性疾病。现流派不少，版本众多。

（2）练五禽戏疗效显著

对人体神经系统、心血管系统、呼吸系统、运动系统和消化系统有很好的调节作用，对治疗诸如脾虚气滞、慢性胃炎、胃溃疡、高血压、便秘、慢性支气管炎、骨关节病及前列腺肥大等有很好作用；舒经通络，强健脏腑，灵活肢体关节，对于肺气肿、哮喘、高血压、冠心病、神经衰弱、消化不良、心脑血管等病症的患者，有预防和及防止复发很好的保健疗效；尤其是对卒中后遗症，可改善患者异常步态和行走姿式，防止肌肉萎缩，提高人体平衡能力，感到精神爽快，增进食欲，改善其他症状，强壮身体。

练熊戏有健脾胃、助消化、活关节等功效，对体虚脾弱、慢性胃炎、高血压、胃溃疡、便秘、胃下垂、肾虚腰痛等有一定治疗作用。练虎戏时，动作作用于华佗挟脊穴和督脉，能扩张肺气、健腰补肾、调节中枢神经系统，用于坐骨神经痛、腰背痛、脊柱炎和高血压等病，对防治神经衰弱、慢性支气管炎等疾病疗效显著。练鹿戏能充分伸展与锻炼脊柱，舒展筋脉，通调督脉，强腰肾，促进胃肠蠕动，活跃骨盆腔内的血液循环，锻炼腿力，对慢性泻泄、便秘、前列腺疾病、心血管疾病、慢性支气管炎等有很好疗效。练猿戏固纳肾气，运行气血，滑利关节，调节全身的神经系统，增加神经系统协调性，有助于增强心肺功能，健壮肾腰，对神经衰弱、腹泻、便秘以及老年性骨关节病等有很好疗效。练鸟戏可舒肝养血，调达气血，升清降浊，疏通经络，调节心肺、脾胃的功能，活动筋骨关节，对高血压、糖尿病、忧郁焦虑、胆囊炎等病症有很好疗效。

[忌]

1. **锻炼处，忌不选。**不要不挑地方去练。

2. **形体练，忌神散。**不要形神分离去练。

3. **保健法，忌包揽。**不要在任何情况用此方法。

4. **操连贯，忌嫌烦。**不要嫌操作麻烦。叙述看起来步骤较多，较难做，因动作是连贯的，真正做起来其实非常简单。

[宜] **八段锦，宜常练。**双手托天理三焦：立正→两臂自然下垂→两眼向前平视→全身自然放松→手指伸直→呼吸调匀→舌尖轻抵上腭→用鼻呼吸，同时足趾抓地，足心上提→如此站立片刻，以便精神专注→两臂慢慢自左右两侧向上举，同时慢慢深吸气→至头顶上方时，两手十指交叉→翻掌→掌心

向上做托举动作，同时两足跟尽量上提→维持这种姿势片刻→两手十指分开→两臂从两侧慢慢放下，同时慢慢长呼气→两足跟也随之着地→还原到立正→两臂自然下垂→两眼向前平视→如此做 10 余次。

左右开弓似射雕：立正→两脚脚尖并拢→全身自然放松→左脚向左跨出一步→两腿弯曲成骑马势→上身挺直→两臂于胸前十字交叉→两手握拳→右臂在外→左臂在内→左手食指与拇指撑开，成"八"字形→眼看左手食指→左手缓缓向左侧推出，伸直→头随手转向左方→此时右手握拳→展臂向右平拉，如拉弓状，肘部要抬平，同时慢慢深吸气→两臂放松，复原到立正姿势，同时慢慢长呼气→右脚向右跨出一步→两腿弯曲成骑马势→上身挺直→两臂于胸前十字交叉→两手握拳→左臂在外→右臂在内→向右作拉弓状→动作同前，方向相反，左右调换做 10 余次。

调理脾胃举单手：站直→两臂自然下垂→两手五指并拢→双臂屈于胸前→掌心向上→指尖相对→举左手翻掌上托，臂用力挺直，同时右手翻掌向下压→上托下压吸气而复原时则呼气→复原，成直立状→动作同前，方向相反，左右上下换做 8 次。

五劳七伤往后瞧：自然站立→两臂自然下垂→慢慢向左转头，头转时身体不动，保持直立→眼看后方，同时吸气→复原，同时呼气→成直立姿势→慢慢向右转头，头转时身体不动，保持直立→眼看后方，同时吸气→复原，同时呼气→如此做 10 余次。

摇头摆尾去心火：两腿开立→比肩略宽→屈膝成马步→双手扶膝上→虎口对着身体→上体正直→头及上体前俯、深屈→向左侧做弧形摆动，同时吸气、臂向右摆→复原成预备姿势，同时呼气→头及上体前俯→深屈→向右侧做弧形摆动，同时吸气、臂向左摆→复原成预备姿势，同时呼气→如此做 10 余次。

两手攀足固肾腰：两腿并拢，直立，自然呼吸→上体慢慢前屈，尽量使上体下探→两臂垂下→膝部挺直→两手触摸脚尖或踝部关节→头略抬→复原成直立状→两手放于背后→以手掌抵住腰骶部→上体缓缓后仰，尽量达到最大限度→复原成直立状→如此做 10 余次。

攒拳怒目增气力：两腿开立→略宽于肩→屈膝成骑马势→两手握拳、屈肘放在腰的两侧→拳心向上→右拳向前方缓缓用力击出，同时呼气→臂随而伸直，拳心向下，同时右拳用力紧握，脚趾用力抓地→两眼睁大→瞪眼怒目，向前虎视→右拳收回→复原成预备姿势，同时吸气，全身放松→左拳向前方缓缓用力击出→动作同前，方向相反，左右换作→如此做 10 余次。

背后七颠百病消：两腿并拢→立正站好→两脚跟提起，同时吸气→前脚掌支撑身体→依然保持直立姿势→头用力上顶→脚跟着地，速度要快，同时呼气，全身放松，使身体有一种"颠"的震动→复原为立正姿势→如此做10余次。

以上动作可反复进行多次。

（1）八段锦有非常好的保健疗效

双手托天理三焦此段动作以伸展躯体、四肢为主，有利于呼吸及脑、腹腔血液循环。

左右开弓似射雕此段动作包含扩胸、展腿、动臂，有理气宽胸、增加四肢力量、使肌肉坚实有力的作用。

调理脾胃举单手此段动作上举下按，既可活动肩、肘、腕、掌，也可活动内脏，上下用力牵拉，使肝、胆、脾、胃受到牵引，胃肠蠕动和消化功能得到增强。

五劳七伤往后瞧此段动作以活动头颈、眼睛为主，可消除疲劳、醒脑明目，使头颈部活动灵活，防治颈椎病。

摇头摆尾去心火此段动作活动全身，内而五脏六腑，外而躯干四肢，都得到活动；交通心肾阴阳水火，清热祛火，消除心火旺盛所导致的心烦、口疮、口臭、失眠多梦、小便热赤、便秘等症候，对交感神经亢奋引起的失眠、盗汗有很好的治疗作用。

两手攀足固肾腰此段动作以活动腰部为主，强腰可益肾。前屈时，腰膝得到锻炼，后仰时，既活络腰，又得到辅助按摩，使肾脏、肾上腺功能增强，有助于防治腰肌劳损，对生殖系统、泌尿系统以及腰背部的肌肉都有非常好的调理作用。

攒拳怒目增气力此段动作全身用力，神、气、形协调一致，充盈肝血，疏泄肝气，强健筋骨，促进气血运行，活动筋骨关节，使肌肉坚实有力。

背后七颠百病消此段动作全身放松，通过足跟有节律的弹性起落使全身受到震动，畅达经脉，通行气血，放松整理，使全身舒适、头脑清醒，对慢性病的康复有很好的效果。

八段锦功柔筋健骨、养气壮力，利关节，益气通脉，行气活血，加强血液循环，改善神经体液调节功能，对腹腔脏器有柔和按摩作用，协调五脏六腑功能，强身益寿，对神经系统、心血管系统、消化系统、呼吸系统及运动器官，都有很好的调节作用。男女老幼皆可锻炼。可选坐位或站位，想着动作要求而自然引出动作，结合意念，配合呼吸练。对于头痛、眩晕、肩关节周围炎、腰腿痛、消化不良、神经衰弱、心脑血管等病症及慢性疾病患者和年老体弱，有非常好的保健疗效。

（2）八段锦易记、易学、易练

八段锦是我国南宋初年无名氏创编。由于八段锦动作简单，易记、易学、易练，运动量适中，不受环境场地限制，随时随地可做，流传广泛，并在实践中不断加以修改、创新，又演变出许多种类，各有特长。

为便于记忆动作要点，可参考中国健身气功协会李耀明的口诀：

预备势

两脚平行与肩宽，双手侧摆抱腹前，身松体正心平静，调整呼吸守丹田。
动作柔和要自然，屈膝切莫超脚尖，沉肩坠肘腋下虚，深长细匀息连绵。

两手托天理三焦

两臂垂落手翻转，十指交叉捧腹前，缓慢上托看掌举，平视上撑意通天。
十趾抓地臂撑展，两手下落松双肩，调理三焦经络通，平衡阴阳五脏安。

左右开弓似射雕

跨步直立搭手腕，马步下蹲拉弓弦，一手坐腕往外推，一手后拉似射箭。
伸展两臂转头看，并步站立要自然，开合运动上焦处，揉按心肺防病患。

调理脾胃须单举

一手上托臂外旋，一手翻撑向下按，两肘微屈用内劲，上撑下按目前看。
掌根用力胸扩展，松腰沉髋原路还，调理中焦健脾胃，静力牵张利肝胆。

五劳七伤往后瞧

两臂伸直垂手腕，两肩下沉往外旋，从掌到肩渐用力，两肩后张转头看。
肩胛内合臂伸展，松肩屈膝掌下按，刺激大椎调中枢，消除疲劳全身安。

摇头摆尾去心火

马步下蹲臀收敛，微微起身往前看，移身倾体再看足，头摇尾摆对称转。
俯身移动缓慢旋，颈尾对拉活动髋，扭动脊柱调心肾，水火相容身心安。

两手攀足固肾腰

两臂前伸向上展，指尖相对向下按，掌插背后往下推，两手足攀抬头看。
以臂带身要缓慢，两膝挺直不可弯，摩运体后膀胱经，固肾壮腰利心肝。

攒拳怒目增气力

马步握固抱腰间，缓慢前冲瞪双眼，旋臂变掌手缠绕，扣指卷握收腰间。
拧腰顺肩要自然，五指伸直旋手腕，肝血充盈气疏泻，强健筋骨力增添。

背后七颠百病消

两脚并拢松腰肩，吸气提踵呼气颠，百会上领趾抓地，下落咬牙震地面。
脚跟提起要稳健，轻微震颠除病患，气随血脉养全身，经络通畅合家欢。

收势

周身放松并步站，双手摆动收腹前，两手相叠小腹处，将气收归下丹田。

体态安详身舒展，调整呼吸气归元，心情愉悦莫浮躁，离前搓手再浴面。

［忌］

1. **个性化，忌超限**。不要努了劲儿去练。

2. **用心练，忌不专**。不要不用心去练。

3. **保健法，忌包揽**。不要在任何情况用此方法。

［宜］ **胳肢窝，捏拽团**。17：00 一手四指并拢，虎口张开，对叉在另一侧腋窝下用力顶住，五指从肩胛部轻微用力向外捏拽胳肢窝皮肉。

腋窝内有数目较多的腋淋巴结，它们滤过淋巴液，阻截、清除、消灭细菌、病毒等异物，阻止病变扩散，产生淋巴细胞和浆细胞，参与机体的免疫反应，对机体起着重要保护作用；同时腋窝内有多条经络通过。通过捏拽胳肢窝皮肉，刺激穴位、调动腋淋巴结的活性，达到疏通经络、调和脾胃、清心泄热、增强机体免疫力的作用。

［忌］

1. **保健法，忌包揽**。不要在任何情况用此方法。不要指望靠拽拽解决问题。捏拽不是万能的。

2. **忌二二，又三三**。不要三天打鱼，两天晒网。

3. **遵要点，忌不严**。不要不严格遵照按摩操作要领去做。

［宜］ **身常划，三大圈**。9：00 ~ 11：00、13：00 ~ 15：00 和 19：00 时间段。端坐在椅子上或床边→抬头→提胸→收腹→两腿分开与肩同宽→两脚平行，脚尖向前→两手自然下垂放在膝关节上方→两目平视→精神集中→身体放松→呼吸自然→以腰部为轴心，做左、右、上、下、前、后各方向划圈动作。

做左平圈时，好象腰平面周围有一无限大的圆圈，利用腰部转动，用身体的周围，尽可能地接触无限大的圆圈，并保持上身、下身纹丝不动，做前→左→后→右的划圈动作，即垂直轴、水平面运动。如此循环往复 20 ~ 30 次。同理，右平圈划圈运动方向与上相反。

做左立圈时，好象腹部（指脐周围）左、右方向有一无限大的圆圈，利用腰部转动，用身体的周围，尽可能地接触无限大的圆圈，并保持上身、下身纹丝不动，做左→上→右→下的划圈动作，即矢状轴、额状面运动。如此循环往复 20 ~ 30 次。同理，右立圈划圈运动方向与上相反。

做前立圈时，好象身体前、后方向有一无限大的圆圈，利用腰部转动，用身体的周围，尽可能地接触无限大的圆圈，并保持上身、下身纹丝不动，做后→上→前→下的划圈动作，即额状轴、矢状面运动。如此循环往复20～30次。同理，后立圈划圈运动方向与上相反。

双肩内收，以肩为轴心，从前、上、后、下最大限度画垂直于地面的大圆圈→做20次→同法，双肩外展，动作相同，方向相反→做15次。

下颌尖以下颌为轴心，从前、下、后、上最大限度画垂直于地面的大圆圈→做20次。重点在做下颌尖内收，用下颌尖从下、后、上最大限度画垂直于地面的后大半圆圈，往上画时最大限度下颌尖内收、"拔"颈。

腰常画圈对于慢性患者体质虚弱、腰膝酸软、慢性腰病、胃肠功能紊乱、消化不良、腹胀、腹痛、便秘、腹泄、心脑血管等病症的患者，有非常好的保健疗效。

经常活动腰部，能加强慢性患者肾脏的功能；随着腰部的运动，又能带动腹内各脏器的活动，能壮腰强肾、增强胃肠的蠕动、促进消化和吸收，提高慢性患者的生活质量。

肩常画立圈能锻炼肩颈部肌肉，缓解肌肉疲劳，滑利肩关节，扩展胸廓，增强肺部功能，对于预防和治疗颈椎病、肩关节周围炎等有非常好的保健疗效。

下颌尖常画立圈能锻炼颈肩部肌肉，恢复颈椎的正常生理弯曲，松弛颈椎椎骨压迫的神经和血管，保持呼吸道通畅，改善脑部血液供给，对于预防和治疗颈椎病等有非常好的保健疗效。

[忌]

1. 保健法，忌包揽。不要在任何情况用此法。不要把身常划三大圈的保健方法取代药物治疗。此方法对人的保健不是万能的，遵医嘱按时服药。

2. 遵要点，忌不严。不要不严格按身常划三大圈要领去做。

[宜] 五字功，宜常练。以感觉舒适为度。动作次数随意增减。室内空气要新鲜。呼吸时，鼻吸气，同时舌舔上腭，就像念"而"字音时口型，用口呼气，同时舌放下，一呼一吸为1次。

侧字功：右侧卧→屈右臂→右手托右脸→左臂放于体侧→右腿自然伸直→屈左腿并压在右腿上→深呼吸3～5次→左手在叉腰处按压数十次→沿着斜下方向腹部、脐下部推摩数十次→脐周围揉动数十次→左手掌根部在左后腰部推摩、揉摩、叩打各数十次。

俯字功：俯卧→两手扶枕→稍昂首→双屈小腿→深呼吸3～5次→两手掌心向上分别垫在上腹部、肚脐部和下腹部→各做深呼吸3～5次→枕头垫在腹部→双手推摩、推揉腰部10～20次。

侧字功：左侧卧，参考前面第一步侧字功提及的相关内容，同样方法，只是左右相换。

仰字功：仰卧→上、下肢伸直深呼吸3~5次→两臂由体侧上举至头顶→五指交叉→掌心翻向上→深呼吸3~5次→两臂放回体侧→两臂由体侧经面前向两侧平举→深吸气→屈臂抱肘于胸前→深呼气→反复做3~5次→五指交叉抱于脑后→头前屈→下颌贴近胸骨→略停片刻→复原→做3~5次→两手四指按心窝处→向左顺揉20~30次→两手四指由心窝处向左顺揉直下→揉至脐下→做20~30次→左手按于左腿根部不动→右手由右向左绕揉腹部→做20~30次→两手四指由心窝处向下直推至耻骨处→做20~30次。

屈字功：仰卧→深呼吸，同时屈左膝→双手抱小腿于胸前→左、右腿交替做3~5次→动作同上→改换屈抱双腿→屈髋屈膝→两手握双脚外踝→尽量伸膝→屈髋屈膝→两手扳住脚底→抬起上体→稍停→做3~5次。

垫字功：仰卧→双手掌背或握实拳垫于两侧腰窝→做深呼吸3~5次→垫于骶骨两侧，相当于八髎处，同时做深呼吸3~5次→垫于尾椎处→做深呼吸3~5次→双手背垫于下位胸椎和上位腰椎两侧，即督脉膀胱经各穴位→做深呼吸3~5次。

床上5字卧功是清代大养生家曹庭栋卧功、坐功、立功3项部分内容。

侧字功刺激大肠、小肠、膀胱和肾脏，利于泌尿和排泄；俯字功疏通任督两脉，调整内脏功能；仰字功健脾胃、肝胆，助消化，调整大肠、小肠，推动积滞，通便降气，止呃逆；屈字功舒筋活血，通利关节；垫字功刺激督脉、膀胱经各穴位，改善和调节内脏器官功能。

[忌]

1. **个性化，忌超限**。不要努了劲儿去练。

2. **遵要点，忌不严**。不要不严格按5字功要领去练。

3. **保健法，忌包揽**。不要在任何情况用此法。不要把5字功的保健方法取代药物治疗。此方法对人的保健不是万能的，遵医嘱按时服药。

[宜] 常"3调"，宜常伴。经常要调整体态、调整呼吸、调整神经。

通过形、气、意"3调"，调身、调息、调心，调身即调整体态，调息即调整呼吸，调心即调整神经，达到加强"3力"即抵抗力、适应力、修复力的目的。

调整体态恢复正确姿势能够给身体、大脑和精神带来非常多的好处，能让身体感觉轻盈、健康、平衡、灵活和有力，让大脑达到一种平衡和清醒的状态，对内分泌系统和中枢神经系统起到平衡的作用，而这两个系统又能影响免疫系统。

调整呼吸能够调整人体内经络中生命之气的运行与平衡流通，起到平和、净化身心的作用。

［忌］

1. **忌忽视，常习练**。不要忽视常"3调"的保健疗效。把"3调"变成一种习惯。不是为"3调"而"3调"，而是为了自己的健康、平常少病、少苦恼。

2. **遵要点，忌不严**。不要不完全按常"3调"要领去练。初练者务须极力注意调整体态、调整呼吸、调整神经，如渐久成习，无法改正，影响生理心理，反易成病。形、气、意"3调"其中皆有深刻涵义，极其符合生理、心理之自然法则，不要违背要求。

3. **锻炼处，忌不选**。不要不挑地方去练。

［宜］**常静坐，膝足盘**。早晨起床之前、晚上临睡以前、白天有空时午睡以后起来起码3次常禁语盘膝足静坐。空气清新、流通，座前1米的空气一定要对流。静坐在干燥、适度厚软的坐垫上。坐垫的高矮根据各人身体状况而定，以舒适为原则。气候凉冷时，必使两膝、腰及后颈包裹暖和。开始前禁语，澄清思虑，行放松清静诱导法，做到松静自然。松即指全身放松，包括躯体放松、思想意识和精神情绪放松。静即指思想安静。自然即指姿势、意念和呼吸都要顺其自然。每天静坐有效时间为半小时至两个半小时。静坐能化出清香、清凉、甘甜的津液就可以视作有效。每次静坐控制在半小时以内，静坐完起身大步地走快，两手甩开。初练时，以时间短、次数多为原则。时间少坐，以适为度；次数多坐，以勤为用。若身体状况不允许，右胁而卧静躺，和静坐一样数出息，左手摆在左髋骨下大腿根位置，右手贴右侧面颊枕于枕头上。

第1阶段：受气有本性，不为外物迁。面向正东或正南，夜间要面向窗户亮光处→两腿自然交叉架住盘坐→盘膝时左脚属阳在外，右脚属阴在内，为阳抱阴，如感到不舒服可改换→左手拇指掐本左手中指午位，右手大拇指进入左手内掐住左手无名指的根部子位→两手相抱放在小腹部，为阴抱阳（或者右手掌仰放左手掌上，右手背平放在左手手心上面→两手心向上→两个大拇指指尖相对，轻轻相拄顶住→左右两手环结在小腹丹田穴位下面→平放于胯骨部分）→身躯略前倾→脊柱自然端直，背脊直立，使背脊每个骨节，就像算盘子的叠竖，如串铜钱腰部自然挺立→胸部舒展→双肩稍微平开正，平整适度→头正→腭收即后脑稍微向后收→前腭内收→头略前俯→下颌微收

→髋骨翘出一点摆好端正→巅顶至尾骶略成直线，百会与会阴成垂直一线→双目微闭→面带微笑，慈容可掬→眼正平视→目光随意确定在座前三步或五步远处，或者把眼球往上翻，翻到脑后藏起来，往后脑往头顶上看，眼球往后翻其实翻不过来，眼神经向内收，带动了后脑神经的拉紧，所引起的反应，感受上起了作用，就觉得是气脉动了→舌头微舐抵上腭天池穴，如有口水，慢慢咽下→静坐完下座前上体缓缓向前俯曲→恢复原姿→头部自然缓慢上下摆动，以正其身→左右平伸双臂→双手呈掌形竖起，向里翘指头，肩膀松开，指尖最大限度向里翘→指尖向前面撑开，重复前动作再翘→将两手搓热→趁热用手轻轻捂住两眼→热散后两手猛然向两侧分开，两眼同时随之使劲一睁→如此 3～5 次→再左右转睛→左转 9 周→右转 9 周→用两手按顺序全身上下搓一遍搓热干沐浴，仍上身坐正→两腿伸直→舌顶上腭→上身后仰，两臂随之向上伸舒，同时鼻子吸气→两眼向上翻看→脚尖前绷，脚跟后收→身体整个仰卧床上→上身由仰卧坐起前扑→以头靠拢两膝→两手打两脚涌泉穴→两眼往下看，同时鼻子呼气→两脚尖向里勾，脚跟向前蹬→如此一仰一俯，反复 7 次→离座。

第 2 阶段：一念代万念，清明气如神。左脚放在右腿上单盘坐，或右脚放在左腿上单盘坐，两腿互相重叠→惟上腿呈足心向上→头颈和上身自然端直，以坐稳舒适为度，上面的腿应尽量往左边或右边移动，近悬钟穴搭于大腿上，为第 3 阶段打基础→其余姿式同上→如果无法单盘，或者单盘坐到腿麻，而想继续用功，则可改用历来儒家所惯用的静坐姿势正襟危坐，或者佛家所主张的睡姿吉祥卧。

第 3 阶段：逍遥于人外，蝉蜕出尘埃。坐时将两足脚背搭于左右大腿上双盘坐→左脚小腿架于右腿之上→将右脚小腿牵上，架于左腿的上面→反之也可→两足掌朝天→两膝紧压软垫→悬顶钩腮，头颈和上身自然端直，百会朝天→两手掌心向上重叠，双腿交叉时如左腿在上，则左掌贴于右掌上，反之亦然，或者两手交叉相握，男左手掌在下，右手掌在上，女则相反→两拇指尖相对，轻轻顶住→两手心朝天抱于腹部丹田之前，结成"五心朝天"，以坐稳舒适为度→二目似闭非闭，微开一线同观鼻尖，看似对眼→凝神内观。

从远古以来便有这种静坐入定的坐姿，合乎生物天然法则，而且这种姿势，大体来说，很像胎儿在母胎中的姿势，安详而宁谧。静坐是对身心有益的修养方法。把两足盘曲起来，使它的生发能力，不致再向外面分散；返归根本而培养它的本源，使其本身更加健壮。

人身神经脉络，由中枢神经左右发展，而相反交叉，故将手足加以盘曲，两手环结，两拇指尖相对，轻轻相拄顶住，成一圆相，左右气血，起自身互相交流、减少散发的作用，以利勾通元气，自相调剂而恢复体能的原动力；双足盘曲，两手交叉，使四肢活动静止，便可减轻心脏的负担，所以静止的时间愈久，对于恢复心脏功能的功效愈大。

头顶端正，大脑稍微靠后，以使脑下垂体不受压迫而恢复正常。脑下垂体内分泌的均衡活动使影响淋巴腺、甲状腺、肾上腺等恢复健康的作用；后脑为思虑记忆中枢，颈间两动脉之活动，连输血液至脑，增加脑神经活动，故后脑稍向后收，下腭稍微压住颈部左右两条大动脉管的活动，使气血运行和缓，减轻脑神经的紧张与思虑，易得宁静，对于血压有恢复正常的功效。

下颌微收，使气管调直，保持呼吸道通畅，呼吸自然流畅；保持颈椎的正常生理弯曲，松弛颈椎椎骨压迫神经和血管，改善脑部血液供给。

舌顶上腭，易于唾腺产生津液，可助胃肠消化。舌顶上腭不动，将津液咃至舌根，待欲喷呛时引颈吞下，化为阴精，是造精之捷径，健身之妙法。

呼吸绵绵，深、细、长、匀，能扩大肺活量，促进和加强内脏各个部位的功能，尤其对消化系统功效更为显著。

子午这两道脉通寸、关、尺，而寸、关、尺之脉通心，心通脑。掐子午减轻动脉搏动冲撞心脏的力量，少生杂念，有助于入静。

面带微笑，可使面部神经松弛。心里预先要有一种愉快感，常带笑容，使精神愉悦。傲而散者则上视，阴而沉思者则下视，邪险者常左右侧视，故敛视半闭，可凝止散乱之心。双目微闭，功夫到了自然成微张状，似闭还开，两目半敛即半开半闭状，好象视若无睹。或开而易定则开，但不可全开，稍带敛意；或闭而易定则闭，但不可昏睡。

下座拂面熨眼转双睛，经常坚持做是非常行之有效的健身方法。使脸色滋润，推迟生长皱纹及老年斑；不但保持眼球灵活不得眼疾，还使通眼脑气筋通畅，保持眼睛不花。眼睛是心灵的窗户、内脏的窗口，难怪相面的偶尔也有说准的时候。干沐浴搓时倘能用数字来约束，持之以恒，定有意想不到的功效。伸臂长腰舒筋气有舒筋活络，长腰增力，抻筋活腰，强肺健胃，通带踵、养大脑的作用。

人在静坐的过程中，心理的杂想比较清静，头脑中的思虑比较减少，所以血液流行也比较缓慢，心脏也因此减轻负担。同时因为身体的姿势放置端正，不再运动来消耗体能，脑下垂体的内分泌平均分布，渐渐感觉四肢与内部，发生充满的感受。有了这种感受发生以后，反应最为敏感的，便是中枢神经和背脊骨的末端，连带肾脏部分，通常都会有胀紧的刺激。由此逐渐推进，循着气机和血脉的流行，如有物蠕动，逐部发生感觉。

每天不断的静坐．外面的形貌，更显得慈祥、可亲、活泼、和蔼、清净、庄严。不多时日自己感觉小腹充实，即俗称丹田之气饱满，神光焕发。由此至少可得祛病延寿的效果。如加以正确的禅定修持，精进不懈，自然呈现出慈悲喜舍的身心庄严之相。心身更健康，头脑更清楚。倘若不调正姿势，随意而坐，曲背弯腰，久必成病。身不正，息不停，心不静，体必病！

[忌]

1. **与佛、道，忌混谈**。不要把静坐与神仙修道或佛学禅宗的禅混为一谈。盘膝足静坐的方法，原始便是印度古老瑜珈术的一种姿态，并非佛法的内容，也并非道家修炼神仙内丹道法的内容，只是可以通用于一切修养身心性命的姿态与方法而已。

2. **用心练，忌不专**。不要不用心去练。

3. **形体练，忌神散**。不要形神分离去练。心摇气散，杂念纷飞，是由于气乱，气乱心就会乱。心摇气散使得真气不能上行督脉化生为源源不断的口内津液。这下降的津液，并非是平常口中的唾液，能起到祛病延年的功效。用意念数呼吸，把呼吸调顺，心就不会再摇动散乱。

4. **遵要点，忌不严**。不要不完全按常静坐要领去练。注意足、背脊、肩、手、头、眼、舌等7部位要点。

5. **不昏沉，忌散乱**。不要昏沉或散乱。也不要集中注意力在身体的某个位置。大昏沉像睡眠一样；细昏沉是没有睡着，好像自己也知道，别人讲话自己还听见，实际上不大清楚，迷迷糊糊。思想不能停叫做散乱。

6. **掌握度，忌守念**。不要无念太过。不可以脑中一片空白。不去制造念头，也不排除念头，不必去注意或引导，不要管身体上的感受，不要去控制呼吸。一上座以后，万事不管。有念无念之间，没有妄想、杂念。但是不要过分，因为无念太过，虚灵太过，要出毛病的，这就是度的问题。在若有若无之间不守任何一处，心境都摆在中和的状态，清清楚楚，然又心念不起。

7. **他要点，忌不管**。不要不注意其他要点。节制欲望，不但没有性行为，而且无性的欲念，可以及早恢复健康；减少饮食，当今吃的食品中，只有极少部分用来维持生命，绝大部分用来养活商人和医生。要把饭当药吃。佛教以过午不食为戒律的基本，并非完全属于信仰的作用。

8. **光线上，忌强、暗**。不要光线太强或太暗。光强容易散乱，光暗容易昏沉。

9. **静坐时，忌风寒**。不要让风直接吹到身上。以避免将来得风湿病。即使热天练，也不要使膝盖裸露。不要在冷气房或电风扇下练。

10. **静坐时，忌饱饭**。不要吃过饱饭就即坐。以免妨碍消化，导致消化不良。肚子饿时可以即坐，但过度饥饿时则不可以，以免分散心神。不要昏睡过甚仍强坐，犯困则去睡眠，等待睡足后再坐，才容易入静。

11. **屁股下，忌无垫**。不要静坐时臀部不用垫。否则，身体重心必至后仰，气脉壅塞，劳而无功。所以，无论初练者或长期练者，臀部必须稍垫高二三寸。初练者，两腿生硬，可垫高至四五寸，渐熟渐低。如果坐垫太高或太矮，都会使神经紧张。坐垫的软硬程度也必须适中，否则引起身体的不适，影响静坐的心情与效果。

12. **束身物，忌身缠**。不要裤带等一切之物束身。摘掉如手表、眼镜等物，将衣服上的钮扣解开，宽衣解带，松解束缚，使身安适。否则，放松不完全。

13. **不挺胸，忌耸肩**。不要挺胸、双肩斜塌拖压耸。以坐稳舒适为度。肋骨压垂，肺即收缩。故肩平胸张，可使肺量自由扩张。

14. **个性化，忌超限**。不要努了劲儿过分用力直竖。身体衰弱或患病者，初步不可太过拘泥直竖，更不可过分用力，功夫到了，自然挺直。根据自身健康状况，决定背脊直立和腰部自然挺立的程度。体内腑脏，皆挂附于脊椎，若曲脊弯背，五脏不能自然舒畅，必易致病，故竖直脊梁，可使腑脏气舒。

15. **头颈部，忌低弯**。不要低头。下颌微收并不是低头。

16. **目平视，忌偏看**。不要目光不平视。上视易生散乱，仪态近傲慢；下视易生昏沉。

17. **不勉强，忌烦厌**。不要强之久坐生烦厌。

18. **图安逸，忌太贪**。不要太贪图安逸。悠哉悠哉，身弯起来就不行。

19. **保健法，忌包揽**。不要把常静坐的保健方法取代药物治疗。此方法对人的保健不是万能的，遵医嘱按时服药。

20. **锻炼处，忌不选**。不要不挑地方去练。

21. **忌忽视，常习练**。不要忽视常静坐的保健疗效。把静坐变成一种习惯。

22. **忌忽视，早发现**。不要忽视静坐能早期发现原来身体内部潜在的疾病。体内的元气——能量产生了以后，它流通到哪里，那里如果有病，就有反应；没有病，它就很快通过。静坐时身体不适的感觉，都是因为早已有病根在内，静坐时气脉通不过，所以有堵塞、疼痛、麻胀等感受，可以帮你及早发现身体的病症，而且是在发病以前，在疾病潜伏期时就可以发现，而不是因为静坐而导致这些病症。如果坚持静坐，提前让它分期分批地释放出来，不至于让它由小病集成大病，有一天突然爆发，乃至不可收拾了；可以促使内在体能发生自我治疗的功效，如果持之以恒，早期预防、早期发现、早期治疗，必然可以使自己恢复真正的健康。

23. 非异况，忌停练。不要把正常反应当成异况而中止练。正确对待静坐出现的各种反应，开始一般都有生理或病理反应。腿痛是气脉不通，依次会经过痛、痒、麻、胀、冷、热6个阶段。静坐时要清楚走到哪个阶段，不要在前5个阶段就忍不住下坐。坚持经过前5个阶段，到热的阶段，气脉就通了，继续坐下去会越坐越舒服。最常见如口水增多，嗳气上膈，腹鸣、放屁等现象，均属静坐正常反应；有时也会感到手脚出汗、丹田发暖、脸似蚁爬、头顶气旋。以上这些表现都是静坐的收获。

静坐时口水增多，只需随呼气时将口水吞下，意贯丹田，以助消化；至于腹鸣、冷热等，均可听任自然，不加介意，继续静坐即可消失。

盘坐姿式动作虽简单，但要做到"五心朝天"的坐法，底盘巩固，上体虚灵，健身效果好，难度却较大，年老体弱者不易掌握，初学时不易上坐，片刻即感踝、膝关节酸疼，腿部麻木。必须由简到难，循序渐进，不可一蹴而就，要忍受较长期的腰酸、腿麻、关节疼痛的感觉，专心一志练下去；身上会出现象被很多蚂蚁噬咬的感觉，这里痒一下那里疼一下，不要去理它，这是一种血脉活跃冲破毛细血管里微细病灶的良性表现，几天后这种感觉就会消失；身体太受不了、腿太痛、头发胀者，可在座上作深呼吸，细长而无声，数次之后即可恢复疲劳，松懈一下神经，发痛发胀即可减轻；渐渐吸气令满，在下腹稍停一下，而后徐徐呼出；久之，四肢如带，麻痛感将全部消失，下坐后轻浮敏捷，有飞腾之感。

人的衰老与死亡，也多是从足腿开始而逐渐至躯干与头部。盘足曲膝静坐，感觉足腿的酸麻，正是说明足腿的神经与血脉并不通畅，证明健康已有潜在的问题。初练时，如腿麻木厉害，可双手攀紧足弓处，用力顶抗扣住，麻感即可缓解直至消失。

静坐入静中出现幻觉，不必恐惧，只要有思想准备，继续练下去即可消失。如不想练，可睁眼收功。

静极必定会动，身体内部潜在的疾病，在静止的状态之下很快地爆发，因静坐触发了，发出来了，并非坏事，并不是静坐出来的毛病，并不是原来是好的变坏了，而是本来有毛病，这一股生命的力量要通过堵塞的地方显现的；如出现经脉穴道震动、跳动现象，多是有障碍；出现某部疼痛，多系病灶反映，内气向病灶冲撞，这种反应一般时间较长，反复的次数较多，是病灶开始愈合的过程，需要有充分准备，不要姑息它，也不要太勉强它，要放松，不要紧张，不要用力。

双盘会便秘，是臀部以下的神经到大腿这里的气脉不通导致，因为不会双盘，想赶快地双盘，一双盘以后肛门自然夹紧了。肛门夹紧修炼习惯了，直肠不容易张开，就形成便秘了。加上脑神经的紧张，初学单盘、双盘的人，脑神经无形中都在紧张状态。

气脉打通时，会有很痛的感觉。比如，心脉部位的阻隔打开时，甚至会有心脏病发作的感觉；气通头骨时，头骨实在是痛得很厉害，感觉自己要死了。把身体的感觉都空掉，自然身体的气脉会充满起来，力量会越来越大，直到打通气脉，将"毒素"排出体外。

身体内湿气太重，则静坐时容易出汗、产生热感；身体太寒，静坐时会感觉有"冷气"往外冒。左边身体的反应对应的是气，右边对应的是血，气比血更容易转化，静坐初期的反应多是从左边开始。

24. **操连贯，忌嫌烦**。不要嫌操作麻烦。叙述看起来步骤较多，较难做，因动作是连贯的，真正做起来其实非常简单。

[宜] **经常要，瑜珈练**。在上下午两餐之间找个清洁干净、空气清新、极为清静的露天自然地方，铺上松软的毯子或垫子，去掉所有饰物，如皮带、手表、胸衣、束腹带等，赤脚，穿棉质宽松舒适的服装，身体处于大便排净、小便清空的状态，经常空腹或饭后 3~4 小时练瑜珈，尽量时间固定。清晨要在太阳升起之前进行练习，侧重练习呼吸及意念的活动和肢体的运动，上下午两餐之间侧重练习收束法，晚上要在太阳落山后进行练习，侧重练习精神、意识的入静和形体、姿势的安静，每天至少练 15 分钟。开始练的最佳季节是气候变化小的春、秋季。白天练后半小时可进食一些清淡的食物。

第 1 步，意志锻炼。端坐→清除杂念，约束思绪，保持安静。

第 2 步，完全呼吸法。立式或平坐或盘坐→上体放松→腰部自然垂直→闭口，以鼻呼吸→徐徐吸气 8 秒钟，使肺部底部、中部、上部顺序充满吸入之气→降下横膈→下部肋骨、胸骨、胸廓全部更向前突出，前后左右扩大→肺部充满空气后，停息 8 秒钟→静静地从鼻孔呼气 8 秒钟→缓驰胸部，沉下双肩，尽量收缩腹部，使肺部之空气完全呼出→胸与腹部完全放松后，重复 7 次。

第 3 步，（1）净化呼吸法。两脚自然开立→慢慢用鼻吸气 8 秒钟→停息 8 秒钟，同完全呼吸法→两唇紧闭，中间稍微开微隙，使呼气从微隙而出→在吐气过程中，可作 2~3 次停息→停息之后，继续吐气，使空气能吐尽为止→如此反复进行 3 次。

（2）瑜珈身印运动法：双盘腿坐→两手伸往背后→以左手握住右手臂→上体自腰部慢慢向前弯去→一面弯下，一面呼气，直至头额贴地为止→停息，尽量维持此姿势→缓慢地吸气，同时直起上体。

（3）攀脚前弯式运动法：仰卧→两脚相并伸直→两手放在身旁→吸气→一面慢慢举手，上身坐起，同时静静呼气→上身向前弯，两手指攀着脚趾，吸气→腰继续弯曲，头部俯下触及膝盖，同时呼气→全身放松，一面吸气，上身徐徐直起，并恢复仰卧姿势。

（4）锄头式运动法：仰卧→两脚相并伸直→两手放在两侧，手掌贴地，吸气→一面呼气，两脚慢慢举起成直角，保持 10～15 秒钟→一面吸气双脚越过头部，脚趾着地，双臂仍保持原位置，手掌贴地→把双脚伸平直，使脚趾离头部再远些，使体重落于脊椎上端→恢复原仰卧姿势→初练者重复做 3 次→以后可逐渐增加到 10 次。

（5）眼镜蛇式运动法：伏卧→两脚相并伸直→肩膀放松→两肘弯曲放在乳房两侧贴腋，手掌着地，深深吸气→一面慢慢呼气，两手用力，上身徐徐抬起→抬头→抬颈椎→抬胸椎→一节一节抬起，尽量抬高→脐部以下密切贴着地→脐以上的部分均抬起，面部朝天→停息 7～12 秒钟→一面呼气，全身慢慢放松，恢复伏卧姿势。

（6）鱼式运动法：双盘腿→两手向后移转→以双肘为支点，身体后倒→头顶着地，胸部呈弓形，由头顶与脚支持体重→两手握住脚趾，静静呼吸→依相反的顺序，恢复原来姿势。

（7）弓式运动法：伏卧→两脚相并伸直→全身放松→慢慢吸气→两手往后伸直→两膝弯曲，脚底向上→双手握住两脚踝→抬头挺胸→胸呈弓形→一面徐徐呼气，恢复伏卧的姿势→意念集中在骨盆。反复做 2 次。

（8）蝗虫式运动法：伏卧→两脚伸直→两手握拳→拳心向上，放在身旁→吸气后，停息→拳头紧贴地→两脚伸直上举→头正直，下腭着地→尽量维持此姿势，慢慢呼气→恢复原姿势，并吸气→意念集中在骨盆与脊椎下部。

（9）跪式运动法：跪坐→两脚放开→屈膝→臀部坐在脚间地上→两手放在身旁→两手伸后→以两肘支持身体→往后倒下，深深吸气→后头部着地→两肩着地→两手在头部两侧伸直→意念集中在心脏及胃附近。

（10）孔雀式运动法：两脚分开→两肘屈曲→跪在地上→手掌着地→手指向脚部的方向→上身向前俯→两手用力，体重由手部支持→两脚徐徐向后方伸直，深深吸气→吸气后停息→重心移至前方→上身向前倾斜→脚尖离地，只用前臂支持整个体重→脊柱伸直→自面部至脚尖与地面平行，将身体浮上腾空→一面呼气，静静恢复最初的姿势。

（11）肩立式运动法：仰卧→两脚伸直→两手放在身旁→吸气→两上臂着地→两脚往上直举→两手支撑在上腰部→肩以下成一直线→下腭紧贴胸部→在不勉强的原则下，保持此姿势→呼气→慢慢放下身体→放下两脚→静卧 1

分钟。

（12）倒立式运动法：跪下→两手交叉着地→两肘往前弯着地→身向前俯→交叉的两手抬起→抱着后头部→使头顶着地→脚尖离地→引体向上→慢慢将两脚伸直，成一直线→保持此姿势5分钟→呼吸自然→放下两腿→恢复原跪姿势。

（13）腹贴背式呼吸法：双盘腿坐或立正式→上身稍向前弯→双手轻轻放在膝上→深深吸气→由口强力呼出→横膈尽量吊高，紧缩腹壁，将内脏缩上胸部，同时胸廓也尽量收缩→停息→由鼻静静地深吸气→反复数次→初练者每天在空腹时做1次。

（14）旋转式运动法：双腿盘坐不动→两手放在大腿根→身体尽量向下沉、向前趴→眼睛向前看→头翘起来，尽量仰起来，然后身体再起来→前、后、前、后，这个动作做6次→掌心朝上→双手撑在大腿根部→肩膀端起来→身体右前左后一二三绕圈子→大拇指压住中指和无名指，食指和小指向前伸→手心朝上放在大腿根左右→胳膊伸直撑起肩膀，把肘关节要直起来，肩膀要端起来，要撑住这个骨节（肘）→闭气，同时左臂朝左平举，右小臂向左平举，右手放在胸前左肩膀的下面→双手同时顺时针绕身体旋转，直到左手撞击胸部的右肩肩部锁骨稍下面，左手撞击时手背朝着外面，同时右手向后以手背撞击后腰部→反向逆时针扭转，右手撞击胸部，左手撞击后腰部→整个动作是一种双手臂绕身体的旋转动作，身体基本保持原位，只是双手臂在转，后面这个手背打到后腰，前面的手臂拍到肩部锁骨稍下面→一边做3下→回复开始时双手放在大腿根上，恢复转来呼吸一口气，马上又闭到气→双臂弯曲→高举大臂→高耸双肩→双手举到胸前，手心朝下，左手在左肩下，右手在右肩下→两个胳膊快速向下，使两大臂夹住身体，同时两小臂向前伸，手心朝上→两个胳膊快速向上翻，使姿势恢复到上一个姿势→如此反复3次→把手放如前在大腿上→再呼出去→去掉座垫→双手大拇指压住中指和无名指，食指和小指向前伸→双手胸前交叉→双手分开→身体向右倾→双腿弯曲→双手靠在胸前→以右臂右腿接触地面支撑身体→左腿向外侧蹬直，脚不用伸直，同时左手也向上伸出与腿保持平行，但手印一直未散→腿和手收回→再蹬→共做3次→转过来另一边同样→呼吸闭气，两脚收回盘腿→双手撑起身体使双腿离开地面5～10厘米→松开，使身体自由落下→做3次或6次或9次→放松。

以上运动法可根据自身的实际情况和需求，每项都练或有选择地练。

第4步，弛缓呼吸法。仰卧→两脚分开约与两肩同宽→两手分放两侧→手掌向上→自然呼吸，逐渐由快而慢→由脚尖起放松全身肌肉→把意识引导到脚、小腿、膝盖、大腿、腹、胸、手、臂、肩、头等部位，消除其紧张，逐渐放松→当各部位肌肉之局部感消失，则把意识集中在心脏部位→在放松安静的情况下练10分钟。

瑜珈是梵文 yoga 的中文音译，意思类似于身心相应、心物相应、天人相应，互相感应，是一种源自至少5000年前古老的修身术和朴素哲学，是一种身体、心灵和自然和谐统一的方法，是一门使人们在体质、精神、道德和心灵方面修行锻炼的生活艺术，不仅追求身体的完美，同时也追求感官、精神、智力和灵魂的完美，它完全不受种族、年龄、性别、宗教等限制，是一项注重人的内在心灵、追求身心融合的运动，更是一种全面健康、纯净的生活方式，因为它提供了健康的生活规范，比如：戒掉坏习惯，按规律生活，让我们对生活持宽容仁慈的态度等。通过灵修＋修行，6个净：身体干净，食物洁净，语言纯净，行为纯净，思想纯净，心灵净化，练者能够得到生理、心理和精神的全面健康和对生命意义的更深理解。

瑜珈是传统的生命科学，是一门几乎囊括了所有健康元素的健身方式，包含了动、静有机地结合的养生健身运动。静即指练时的精神、意识的入静和形体、姿势的安静。动即指练时的呼吸及意念的活动和肢体的运动，也在大脑的一种特殊安静状态下进行的。瑜珈锻炼了全身的每一个部位，使肌肉、关节等更为有力和协调，使人体基础代谢率降低，血液循环加快，氧耗量减少，肺内氧浓度增高，锻炼内脏、腺体和神经系统，使全身各系统保持充满活力的状态，提高人的免疫力，减缓和消除慢性疾病，净化血液，保养皮肤，有效地矫正身体畸形。练后人的神经和肌体可以得到充分休息，增进儿童身体健康，促使大脑智力的发展。既可以使肉体得到充分休息和放松，也可以使精神得到充分清醒和放松，从而达到非常高级的意境。

瑜珈的体式很多，经历了数千年的发展演变，现已能够完整地使身体的每一块肌肉、每一根神经及每一种腺体都得到锻炼。现代的体育运动往往把生命能量外泄，而瑜珈运动却把生命能量潜藏起来，通过调节内脏的功能而改进人的健康，坚持练为人带来良好的健康和生命力。

瑜珈身印运动法强健腹肌，锻炼内脏，强壮腰部，通大便，可治内脏下垂。

攀脚前弯式运动法锻炼腹肌、腰肌，可消除内脏功能障碍，可治疗腰酸背痛、糖尿病，消除腹部脂肪，强化背部骨骼，使之柔软，增加弹性。

完全呼吸法使所有呼吸器官和肺部的肺泡和呼吸肌肉等完全参与活动，能扩大胸廓，增强肺部，防治伤风鼻塞。

净化呼吸法能促进肺部组织细胞的更新能力，也能消除疲劳。

　　锄头式运动法锻炼脊椎神经，纠正歪曲的脊椎骨，提高内脏功能，调理月经，治疗糖尿病、贫血引起的头痛，消除腹与腰部的脂肪，迅速解除疲劳。

　　眼镜蛇式运动法锻炼腹肌，克服脊椎骨的硬直与障碍，预防肾结石。

　　鱼式运动法解除颈部之紧张，除去头部的压迫感，扩展胸部，净化甲状腺与扁桃腺。

　　弓式运动法锻炼腹肌，矫正脊椎弯曲，强化整个脊椎与中枢神经，对胸腺、胃、肝、肾、胰脏等疾病有极好作用，尤其能加强性腺，对糖尿病或初期之阴茎萎缩、不孕、月经不调均有治疗效果，也可治疗肥胖症。

　　蝗虫式运动法强化腹肌，发达下腰，使脊柱变强健，矫正脊椎前凸，调整肝、胰、脾、肾脏功能，治疗便秘，扩大肺脏，增加肺活量。

　　跪式运动法锻炼脚、膝、腰部，使之强健，治疗消化不良、便秘、坐骨神经痛、失眠等。

　　孔雀式运动法增强消化功能，治疗便秘，预防糖尿病，扩展胸部。

　　肩立式运动法增强性功能，预防生殖器障害，纠正子宫位置异常，治疗消化不良、便秘、脱肛，使新陈代谢旺盛。

　　倒立式运动法是最难做的锻炼方法之一，治疗肝、脾、泌尿系统疾病，治疗糖尿病、便秘、子宫卵巢疾病、不孕症、神经衰弱，增进记忆力。

　　腹贴背式呼吸法促进消化功能，尤其对大肠的蠕动更起推动作用，治疗脱肛、胃下垂、子宫下垂等。

　　弛缓呼吸法可使神经系统得到完全休息。

　　[忌]

　　1. **两概念，忌混谈**。不要混淆瑜珈和瑜伽的概念。瑜珈是这一套功夫的总名称，而瑜伽则是指修这一套功夫有所成就的人。

　　2. **锻炼处，忌不选**。不要不挑地方去练。

　　3. **形体练，忌神散**。不要形神分离去练。

　　4. **忌二二，又三三**。不要三天打鱼，两天晒网。

　　5. **保健法，忌包揽**。不要在任何情况用此方法。虽然瑜珈与其他体育锻炼相比注重整个身心的健康，讲究顺其自然，没有任何竞技性，可根据自身情况确定难度，更便于练习，适合任何年龄、任何身体状况的人，但洗浴前后半小时内、女性月经期、怀孕4个月后、产后第一个月不要用此方法，另外，患有眩晕、高血压、耳朵感染化脓、视网膜脱落的患者不要用倒立式运动法。

　　6. **忌抻、伸，要舒缓**。不要猛抻、伸。防止岔气、闪腰等不良情况发生。

　　7. **个性化，忌超限**。不要努了劲儿去练。根据自身健康状况，决定练瑜珈的程度和每次的时间。在练瑜珈操作中，为了安全、可靠、提高治疗效果，防止出现一些不良反应。

8. **遵要点，忌不严**。不要不完全按练瑜珈的要领去做。否则就成了装神弄鬼"跳大绳"的了！达不到保健的效果。正确的瑜珈练习必须先从呼吸的练习开始，而不应先从体位法开始。

9. **忌忽视，常习练**。不要忽视瑜珈要常练的保健疗效。

10. **操连贯，忌嫌烦**。不要嫌操作麻烦。叙述看起来步骤较多，较难做，因动作是连贯的，真正做起来其实非常简单。

[宜]　**坐卧姿，宜扳转**。坐卧姿势要正确。

坐姿：臀部平稳地端坐在方凳或椅子的前三分之一或二分之一处→髋关节屈曲成90°→躯体端然→头部正直→略微前俯→含胸拔背→松肩垂肘→掌心向下→十指舒展，轻放于大腿中三分之一处→腰部自然伸直→腹部宜松→两脚平分，与肩同宽→小腿与地面垂直→膝关节屈曲成90°。

卧姿：左、右侧卧均可，一般右侧卧。侧身卧于床上→头微前俯→腰背稍弯，含胸拔背→枕头高低适宜，确保头颈左右不倚，舒适平稳→右上肢自然弯曲，掌心向上，五指舒展，置于枕上耳前，距头部约2寸→左上肢自然伸直，掌心向下，五指放松，放于同侧髋部→右下肢自然伸直→左下肢膝关节屈曲为120°→左膝轻放于右下肢膝部→双目轻闭→若为左侧卧→四肢体位与上相反。

或者，全身仰卧于床→口眼轻闭→头微前俯→躯干正直→枕头高低适宜，确保头颈左右不倚，舒适平稳→两臂自然伸直，掌心向内→十指舒展，置于身体两侧→两下肢自然伸直→脚跟相靠→足尖自然分开。

右侧卧位，肢体自然屈曲，使全身肌肉筋骨放松，又能使体内脏腑保持自然位置，利于消除疲劳和保持气道、血络通畅。

扳转日常习惯的不正确姿势，以确保躯体放松，经络通畅。

[忌]

1. **忌异况，不择选**。不要只根据个人习惯而选择侧卧位。胃张力低下，蠕动力较弱及排空迟缓者不要取左侧卧位；胃黏膜脱垂患者不要取右侧卧位。

2. **误理解，忌片面**。不要机械地理解正常卧位。姿势正确只是保证睡前在床上的状态。

3. **太教条，忌负担**。不要太教条。即使睡着了姿势不正确，也不至于对身体有太大危害，不要有不必要的思想负担。再者说来，睡眠的姿势不可能一成不变，一夜之间，不自主地总得翻身20～45次，以求得舒适的体位，提高睡眠质量，恢复体力。实际上具体姿势意义却不显著，不能适用所有睡眠时间，原则上以保证睡前在床上正常的姿势状态为准，而不以所有睡眠时间为准。

4. **忌忽视，照着办**。不要忽视扳转日常习惯的不正确姿势的保健疗效。

5. **都明白，忌做偏**。不要什么都懂就是没有付诸行动。以上的道理谁都明白，可并不是所有人都真正的按这么去做，只是明白了，并没有达到要达到的目的。

[宜] 数、随、止，停杂念。经常要数息、随息、止息。静坐数息时，呼吸自然，身体放松。数息就是用感觉来听自己的呼吸声，计算其次数。一呼一吸之间，叫一息。由 1、2、3、4……按次计数下去，数到最后，这中间并没有杂念，数字并没有差错，心念配合呼吸也就是初步的成功。如果在数息中，插入其他杂念，则须重新计数从头数起。

人的呼吸是一进一出的，氧气吸进来以后，转化变成二氧化碳呼出去。我们体内的氧和二氧化碳随时在新陈代谢。而在一呼一吸中间，有个空档，有一刹那间是不呼不吸的，叫"息"。

数息→呼吸粗→呼吸较细→身心宁静，只有感觉自己内在呼吸，却听不到呼吸声音→随息→一个真到达静定境界的人，鼻子呼吸没有了，不是完全停止，其实还在很轻微的进出，只是非常微细，实际上还是有呼吸的，止息。

数息分两种即数入与数出。数入乃按呼吸之吸时计数。数出乃接呼吸之呼时计数。凡是营养过剩、血气旺盛、血压高睡不着觉或杂念多、欲念旺的人，要计出息；体弱多病、血压太低、脑神经衰弱的人，要计入息。身体不好也不坏的人，可分上、下午分别各数出、入息。

战国时哲学家庄子（约前 369～前 286）："众人之息以喉"，一般人的呼吸只到喉部到肺部，"真人之息以踵"，得道的人的呼吸可以到脚部，气沉下去，充满了。气这样一沉下去，并没有说完全断了，很久会来一下呼吸。气充满以后，自然冲到顶，使脑下垂体激素分泌下来，口水就愈来愈多。最后一种最好的口水排下来，特别清凉甜，让它自然吞下去，慢慢下去之后，皮肤、身体整个都会改变。

数息过程中，身心会有变化，常会发现病症，这些疾病潜伏在体内，经由修炼才发觉。数息功夫好，自然祛病延年，身心康乐。随息即心念与气息结合成一体。息灭之后即止。息也灭了，杂念也停了，称之为止。

平常无妄想、无杂念，绝对清净，才是净心。有妄想，有杂念、有烦恼，是因欲望多、人我是非、喜怒哀乐而来的。心不正，心不净，人身就多病。

气息越重，身体越怂，寿命越短。

[忌]

1. **两概念，忌混谈**。不要混淆调息和导引术的概念。勤调息≠练导引术。比如，练导引术是鼻吸气、口出气，而勤调息都是鼻进出气。

2. **心无散，忌息算**。不要在心无散乱时还数息。如果再数息，则是多此一举；若强再计数，便是自增妄想。

3. **形体练，忌神散**。不要形神分离去练。

4. **三层次，忌误言**。不要分不清在数的过程呼吸呈现3个层次。不是一定要数息做好之后才随息，随息而后才止息。其实不然。如一上座，一念之间即同时具备数、随、止程序。

5. **遵要点，忌不严**。不要不完全按数息、随息、止息要领去练。心不要跟着呼吸进到体内，也不要跟着呼吸出到体外，只应在鼻端这一带区域觉知呼吸。要注意出气，不要注意入气。只要看着呼吸，不要控制呼吸，要自然的呼吸。呼吸进来不要立刻呼出去，因为气还未送至全身，这样会头晕气闷。

6. **保健法，忌包揽**。不要把常数息、随息、止息的保健方法取代药物治疗。此方法对人的保健不是万能的，遵医嘱按时服药。

7. **锻炼处，忌不选**。不要不挑地方去练。

8. **忌忽视，常习练**。不要忽视常数息、随息、止息的保健疗效。把数息、随息、止息变成一种习惯。

[宜] **常养静，似冬眠**。选择良好的环境，环境要安静、整洁、光线柔和→独自在一处→平静躺着→闭上双眼→全身肌肉放松→调息入静→内向意守，心不外驰，注意力高度集中于对内调节，使大脑皮层进入内抑制过程→凝神使自己转入与清醒、睡眠和做梦都不一样的第4种意识状态→每日训练1～2次，每次20分钟。训练要有规律性。

（1）入静是低消耗、高效率的回授生理效应

人在入静后，生命活动中枢的大脑又回复到儿童时代大脑电波状态，也就是人的衰老生化指标得到了"逆转"。常在静态中则生命本能活动永远在有规律地转变，转变到一定时间，在生理现象上爆发出另一种本能活动的作用。静养神，动养形。身心真正得到休息，将对身体利益无穷，是最好的"补药"。

（2）心、物是统一体

人的众多妄念使得生命原能量大量消耗，从而使人体产生这样或那样的种种不适或疾病。减少生命原能量的耗散，人体就在极微妙的状态中，使各

部分器官进行功能自调，并使大脑的神经细胞得到调整，从而缓解疲劳，激发新的活力，产生较高的创造力，让生命原能量自我修复、自我调整、自我治愈疾病。

[忌]

1. **不昏睡，忌杂念**。不要昏睡或有一点杂念。把那些杂乱的念头空一空，什么思想也没有，但心境很清明，头脑很清楚。这个时候等到一阳来复，正子时位置到了，阳气就恢复了。阳能先把病灶修补，冲关。

2. **养静时，忌饱饭**。不要吃过饱饭就入静。饭后 2 小时内慎行，以免妨碍消化，导致消化不良。

3. **忌忽视，入静安**。不要忽视常养静的保健疗效。把养静变成一种习惯。"天主正，地主平，人主安静"（春秋时期《管子·内业》）。"静者寿，躁者夭"（南朝齐梁时期道教思想家、医学家陶弘景（456～536））。心静则神静，神静则形安，神躁则形亡，即身心躁动则肉体消亡。

4. **保健法，忌包揽**。不要把常养静的保健方法取代药物治疗。此方法对人的保健不是万能的，遵医嘱按时服药。

5. **锻炼处，忌不选**。不要不挑地方去练。

[宜] **放松功，宜常伴**。每天没事时或晚上睡觉前，自然站式，均匀呼吸，意想全身象网状一样，将体内病气、浊气向下抖动排出到地底下。全身振颤、抖动，重点在两手腕和两脚踝及脚跟，每次振颤 5 分钟左右，每分钟振颤频率 150 次左右。振颤后静立 5 分钟左右，也可以根据身体状况适当延长时间。

依次缓慢地一个部位、一个部位的放松，默念"松"，意想该处象发面、水波、电波一样一圈圈扩大，并且，借助意想"松"的动力向外扩散、变大。头→颈→肩→上臂→肘关节→前臂→腕关节→手→胸背→腰腹→髋关节→大腿→膝关节→小腿→踝关节→脚。

或者，三线放松法：第 1 线即指两侧：头部两侧→颈部两侧→两肩→两上臂→两肘关节→两前臂→两腕关节→两手掌→两手指。第 2 线即指前面：头面部→颈前部→胸部→腹部→两大腿前面→两膝关节→两小腿前面→两踝关节足背→两大脚趾端。第 3 线即指后面：后脑→后颈→背部→腰部→两大腿后面→两腿腘窝→两小腿后面→脚跟→脚底。

保持安静状态→以第 1 线开始→放松完第 1 线约 3 分钟→放松完第 2 线约 3 分钟→放松第 3 线。如果感觉没有放松时，可任其自然，按照次序继续一条线一条线地放松，每次循环 1～3 次。

人体身心放松时，松弛后对氧的消耗量减少，能量代谢率降低，储能反应状态增强，交感和副交感神经调节和协调能力增大，进一步疏通经络，调和气血，协调脏腑，有利于机体功能的调整和修复，有助于增强体质，从而达到防治疾病、增进健康的目的。

振颤法动静结合，通过对全身有节律的振颤运动，对促进气机的下降，调气、降气具有非常重要作用；通过对手脚的振颤，锻炼调节人体的十二经脉及脏腑，不但能强身健体，而且对肝阳上亢或上实下虚症，如高血压、神经衰弱、血管神经性头痛、更年期综合征等有显著作用。振颤常做为放松、入静的预备和引导方法。

放松功安全有效，不受环境条件地点的限制，易学、易练、易见效益，站、坐、卧、行均可。既适合脑力劳动者练习，快速消除大脑的疲劳，增强记忆和缓解紧张情绪，又适合体力劳动者练习，快速消除肌体的疲劳；既适合健康人练习，是入静的基础，又适合亚疾病人群调节、恢复练习，促进气血运行和新陈代谢，还适合患者治疗、康复练习。对高血压、冠心病、青光眼、神经衰弱、胃肠病、哮喘等疾病有非常好的治疗作用，对于各种原因引起的疼痛也能起到很好的镇痛作用。是高血压、冠心病等心脑血管疾病的首选保健方法之一。

[忌]

1. **保健法，忌包揽**。不要指望靠放松解决问题。

2. **忌二二，又三三**。不要三天打鱼，两天晒网。

3. **遵要点，忌不严**。不要不完全按放松功要领去做。

4. **忌忽视，照着办**。不要忽视常放松的保健疗效。

5. **操连贯，忌嫌烦**。不要嫌操作麻烦。叙述看起来步骤较多，较难做，因动作是连贯的，真正做起来其实非常简单。

六、情志宜忌

[宜] **人性观，自诊断**。不花钱自测自己对人性的态度。下面每一句话都代表了有关人或事的一般性看法。请用第一印象答。

（1）不要告诉任何人自己做某事的真正原因，除非自己有特殊的目的

（2）多数人是好的和善良的

（3）与人交往的最好方法是说出对方想知道的事

（4）只有肯定某件事是对的才能去做

（5）最聪明的"绝招"是假定所有人一旦有机会就会做出卑鄙的事

（6）任何时候都应该诚实

（7）有时为了得到自己想要的东西，自己不得不去伤害别人

（8）如果不是被迫，多数人都不会努力工作

（9）平凡但诚实要比有名气但不诚实好

（10）最好告诉对方自己为什么请他帮忙，而不是编造更动人的理由去打动他

（11）成功的人多数都是诚实和善良的

（12）任何人如果完全相信别人都会吃亏上当

（13）罪犯与其他人的不同在于罪犯太笨了所以才被抓住

（14）多数人是勇敢的

（15）即使自己不喜欢有地位的人，自己也应该好好地对待他们，这样做才是上策

（16）在各方面都优秀是有可能做到的

（17）多数人不会轻易受骗

（18）有时为了得到自己想要的东西，自己不得不说一些假话

（19）说假话永远是不对的

（20）失去钱财比失去朋友造成的损失更大

试题	测验答案记分			
	完全同意	部分同意	部分不同意	完全不同意
（1）	5	4	2	1
（2）	1	2	4	5

（续表）

试题	测验答案记分			
	完全同意	部分同意	部分不同意	完全不同意
（3）	5	4	2	1
（4）	1	2	4	5
（5）	5	4	2	1
（6）	1	2	4	5
（7）	5	4	2	1
（8）	1	2	4	5
（9）	5	4	2	1
（10）	1	2	4	5
（11）	5	4	2	1
（12）	1	2	4	5
（13）	5	4	2	1
（14）	1	2	4	5
（15）	5	4	2	1
（16）	1	2	4	5
（17）	1	2	4	5
（18）	5	4	2	1
（19）	1	2	4	5
（20）	5	4	2	1

量表总分 = 20 + 每一项目得分累加后的分数。

答案总分数在 40~120 分，中间值为 100 分。

（一）真相大白

总分数愈高，愈反映自己信任的一种误区，即信奉可以通过技巧来影响或改变他人；在面对面的交往中，愈能即兴发挥并取得成功；愈较多地支配、控制别人，较多地说服别人，较少地被别人说服，较多地取得成功；愈超乎寻常的冷静使自己对他人、对敏感的问题只投入较少的情感，在令人尴尬的场合能够顾全脸面；愈不太可能在传统的社会中得到发展。

总分数愈低，则愈与上述内容相反，愈过分分心于不重要的细节问题。

（二）追本溯源

人性是一个内涵极广的概念，大多数人用它来调节自身行为以及他人的行为。对人性的态度的影响涉及到生活的方方面面，小到婚姻生活中的夫妻兵法，大至国家之间的外交策略。我们之所以形成了对人性的不同态度，是由于他人的行为对我们的生活、事业能否成功有着巨大的影响。无论我们制定了什么样的健康目标，除了自身因素和环境因素外，还会遇到由于他人的行为所造成的障碍。因此，我们希望了解他人，并形成关于人性的独立见解：人是否自私？他人的话是否可信？我们根据自己的经验形成了对人性的一般态度，这种态度一旦形成，就会影响我们的人际交往，以至夫妻关系，甚至能否健康。

量表的科学性、可行性。Christie，R.， & Geis，F. L. 于 1970 年编制，近半个世纪，许多不同领域里的研究反复证明了它的结构效度，信度、效度很高，是测试人性态度之量表中的佼佼者。信度即量表或测验的可靠性和稳定性的程度，指量表本身的稳定性及可重复性；效度即量表的真实性、有效性，指量表的评定结果能否符合编制的目的以及符合良好的程度，换句话说，量表能够测查出所要测量的东西的程度，这包括两个意思，一是测查了什么特性，二是测查到何种程度。该自评量表能测查自己与别人相处的一般策略以及评价自己能否支配、控制别人并为己所用，是否有利于健康。

[忌]

1. **误理解，忌负担**。不要错误理解试题，这些话只反映不同的观点，不一定反映事实，故没有对错之分。

2. **自评判，忌不验**。不要忽视该自评量表的重要性。

3. **有依据，忌当赝**。不要不相信该自评量表。该自评量表有上述科学性的充分依据。

4. **解读分，忌错偏**。不要错误解读分数。总分数高者并不说明比总分数低者更邪恶或者更有报复心。

5. **误关联，忌跑偏**。不要错误认为与智力等因素有关联。量表分数与智力、社会环境、社会愿望或社会流动性均没有关联。

[宜] **述情障，自诊断**。不花钱自测一下，自己有述情障碍吗？

（1）当我哭泣时，我知道是什么原因

（2）空想纯粹是浪费时间

（3）我希望自己不那么害羞

（4）我常不明白自己是什么样的感受

（5）我常幻想着未来

（6）我似乎和别人一样容易结交朋友

（7）知道问题的答案比知道其原因更重要

（8）我难以用恰当的词描述自己的情感

（9）我喜欢别人知道我对事物的态度

（10）有些身体感受连医生也不理解

（11）只做工作是不够的，我需要知道为何做和如何做好

（12）我很容易地描述自己的感受

（13）我更喜欢分析问题而不仅仅描述它

（14）当我心烦意乱时，我不知是伤心、害怕、还是愤怒

（15）我常好幻想

（16）当我无事可做时，常好空想

（17）我常为体内的感受所困惑

（18）我极少做白日梦

（19）我更关心事物的发生，而不注意为何发生

（20）我有些难以识别的感受

（21）情感的沟通很重要

（22）我觉得难以描述对别人的情感

（23）别人告诉我，要更多地表达自己的感受

（24）一个人应寻求更深刻的理解

（25）我不知道我的内心发生了什么

（26）我常不知道自己为什么气愤

试题	测验答案记分				
	完全不同意	基本不同意	不同意也不反对	基本同意	完全同意
（1）	5	4	3	2	1
（2）	1	2	3	4	5
（3）	1	2	3	4	5
（4）	1	2	3	4	5
（5）	5	4	3	2	1
（6）	5	4	3	2	1
（7）	1	2	3	4	5
（8）	1	2	3	4	5
（9）	5	4	3	2	1
（10）	1	2	3	4	5
（11）	5	4	3	2	1

（续表）

试题	测验答案记分				
	完全不同意	基本不同意	不同意也不反对	基本同意	完全同意
（12）	5	4	3	2	1
（13）	5	4	3	2	1
（14）	1	2	3	4	5
（15）	5	4	3	2	1
（16）	5	4	3	2	1
（17）	1	2	3	4	5
（18）	1	2	3	4	5
（19）	1	2	3	4	5
（20）	1	2	3	4	5
（21）	5	4	3	2	1
（22）	1	2	3	4	5
（23）	1	2	3	4	5
（24）	5	4	3	2	1
（25）	1	2	3	4	5
（26）	1	2	3	4	5

（一）真相大白

答案分数在男 75～130 分、女 72～130 分。

自己有述情障碍。分数愈高，述情障碍愈严重；愈缺乏幻想和想象力，很少做梦，对梦的回忆愈差，且少象征性意义；思维愈过于具体而僵化，缺乏创造性，创新意识差，不利于健康；愈易把精神痛苦表达为躯体不适，导致自己在精神科以外反复就诊和检查，难有结果，甚至引起医源性疾病；愈不能正确表达躯体症状，导致躯体疾病的误诊；愈易患消化性溃疡、溃疡性结肠炎、肠激惹综合征、神经性厌食等消化系统心身疾病；愈易患冠心病、高血压等心血管系统心身疾病；愈易患支气管哮喘等呼吸系统心身疾病；愈易患神经性皮炎、荨麻疹、瘙痒症、湿疹、斑秃、银屑病、多汗症等皮肤的心身疾病；愈易患甲状腺功能亢进、糖尿病、肥胖症等内分泌代谢性心身疾病；愈易患偏头痛、自主神经功能失调等神经系统心身疾病；愈易患阳痿、类风湿性关节炎、腰背部肌肉疼痛等泌尿及骨骼心身疾病；愈易患月经紊乱、经前期紧张综合征、功能失调性子宫出血病、更年期综合征、性冷淡、不孕症等妇科心身疾病；愈易患肺结核等躯体疾病；愈易患神经症、物质依赖、躯体化障碍、精神性疼痛、精神创伤后应激障碍、隐匿性抑郁、性变态、神经性呕吐、人格障碍等精神障碍；愈不宜使用精神分析、精神动力性心理治疗、领悟治疗等分析性心理治疗。

正确的治疗措施：首先让自己了解述情障碍的性质，懂得自己的情绪体验，区别躯体症状和情绪反应；然后用行为治疗、松弛治疗、自我训练和暗示疗法；必要时，在医生的指导下使用抗抑郁和抗焦虑药物辅助治疗。

答案分数在男 26～74 分、女 26～71 分，平均分男 61.8 分、女 60.5 分。

自己没有述情障碍。分数愈低，自己的人格特征愈有利于健康，并有利于自己已患有的某些心身疾病、其他躯体疾病、精神障碍等的预后和治疗。

（二）追本溯源

每个人都有一定的描述情感的能力、认识和区别情绪与躯体感受的能力、幻想和想象力、通过思维表达内在的态度、感受、愿望和欲念的能力。当人们不能适当地表达情绪、缺少幻想时，就存在述情障碍。它并非一种独立的精神疾病，而是一种人格特征；也可为某些躯体或精神疾病较易产生的心理特点；或者为其继发症状；并与某些疾病的预后和治疗有关。因此，了解它有助于确定自己是否适合健康，并有助于疾病的诊治，有一定的实用意义。

量表的科学性、可行性。Taylor，G. J. 等人于 1984 年编制的，数十年来，在国内外广泛应用，具有较高的信度和效度，可以较全面而正确地评估述情障碍的存在和严重程度，帮自己了解自己有无述情障碍，自己的人格特征是否能促进健康，对已患有疾病的人可采取不同的治疗措施，使之更为有效。

[忌]

1. **自评判，忌不验**。不要忽视该自评量表的重要性。

2. **有依据，忌当赝**。不要不相信该自评量表。该自评量表有上述科学性的充分依据。

[宜] **自信力，自诊断**。以下列出了许多反映了普遍的情感、态度和行为的陈述，请考虑一下近 2 个月内表明自己同意每一个陈述情况的程度。不花钱自测一下，自己自信吗？

（1）我是个会交际的人

（2）近几天来有好几次我对自己非常失望

（3）使我烦恼的是我的模样不能更好看点

（4）维持一个令人满意的爱情关系对我没有困难

（5）此刻我比几周来更为快乐

（6）我对自己的身体外貌感到满意

（7）有时我不去参加球类及非正式的体育活动，因为我认为自己对此不擅长

（8）当众讲话会使我不舒服

（9）我愿意认识更多的人，可我又不愿外出同他们见面

（10）体育运动是我的擅长之一

（11）学业表现是显示我的能力、让别人认识我的成绩的一个方面

（12）我比一般人长得好看

（13）在公共场合演节目和讲话，我想都不敢想

（14）想到大多数体育活动时，我便充满热情和渴望，而不是疑惧和焦虑

（15）即使身处那些我过去曾应付得很好的场合，我仍然常常对自己没把握

（16）我常怀疑自己是否有这份天资，能成功地实现我的职业和专业目标

（17）我比与我年龄、性别相同的大多数人更擅长体育

（18）我缺少使我成功的一些重要能力

（19）当我当众讲话时，我常常有把握做到清楚、有效地表达自己的看法

（20）我真庆幸自己长得漂亮

（21）我已经意识到，与同我竞争的大多数人相比，我并不是个好学生

（22）最近几天，我对自己不满意的地方比以往更多

（23）对体育运动不擅长是我的一个很大的缺点

（24）对我来说，结识一个新朋友是我所盼望的愉快感受

（25）许多时候，我感到自己不象身边许多人那样有本事

（26）在晚会或其他社交聚会上，我几乎从未感到不舒服

（27）比起大多数人来，我更少怀疑自己的能力

（28）我在建立爱情关系上，比大多数人困难更多

（29）今天我比平常对自己的能力更无把握

（30）令我烦恼的是，我在智力上比不上其他人

（31）当事情变得糟糕时，我通常相信自己能妥善地处理它们

（32）我比大多数人更为担心自己在公共场合讲话的能力

（33）我比我认识的多数人更自信

（34）当我考虑继续约会时，我感到紧张或没把握

（35）大多数人可能会认为我的外表没有吸引力

（36）当我学一门新课时，我通常可以肯定自己在结束时成绩处于班上前1/4内

（37）我象大多数人一样有能力当众讲话

（38）当我参加社交聚会时，常感到很笨拙和不自在

（39）通常我的爱情生活似乎比大多数人好

（40）有时我因为不想当众发言而回避上课或做其他事情

（41）当我必须通过重要的考试或其他专业任务时，我知道自己能行

（42）我似乎比大多数人更擅长结识新朋友

（43）我今天比平时更为自信

（44）我时时避开那些我有可能会与之产生爱情关系的人，因为我在他们身边会感到太紧张

（45）我希望我能改变自己的容貌

（46）我比大多数人更少担心在公共场合讲话

（47）现在我感到比平时更乐观和积极

（48）对我来说，吸引一个渴慕得到的男朋友或女朋友从来不成问题

（49）假如我更自信一点，我的生活就会好一些

（50）我追求那些智力上富有挑战性的活动，因为我知道我能比大多数人做得更好

（51）我能毫无困难地得到许多约会

（52）我在人群中不能象大多数人那样感到舒服

（53）今天我比平时对自己更无把握

（54）要是我长得更好看一点，我会在约会上更成功

试题	测验答案记分			
	非常同意	基本同意	基本不同意	极不同意
（1）	4	3	2	1
（2）	1	2	3	4
（3）	1	2	3	4
（4）	4	3	2	1
（5）	4	3	2	1
（6）	4	3	2	1
（7）	1	2	3	4
（8）	1	2	3	4
（9）	1	2	3	4
（10）	4	3	2	1
（11）	4	3	2	1

试题	测验答案记分			
	非常同意	基本同意	基本不同意	极不同意
（12）	4	3	2	1
（13）	1	2	3	4
（14）	4	3	2	1
（15）	1	2	3	4
（16）	1	2	3	4
（17）	4	3	2	1
（18）	1	2	3	4
（19）	4	3	2	1
（20）	4	3	2	1
（21）	1	2	3	4
（22）	1	2	3	4
（23）	1	2	3	4
（24）	4	3	2	1
（25）	1	2	3	4
（26）	4	3	2	1
（27）	4	3	2	1
（28）	1	2	3	4
（29）	1	2	3	4
（30）	1	2	3	4
（31）	4	3	2	1
（32）	1	2	3	4
（33）	4	3	2	1
（34）	1	2	3	4
（35）	1	2	3	4
（36）	4	3	2	1
（37）	4	3	2	1
（38）	1	2	3	4
（39）	4	3	2	1
（40）	1	2	3	4
（41）	4	3	2	1

试题	测验答案记分			
	非常同意	基本同意	基本不同意	极不同意
（42）	4	3	2	1
（43）	4	3	2	1
（44）	1	2	3	4
（45）	1	2	3	4
（46）	4	3	2	1
（47）	4	3	2	1
（48）	4	3	2	1
（49）	1	2	3	4
（50）	4	3	2	1
（51）	4	3	2	1
（52）	1	2	3	4
（53）	1	2	3	4
（54）	1	2	3	4

（一）真相大白

答案分数总分为54～216分。分数越高，表示自信程度越高，步入了健康的轨道；分数越低，表示自信程度越低，越有自卑感，越对自己某方面或全部拒绝和不满，也就是说越不愿意接纳自己。籍此找出自信程度低的症结，建立正确的自我观念，正确评价自己、接纳自己，去除自卑感，适应环境，促使性格健康发展。

具体方法：①要做到真正了解自己。可以通过比较法、观察法、分析法等来认识了解自己。比较法即指与同龄、同样条件的别人相比较；观察法即指看别人对自己的态度；分析法即指剖析自己，了解自己的工作成果；②要树立符合自身情况的奋斗目标。这样会使自己有机会充分发挥自己的才智，力所能及的胜利能增加自己的自信心；③要不断扩大自己的生活经验。每个人都要经历适应环境的过程。在这一过程中，自己也许发挥了才干，也许暴露了缺陷，这没关系，正反两方面的经验都将促进对自己的了解。最重要的是诚实坦率、平心静气地分析自己。要有勇气承认自己在能力或品质上的缺陷，肯定自己的长处。扬长避短，确定自己的生活方式和健康目标。找出问题之所在，及时予以补救，化失败的打击为增进自我接纳感、增强自信心的动力。

（二）追本溯源

自信是一个人对自己能力或技能的感受，是对自己有效地应付各种环境的能力主观评价。对那些尚未获得成功的人，最重要的还是自信，自信是健康的前提。自己获胜的次数越多，自己的自信心越容易建立，越容易健康。

量表的科学性、可行性。美国 Sidney shrauger 博士于 1990 年编制了对自信心范畴的大多数问题都可进行估测的量表，共计 54 个条目的量表包含 8 个最常提到的维度：学业表现、体育运动、外表、爱情关系、社会相互作用、同人们交谈、总体自信水平和有可能影响自信判断的心境状态。

[忌]

1. **自评判，忌不验**。不要忽视该自评量表的重要性。

2. **有依据，忌当赝**。不要不相信该自评量表。该自评量表有上述科学性的充分依据。

3. **误关联，忌跑偏**。不要错误认为与社会性期望等因素有关联。该量表评定的自信与社会性期望无关，自信总分与社会经济水平、宗教信仰及对宗教的热衷程度无关。

4. **误理解，忌片面**。不要机械、片面地理解自信。对那些获得了一些成功，有时是重大成功的人而言，自信促使人容易成功，成功导致过分自信，过分自信引起狂妄自大，狂妄自大促成失败，狂妄自大是健康最危险的敌人。

[宜] **抑郁症，自诊断**。不花钱自测一下，自己沾上抑郁的边了吗？

（1）我感到情绪沮丧、郁闷

（2）我感到早晨心情最好

（3）我要哭或想哭

（4）我夜间睡眠不好

（5）我吃饭象平时一样多

（6）我的性功能正常

（7）我感到体重减轻

（8）我为便秘烦恼

（9）我的心跳比平时快

（10）我无故感到疲劳

（11）我的头脑象往常一样清楚

（12）我做事情象平时一样不感到困难

（13）我坐卧不安，难以保持平静

（14）我对未来感到有希望

（15）我比平时更容易激怒

（16）我觉得决定什么事很容易

（17）我感到自己是有用的和不可缺少的人

（18）我的生活很有意义

（19）假若我死了，别人会过得更好

（20）我仍旧喜爱自己平时喜爱的东西

条目	测验答案记分			
	从没有或偶尔	有时	经常	总是如此
（1）	1	2	3	4
（2）	4	3	2	1
（3）	1	2	3	4
（4）	1	2	3	4
（5）	4	3	2	1
（6）	4	3	2	1
（7）	1	2	3	4
（8）	1	2	3	4
（9）	1	2	3	4
（10）	1	2	3	4
（11）	4	3	2	1
（12）	4	3	2	1
（13）	1	2	3	4
（14）	4	3	2	1
（15）	1	2	3	4
（16）	4	3	2	1
（17）	4	3	2	1
（18）	4	3	2	1
（19）	1	2	3	4
（20）	4	3	2	1

（一）真相大白

若各条目累计分/80 在 0.5～1.0 时，自己沾上抑郁的边了，数值越高，抑郁程度越重，0.70 以上为重度抑郁，0.60～0.69 为中至重度抑郁，0.5～0.59 为轻微至轻度抑郁。籍此找出抑郁的症结：①人格特征：较多的有缺乏自信，孤独内向，容易悲观，好依赖别人，缺乏闯劲，恒自责自罪，情感脆弱，有的比较谨慎小心，严肃认真；②心理因素：不愉快的境遇常是促发因素；③躯体疾病：特别是患有慢性疾病、内分泌病者，可增加情绪之易感性。去除掉引发抑郁的病因，在医生的指导下进行疏导治疗、认知治疗、音乐治疗、发泄治疗、集体心理治疗等心理治疗与抗抑郁药物治疗。

若各条目累计分/80 在 0.25～0.49 时，自己没沾上抑郁的边。平时，保持自己身体上的完满状态、心理上的完满状态、社会上的完满状态就可长期不沾抑郁的边。

（二）追本溯源

抑郁或抑郁症是一种危害全人类身心健康的常见病，普通人群中可高达 1/4 的人罹患它，终身患病率约为 10%，约 20% 的人一生曾有过抑郁的体验，其中 2/3 的人正处于工作年龄。一些特定的人群更易于患抑郁症，抑郁或抑郁症对于欲保持健康的人来说，其危害是不言而喻的。

抑郁或抑郁症既表示一组综合征，包括抑郁情感或称心境恶劣、认知歪曲、生理症状等，又作为一个具有特定诊断标准的精神障碍。最突出的表现是情绪压抑，沮丧，忧郁苦闷，孤独空虚感；其次是行动上缺乏始动力，做事踌躇不决，有躯体不适之申诉。以上 20 个条目反映抑郁状态的 4 组特异性症状：①精神性——情感症状，包含抑郁心境和哭泣条目；②躯体性障碍，包含情绪的日间差异、睡眠障碍、食欲减退、性欲减退、体重减轻、便秘、心动过速和易疲劳条目；③精神运动性障碍，包含精神运动性迟滞和激越条目，激越即指心神不定或小动作多，搓手，咬手指，扯头发，咬嘴唇等；④抑郁的心理障碍，包含思维混乱、无望感、易激惹、犹豫不决、自我贬值、空虚感、反复思考自杀和不满足条目。

量表的科学性、可行性。William W. K. Zung 于 1965 年编制，不受年龄、性别、经济状况等因素影响，操作方便，容易掌握，用于抑郁的筛查、严重程度的评价等目的，能有效地反映抑郁状态的有关症状及其严重程度和变化，特别适用于发现抑郁症患者。在国外已广泛应用。

［忌］

1. **自评判，忌不验**。不要忽视该自评量表的重要性。

2. **有依据，忌当赝**。不要不相信该自评量表。该自评量表有上述科学性的充分依据。

3. **区别开，忌不辨**。不要难以区分抑郁与其他不愉快体验。抑郁与其他不愉快体验如焦虑、厌倦、敌意、孤独之间的区分有时很困难，但抑郁绝非一完全独立的实体，因此难以区分的两者也就能评定了。

4. **误理解，忌片面**。不要机械、片面地理解答案数值。抑郁与正常之间没有截然的界限，在概念上可以将抑郁与正常看成一个连续谱。

[宜] **焦虑感，自诊断**。根据最近一星期以内下述自己的实际感觉，不花钱自测一下，自己焦虑吗？请于10分钟内完成。

（1）我觉得比平常容易紧张或着急

（2）我无缘无故地感到害怕

（3）我容易心里烦乱或觉得惊恐

（4）我觉得我可能要发疯

（5）我觉得一切都很好，也不会发生什么不幸

（6）我手脚发抖打颤

（7）我因为头痛、颈痛和背痛而苦恼

（8）我感觉容易衰弱和疲乏

（9）我觉得心平气和，并且容易安静坐着

（10）我觉得心跳得很快

（11）我因为一阵阵头晕而苦恼

（12）我有晕到发作或觉得要晕倒似的

（13）我呼气吸气都感到很容易

（14）我手脚麻木和刺痛

（15）我因为胃痛和消化不良而苦恼

（16）我常常要小便

（17）我的手脚常常是干燥温暖的

（18）我脸红发热

（19）我容易入睡并且一夜睡得很好

（20）我做噩梦

条目	测验答案记分			
	没有或很少	小部分时间	相当多时间	全部时间
（1）	1	2	3	4
（2）	1	2	3	4
（3）	1	2	3	4
（4）	1	2	3	4

条目	测验答案记分			
	没有或很少	小部分时间	相当多时间	全部时间
（5）	4	3	2	1
（6）	1	2	3	4
（7）	1	2	3	4
（8）	1	2	3	4
（9）	4	3	2	1
（10）	1	2	3	4
（11）	1	2	3	4
（12）	1	2	3	4
（13）	4	3	2	1
（14）	1	2	3	4
（15）	1	2	3	4
（16）	1	2	3	4
（17）	4	3	2	1
（18）	1	2	3	4
（19）	4	3	2	1
（20）	1	2	3	4

（一）真相大白

若各条目累计分×1.25≥46时，自己有焦虑倾向的主观感受，数值越高，焦虑倾向的主观感受程度越重。焦虑的各个侧面，诸如认知、情感与行为之间相互关联，但这种相关性并不如人们预料的那么高。有人可以焦虑极重但内心痛苦很轻；也有人尽管没有焦虑，但存在犹豫与回避行为。社交焦虑有时与可观察到的行为有关，但在主观焦虑与其行为表现之间并无必然联系。简言之，焦虑感在概念上与抑制、回避或"神经质"的行为方式是有区别的。该量表侧重于测查焦虑的主观体验，但若在与他人交往时长期有不安全与焦虑出现，这种状况就需要采用各种不同的治疗方法进行处理，诸如系统脱敏、社交技巧训练、认知治疗以及抗焦虑药物等。

若各条目累计分×1.25<46时，说明自己焦虑倾向的主观感受较轻，数值越低，焦虑倾向的主观感受程度越轻。

（二）追本溯源

焦虑是对外部事件或内在想法与感受的一种不愉快的体验，它涉及轻重不等但性质相同因而相互过渡的一系列情绪，最轻的是不安和担心，其次是心理害怕和惊慌，最重的是极端恐怖，是较常见的一种情绪障碍。从表现形式上，它至少包括主观紧张不安的体验、行为上的运动不安以及自主神经唤起症状。如果焦虑的程度恰当并主要针对某些特定情境，可视为一种正常反应；若为自由浮动的、泛化的、或程度过强，则成为一种异常或病理的状态。实际上每个人都时有焦虑产生，焦虑时人们不仅产生主观的紧张，其社会交往方式也会受到冲击。此时不但会出现内在警觉性升高，还会不愿见人，并中断当时的行为。因此焦虑会妨碍社交活动，并使之社交主动性下降。可以将焦虑本身看作是一种人际交往中的现象，尽管任何人偶尔都会产生焦虑，但有些人却在与他人交往时长期有不安全与焦虑出现，这种状况就不利于心身健康，就需要改变。

量表的科学性、可行性。焦虑自评量表由 William W. K. Zung 于 1971 年编制，效度相当高，在国内外广泛应用，能够较准确地反映有焦虑倾向者的主观感受，具有广泛的应用性。

下面列出的是人们常常用来描述他们自己的一些陈述，选定准确的答案来表示自己现在最恰当的感觉，也就是自己此时此刻最恰当的感觉，没有对错之分，所选的回答应该是自己现在最恰当的感觉。不花钱自测一下，自己有状态焦虑吗？请于 5 分钟内完成。

（1）我感到心情平静

（2）我感到安全

（3）我是紧张的

（4）我感到紧张束缚

（5）我感到安逸

（6）我感到烦乱

（7）我现在正烦恼，感到这种烦恼超过了可能的不幸

（8）我感到满意

（9）我感到害怕

（10）我感到舒服

（11）我有自信心

（12）我觉得神经过敏

（13）我极度紧张不安

（14）我优柔寡断

（15）我是轻松的

（16）我感到心满意足

（17）我是烦恼的

（18）我感到慌乱

（19）我感觉镇定

（20）我感到愉快

条目	测验答案记分			
	完全没有	有些	中等程度	非常明显
（1）	4	3	2	1
（2）	4	3	2	1
（3）	1	2	3	4
（4）	1	2	3	4
（5）	4	3	2	1
（6）	1	2	3	4
（7）	1	2	3	4
（8）	4	3	2	1
（9）	1	2	3	4
（10）	4	3	2	1
（11）	4	3	2	1
（12）	1	2	3	4
（13）	1	2	3	4
（14）	1	2	3	4
（15）	4	3	2	1
（16）	4	3	2	1
（17）	1	2	3	4
（18）	1	2	3	4
（19）	4	3	2	1
（20）	4	3	2	1

（一）真相大白

答案总分数在 20～80 分。当答案分数在男 48.60～80 分、女 47.42～80 分时，自己有明显的状态焦虑。反映出自己有即刻的或最近某一特定时间或情景的恐惧、紧张、忧虑和神经质的一种不愉快的情绪体验或感受，或伴有自主神经系统的功能亢进，虽然一般为短暂性的焦虑情绪状态，但是随着分数愈高，自己在应激情况下的状态焦虑程度愈重。当答案分数在男 20～48.60 分、女 20～47.42 分时，自己的状态焦虑属于一般人群范围内。分数愈低，自己在应激情况下的状态焦虑程度愈轻。但只反映出自己即刻的或最近某一特定时间或情景的恐惧、紧张、忧虑和神经质的一种不愉快的情绪体验或感受较轻，或很少伴有自主神经系统功能亢进，只反映出在应激情况下自己处于短暂性焦虑情绪状态的正常反应，并不说明自己一直没有焦虑情绪。

（二）追本溯源

状态焦虑描述一种不愉快的情绪体验，如紧张、恐惧、忧虑和神经质，伴有自主神经系统的功能亢进，一般为短暂性的；特质焦虑则是用来描述相对稳定的，作为一种人格特质且具有个体差异的焦虑倾向。该问卷能够区别评定短暂的焦虑情绪状态和人格特质性焦虑倾向，可以分别评定状态焦虑与特质焦虑。

状态焦虑分量表主要用于评定即刻的或最近某一特定时间或情景的恐惧、紧张、忧虑和神经质的体验或感受。可用来评价应激情况下的状态焦虑。

下面列出的是人们常常用来描述他们自己的一些陈述，选定准确的答案来表示自己经常的感觉，没有对错之分，所选的回答应该是自己平常所感觉到的。不花钱自测一下，自己有特质焦虑吗？请于5分钟内完成。

（1）我感到愉快

（2）我感到神经过敏和不安

（3）我感到自我满足

（4）我希望能象别人那样地高兴

（5）我感到我象衰竭一样

（6）我感到很宁静

（7）我是平静的、冷静的和泰然自若的

（8）我感到困难——一堆积起来，因此无法克服

（9）我过分忧虑一些事，实际这些事无关紧要

（10）我是高兴的

（11）我的思想处于混乱状态

（12）我缺乏自信心

（13）我感到安全

（14）我容易做出决断

（15）我感到不合适

（16）我是满足的

（17）一些不重要的思想总是缠绕着我，并打扰我

（18）我产生的沮丧是如此强烈，以致我不能从思想中排除它们

（19）我是一个镇定的人

（20）当我考虑我目前的事情和利益时，我就陷入紧张状态

条目	测验答案记分			
	几乎没有	有些	经常	几乎总是
（1）	4	3	2	1
（2）	1	2	3	4
（3）	4	3	2	1
（4）	4	3	2	1
（5）	1	2	3	4
（6）	4	3	2	1
（7）	4	3	2	1
（8）	1	2	3	4
（9）	1	2	3	4
（10）	4	3	2	1
（11）	1	2	3	4
（12）	1	2	3	4
（13）	4	3	2	1
（14）	4	3	2	1
（15）	1	2	3	4
（16）	4	3	2	1
（17）	1	2	3	4
（18）	1	2	3	4
（19）	4	3	2	1
（20）	1	2	3	4

（一）真相大白

答案总分数在 20～80 分。当答案分数在男 48.85～80 分、女 48.85～80 分时，自己有明显的特质焦虑。反映出自己有相对稳定的、作为一种人格特质且具有个体差异的焦虑倾向，是一种经常性的情绪体验。分数愈高，自己的人格特质性焦虑倾向程度愈重，也就是说，自己长期处于负性即指消极性质的情绪体验状态，愈容易使自己患心身疾病。需要进行心理调适和行为矫正。当答案分数在男 20～48.85 分、女 20～48.85 分时，自己的特质焦虑属于一般人群范围内。分数愈低，说明自己的负性情绪经常性的情绪体验愈少，经常性的特质焦虑程度愈轻，愈对自己的心身健康有利，愈能减少健康过程中的不利因素，以达到延年益寿之目的。

自然情况下，状态焦虑分数略低于特质焦虑；应激情况下，状态焦虑分数高，放松时低，而特质焦虑分数不受影响。

（二）追本溯源

特质焦虑分量表主要用于评定人们经常的情绪体验。可广泛应用于评定内科、外科、心身疾病患者的焦虑情绪；也可用来筛查高校学生、军人和其他人群的有关焦虑问题；以及评价心理治疗、药物治疗的效果。

量表的科学性、可行性。状态——特质焦虑量表由 Charles D. Spielberger 等人于 1970 年编制，曾经过 2000 多项研究，涉及医学、教育、心理学及其他科学等方面，1988 年译成中文，中译本信度、效度较高，适用于中国。该量表内容简明，操作方便，易被受试者接受和掌握，与性别、文化程度无关，应用性广泛。

［忌］

1. **自评判，忌不验**。不要忽视该自评量表的重要性。

2. **有依据，忌当赝**。不要不相信该自评量表。该自评量表有上述科学性的充分依据。

3. **答题时，忌拖延**。不要答题不考虑完成时间的限制。

4. **解读分，忌错偏**。不要错误解读分数。不要以为没有焦虑就不存在问题，没有焦虑，但仍有可能存在犹豫与回避行为。主观焦虑与其行为表现之间并无必然联系。

5. **答题时，忌负担**。不要答题有顾虑。回答自测状态焦虑、特质焦虑试题，没有对错之分。

6. **区别开，忌不辨**。不要难以区分状态焦虑与特质焦虑。

7. **误理解，忌片面**。不要机械、片面地理解答案数值。特质焦虑分数在一般人群范围内只反映出自己处于经常性焦虑情绪状态的正常反应，并不说明自己没有焦虑情绪。

8. **误关联，忌跑偏**。不要错误认为与性别、文化程度等因素有关联。状态——特质焦虑量表与性别、文化程度无关。

［宜］**心境静，体平安**。对于任何重大变故和日常生活中所遇到的各种复杂问题，都要保持稳定心理状态和达观处世态度，顺应事物自身规律去解决问题。对外界各种事物的刺激，顺其然而适应，既来之，则安之；对外界事物的反应，要顺之而去。思想上，把事情看得淡一些；行动上，脱离导致不良情绪环境。做到自我心理调适，自我心理平衡，自我创造良好心境。对于心理障碍等心身疾病的患者，有非常好的保健疗效。

（1）心态平衡比保健更重要

千保健，万保健，心态平衡是关键。祸从口出，病由心生。湖边一站病邪除，养心养性胜药补。名医难治心头病，心病终需心药医。治病必先治神，药疗必先心疗。

加强自身和客观环境的改造，以适应生存的需要。适应是个体为满足生存的需要而和周围环境发生的调节作用，或改造环境以适应个体的生存需要，或改造自身以适应环境的要求。心理健康要求自身和客观现实环境保持和谐的统一。对生活中出现的各种问题，要以良好的心态，面对现实、沉着冷静、积极稳妥地加以处理。学会调节平衡。

（2）自我心理调适

经历了人生中的人和事，往往有更多的感慨，触景生情，使人情绪有所变化，这是正常的反应。

人的心理活动分为认识系统如感觉、知觉、表象、记忆、想象、思维等，动力系统如需要、动机、情感、兴趣等，调节系统如意志等和制约系统如能力、气质、性格等。

自我心理调适，就是从以上诸多方面全面考虑问题，最终达到心理、行为与环境要统一，知、情、意、行完整和协调，个性心理特征稳定，心理健康，塑造健康人格，做一个全面的健康者。

（3）心情不好时，首先看看身体有什么病

由于生理素质是人智能和各种思想赖以存在的基础，生理素质状况不但会影响人智能的发展，而且对人的价值取向、努力方向都会发生影响。健全的体魄是精神愉悦的基础。先把身体弄得棒棒的。

（4）气候炎热时，容易心烦易躁，情绪波动大

此时人应保持安静的状态，会感到比较凉爽。人们在安静的状态下，机体的新陈代谢作用比较低，产热量也比较少。心静自然凉。

（5）遇到不如意事时，也容易心烦易躁，情绪波动大

此时人应要正确对待客观存在的事物。人生活在世界上，总会遇到不顺心的事，使你不高兴的事，甚至愤怒等。要能调摄不良情绪，生活别生出活儿来。不如人意常八九，如人之意一二分。瓜无滚圆，人无十全。人生虽坎坷，总是欢乐多。比上不足，比下有余。"天下本无事，庸人自扰之"（南宋大诗人陆游（1125～1210））。不要在意不如意，如此才能欢欢喜喜。人生本来好 happy，何必苦苦去 worry！

（6）生活中没处理好事情时，也容易心情不愉快，情绪波动大

此时应加强自身和客观环境的改造，以适应生存需要。心理健康要求自

身和客观现实环境保持和谐的统一。对生活中各种问题，要以良好心态，面对现实、沉着冷静、积极稳妥地加以处理。学会幽默。

（7）遇到挫折时，也容易心灰意冷，情绪波动大

此时应看到"二十年来是与非，一生系得几安危？莫道浮云终蔽日，严冬过尽绽春蕾"（中国无产阶级革命家、军事家，中国人民解放军杰出领导者与组织者之一陈毅（1901～1972）），"人间没有永恒的夜晚，世界没有永恒的冬天"（中国现代诗人艾青（1910～1996）），"沉沉的黑夜都是白天的前奏"（中国现代诗人郭小川（1919～1976）），"冬天已经到来，春天还会远吗？"（英国浪漫主义诗人雪莱（1792～1822）），"黑夜无论怎样悠长，白昼总会到来"（英国文艺复兴时期戏剧家、诗人莎士比亚（1564～1616）），"任何问题都有解决的办法，无法可想的事是没有的。要是自己果真弄到了无法可想的地步，那也只能怨自己是笨蛋，是懒汉"（美国发明家和企业家爱迪生（1847～1931）），"山重水复疑无路，柳暗花明又一村"（中国南宋大诗人陆游（1125～1210）），"希望是厄运的忠实的姐妹"（俄罗斯诗人普希金（1799～1837）），"幸运并非没有许多的恐惧与烦恼；厄运也并非没有许多的安慰与希望"（英国哲学家和政治家培根（1561～1626）），"宿命论是那些缺乏意志力的弱者的借口"（法国作家、音乐学家和社会活动家罗曼·罗兰（1866～1944））。思路决定出路。物必自腐而原虫生。根烂透了也许会变为新生苗的肥料。物极必反。天无绝人之路。"当自己的希望一个个落空，自己也要坚定，要沉着！"（美国诗人朗费罗（1807～1882）），"在对生活存着理智的清醒的态度的情况下，人们就能够战胜他们过去认为不能解决的悲剧"（俄罗斯革命民主主义者，唯物主义哲学家、文学批评家和作家车尔尼雪夫斯基（1828～1889））。向前看，希望就在前面；回头看，永远没有希望。希望之光并未泯灭。阳光总在风雨后，乌云上有晴空，请相信有彩虹。每朵乌云背后都有阳光。面对生活，要有最好的准备，最坏的打算。

要有好的精神寄托。人是有思想和理想抱负的，一个人有了奋斗目标，才能使他克服人生道路上的坎坷，美好的信念可产生自觉的意志行动和积极的情感。

正确认识挫折，提高心理受挫能力，强化冲出逆境的勇气。人遭受挫折后，都会产生一种挫折感，但这种挫折感的程度并不是一样的。这既与挫折本身的严重程度有关，更与一个人的性格、气质和意志水平、自我期待水平和心理承受力有关。而对挫折的正确认识，在战胜心理挫折的过程中又起到很关键的作用。

不胜枚举的事例证明：世上无难事，只要人肯试，更要肯登攀；只有不

甘心失败、能承受失败的人，才能从逆境中奋起，创造出新的成绩。

人在逆境时，要象水中皮球，即不管怎么往下压，总有机会浮出水面；要做不倒翁，即不管怎么被打倒，总会立起来。

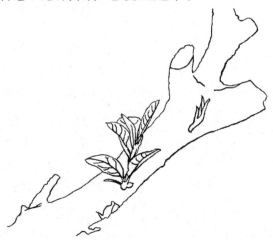

图　根烂透了也许会变为新生苗的肥料

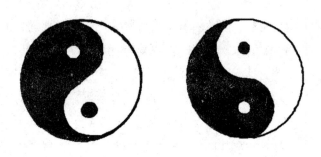

图　物极必反

比如：第一，提高认知。要有一个正确、客观的认识。人生在世总会有这样或那样的挫折，并非只有自己才会遇到挫折。在人生道路上，一帆风顺是不可能的，而挫折和失败倒是必然发生的。别人曾经也遇到过大大小小的挫折，只不过自己不了解而已。正视自己，适应社会环境。要善于正确认识人生目标，也就是说，既要为自己确立一个终生追求的奋斗目标，又要懂得达到这个目标的途径多种多样，具有可变通性。

第二，"榜样的力量是无穷的"（马克思和恩格斯事业和学说的继承者，全世界无产阶级的伟大导师和领袖列宁（1870～1924））。尽量让自己学习好的行为榜样，从积极的方面引导自己。

第三，转移注意力。即使受挫，也要尽量转移到较高的需要与目的上去，同时辅之以通过度假休闲旅游、参加丰富多采文体活动、运动锻炼、做有趣味的事情等转移注意力，体验专心致志地工作和学习之后的解放感，冲淡挫折的消极影响。即使工作再忙、收入再低，也应下决心休假，做一次回归自然的旅游，花费一些时间和钱财，不要兼顾工作，而是纯粹地娱乐。这是精神健康的必要投资。

第四，消除挫折的消极影响。尽管挫折、失败、逆境都具有两重性，但遭受挫折，身处逆境，总是会给人带来不愉快的情绪体验。过重的压力，长期的紧张状态，有损身心健康。受挫后，尽量用另一种可能成功的目标来补偿代替，以获得集体、他人对自己的承认，充分表现自己的能力，获得心理上的快慰感，迅速适应逆境，走出逆境，努力是必要的，但是不要随意逆流而上。

第五，降低神经过程感受性，同时提高耐受性。当意识到自己有神经症的征兆时，应该承认或接受，不要逃避，而应迎难而上。不要过分压抑感情和欲望，应承认自己的精神所真正需求的东西，也不要做超过自己能力的事。应该有只要努力，就可能达到的、具体的、能够改变面貌的明确的目标。"经得起各种诱惑和烦恼的考验，才算达到了最完美的心灵的健康"。

第六，提高自我评价，提高自信心。"灰心生失望，失望生动摇，动摇生失败"（英国哲学家和政治家培根（1561～1626））。"自信是成功的第一秘诀"。假如自己能正视挫折与失败，也许很快会摆脱逆境。要善于看到有利因素，对事态发展的前途抱乐观态度，"车到山前终有路，船到桥头自然直"。到了一定的时候，问题总会解决的。"车到没恶路"。事情既已办到某种程度，总会成功的。要悦纳自己和他人他事，要消除自卑心理，克服自卑感。不要妄自菲薄，也不要妄自尊大，过于自尊和盲目自卑都没有必要。要善于发现、挖掘和发展自己的优势，肯定自己的成绩。不要把别人看得十全十美，把自己看得一无是处，认识到他人也会有不足之处。自己的长处恰是别人的短处。要知道、明白，从授精开始，自己就是至少周围 10 亿同胞中位居第一的，是最棒的！

第七，进行积极的自我暗示。自我暗示是靠思想、语词，对自己施加影响以达到心理卫生、心理预防和心理治疗目的的方法。通过自我暗示，可以调理自己的心境、感情、爱好、意志乃至工作能力，调节情绪，起到非常积极的作用。自我鼓励，前途是光明的，相信事在人为。如果怀着"豁出去了"的心理去从事自己的成才活动，事先不过多地体验失败后的情绪，就会产生自信心，缓解挫折逆境的压力。"如果没有自信心的话，你永远也不会有快乐"。

第八，处理好心理压力，减少心理紧张导致心身疾病。在认识、思考和评价客观事物时，要注意从多方面看问题。如果从某一角度来看，可能会引起消极的情绪体验，产生心理压力，这时只要能够转换一个视角，常会看到另一番景象，正所谓"横看成岭侧成峰"，心理压力也就迎刃而解了。

第九，完善个性。

第十，消除孤独感。深沉的孤独感会产生挫折感，应学会打破心理闭锁，积极地与心理健康的朋友进行对话。对孤独要有辩证的看法，孤独并非孤立，也不一定是坏事。要学会享受孤独。

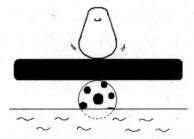

图　水中皮球与不倒翁

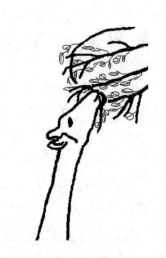

图　自己的长处恰是别人的短处

（8）名利欲望得不到满足时，容易有思想负担，心理不平衡，情绪波动大

此时应思想上把事情看得淡一些，行动上脱离导致不良情绪的环境。不与社会上不良现象"诱良为娼→逼良为娼→认良为娼→认娼为良"同流合污。要淡名利、节嗜欲、与世不争。少忧愁，少烦恼，不使头脑思虑过度。"赤条条，来去无牵挂"（清朝大小说家曹雪芹（？～约1763）《红楼梦》第22回）。"一个人光溜溜的到这个世界来，最后光溜溜的离开这个世界而去，彻底想起来，名利都是身外物，只有尽一人的心力，使社会上的人多得他工作

的裨益，是人生最愉快的事情"（中国现代新闻记者、政治家、出版家邹韬奋（1895~1944））。"从你爸爸那儿出来，就开始争；长大了还在争名争利；最后争着死，无非是争死后塞入肛门的那块棉花"（中国当代著名学者、文学家王晓波（1952~1997））。

精神情志保持淡泊宁静的状态。人不可能没有欲望，但只能在社会许可的条件下实现欲望，不可有过分的要求，根据实际情况，适当满足欲望。节制对私欲和名利的奢望，就会减轻思想上不必要的负担，有助于神气的清静内守，使人变得心地坦然，心情舒畅，促进身心的健康。"淡然无为，神气自满，以此将为不死药"（春秋战国时思想家、道家创始人老子《道德经》）。有些人是耗子给猫当将军——要前（钱）不要命！官再大，钱再多，阎王照样土里拖。人在天堂，钱在银行。金钱能买来许多东西，但买不来生命。家有黄金亿吨，一日不过三顿。钱挣的多，养活的人也多。挣金山，挣银山，不如健康靠山。不怕挣的少，就怕走得早。有些人是30岁前拿健康换钱，30岁后拿钱买健康，步入一个怪圈，与其这样，不如走出误区。不要挣今天的钱，付明天的医药费。抛开名、利等身外之物，屏弃私心、杂念，一身轻松，"裸"活很乐活。适当犒劳自己一下。

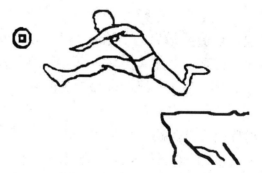

不死药的配方

名利	用畅达稀释
烦恼	用心理剔除
欲望	用适度节制
事情	用思想淡化
坏境	用行动脱离
精神	用超脱乐观

图　不死药的配方

图　要前（钱）不要命！

（9）为某事较真时，容易青筋暴怒，情绪波动大

此时应对外界各种事物的刺激顺其自然而适应；对外界事物的反应要顺之而去，千万不要为各种琐事伤透了脑筋、费尽了心机、挖空了心思。对小事糊涂一点，对人度量大些，潇洒一点。难得糊涂。房宽地宽，不如心宽。心宽体胖，勤劳体壮。性格开朗，疾病躲藏。心胸宽大能撑船，健康长寿过百年。

（10）无所事事时，容易抑郁，情绪波动大

此时应"活到老，学到老。"闲生非，闷生病。

抑郁症患者具有一定的人格特征：较多的有缺乏自信，性格不开朗，孤独内向，情绪低落，容易心境悲观，依赖性强，缺乏闯劲，自我评价降低，恒自责自罪，情感脆弱；有的比较谨慎小心，敏感，思虑，严肃认真。不愉快的境遇常是促发的心理因素，愉快感丧失，对日常生活的兴趣缺乏。

躯体疾病特别是患有慢性疾病、内分泌病者，自身感觉不良，可增加情绪之易感性。常有抑郁情感或称心境恶劣、认知歪曲、生理症状等。最突出的表现是情绪压抑，沮丧，忧郁苦闷，孤独空虚感；其次是行动上缺乏始动力，做事踌躇不决，有躯体不舒服的申诉。

具有4组特异性症状：①精神性——情感症状。包含抑郁心境等；②躯体性障碍。包含情绪的日间差异、睡眠障碍、食欲减退、性欲减退、体重减轻、便秘、心动过速、易疲劳等；③精神运动性障碍。包含精神运动性迟滞、激越（指心神不定或小动作多，搓手，咬手指，扯头发，咬嘴唇等）等；④抑郁的心理障碍。包含思维混乱、无望感、易激惹、犹豫不决、自我贬值、空虚感、反复思考自杀和不满足等。

应在个人的认识、理想、信念、态度、目的等方面做出再评价和进行自我矫正，对环境自我控制和对个人行为自我调节，应用疏导、认知、发泄、音乐等疗法，选择音乐疗法，如播放亨德尔《皇家烟火表演》第4乐章、海顿《创造》最后一个乐章，或者听任何能够让自己想起那些快乐时光的音乐，或者较高音量播放比才《斗牛士进行曲》、麦当娜《宛若处女》等；选择色光疗法，如黄色、绿色环境等；选择鲜花疗法，如摆放牡丹、芍药、桃花、梅花、桂花、迎春花、紫罗兰等盆花、盆景等；选择运动疗法，如足球、篮球、排球以及接力跑、拔河等。

（11）遇到痛苦时，容易心情不愉快，情绪波动大

此时应学会放大快乐、缩小痛苦。快乐有人分享，是更大的快乐，痛苦有人分担，就可以减轻痛苦。一个人在生活中受到了挫折，甚至遭到不幸，可找自己的知心朋友、亲人倾诉苦衷，或向亲朋好友写书信诉说苦闷，以便从亲人、朋友的开导、劝告、同情和安慰中得到力量和支持。时间会平息最大的痛苦。

图　放大快乐，缩小痛苦

（12）生气时，容易火冒三丈，情绪波动大

此时应想想我为什么要生气呢，为什么不要生气呢?! 人生就像一场戏，因为有缘才相聚。相扶到老不容易，是否更该去珍惜。为了小事发脾气，回头想想又何必。别人生气我不气，气出病来无人替。我若气死谁如意，况且

伤神又费力。邻居亲朋不要比,儿孙琐事由他去。吃苦享乐在一起,神仙羡慕好伴侣。全家福。人逢喜事精神爽,闷在心头瞌睡多,快快活活保寿命,气气恼恼成了病。不要攀,不要比,不要自己气自己。生气催人老,笑笑变年少。脾气怒,催人老;善制怒,变年少。心绪好,大有益;生闷气,气成疾。有脾气是本能,没脾气是本领。情绪是智慧不够的产物,脾气是智力不足的结果。

看不惯,要视而不见;听不惯,要充耳不闻。

(13)悲伤时,容易情绪不佳,情绪波动大,伤心到极点便会变成沮丧和绝望

树怕剥皮,人怕伤心。若悲哀太甚,太悲哀了,可致心肺郁结,意志消沉。悲痛欲绝,还能引起昏厥或猝死。容易悲伤的人,比其他人更容易得癌症或别的疑难重症。

此时人应千万不要自寻苦恼,把忧伤闷在心里。室外远眺能改善不健康心理。"春夜伤心坐画屏,不如放眼入青冥"(清末思想家、文学家龚自珍(1792~1841))。想哭时,不必强力压抑自己,尽可使泪水流淌排放,可缓和悲伤者的紧张情绪,减轻痛苦和消除忧虑。但也不要过悲久哭,谨防中医理论认为的"大悲伤肺"。疏泄法可使人从苦恼、郁结的消极心理中得以解脱,尽快地恢复心理平衡。结肠炎、消化性溃疡病、过敏性结肠忧郁症、神经衰弱、失眠及一般胃疼等均与情绪压抑有关。男子患消化性溃疡病多于女性,其原因之一即与男儿有泪不轻弹有关联。丈夫有泪尽情弹,英雄流血也流泪。眼泪不是女人的专利。

有的人认为都是命不好。"宿命论是那些缺乏意志力的弱者的借口"(法国作家、音乐学家和社会活动家罗曼·罗兰(1866~1944))

(14)患病、伤感时,容易心情不好,情绪波动大

此时应抱有战胜疾病的信心,积极治疗,正确对待生离死别。

(15)有喜事大笑时,容易情绪太过

此时应平和波动太大的情绪。娱乐有制,失制则精疲力竭;快乐有度,失度则乐极生悲。

(16)性格不健全时,容易急躁、焦虑等,情绪波动大

此时应遇事从大处着想,不因小事而烦恼,不计较个人得失,胸怀坦荡,思想开阔,保持良好人际关系,培养好性格。

人的性格与疾病的关系极为密切。不少人受先天遗传和后天生活的影响,形成了有害于身体健康的某些性格特征。自私会让自己私下得病。每个人在他生活中都经历过不幸和痛苦。"有些人在苦难中只想到自己,他就悲观、消

极、发出绝望的哀号；有些人在苦难中还想到别人，想到集体，想到祖先和子孙，想到祖国和全人类，他就得到乐观和自信"（中国现代作曲家、中国新民主主义革命时期革命音乐的先驱者冼星海（1905～1945））。性格不健全的人对心理应激源具有易感性，遇到不良的环境影响，遭挫折时，承受不起现实的打击，极易诱发精神疾病，导致各种精神病症的出现。人世间，有不平；纵七情，能致病。不悲观，不消沉；心开朗，精神振。乐陶陶，精神好；烦躁躁，要病倒。

长期精神焦虑，会影响大脑皮层对人体生理活动的调节功能，致使各个器官不能正常进行工作，储备力量也要减退，降低对致病因素的抵抗力，便容易发生各种疾病。多愁多病，越愁越病。《红楼梦》中"可怜的"林妹妹就是典型例子。

焦虑是由于挫折，可能使人们的自尊心受到伤害，失去自信心，出现丧失感或内疚感，因此而形成一种由紧张、不安、焦急、忧虑、恐惧等组成的复杂的情绪体验和情绪状态。与恐惧不同的是，恐惧在面临危险时发生，而焦虑发生在危险或不利情况来临之前。焦虑程度严重时，则变为惊恐。

焦虑症患者的性格，大多怯懦、易惊慌、好羞涩、多敏感，对任何新事物均表现为惴惴不安，不能很快适应新环境，希望达到目标，能力向上，但内省力也强，常为自己的目标担心，内心矛盾冲突。

应面对现实，接受症状，"顺其自然"和"为所欲为"，主动体验，适应焦虑，改变自己的思维方式，把自己"暴露"于恐怖情景中。急性期进行放松训练以缓解紧张，情况稳定时打太极拳、栽花养鱼，选择音乐疗法，如播放《格里高利圣咏》、肖邦小夜曲、摇篮曲、麦克拉克伦作品、查普曼作品等；选择运动疗法，如跳绳、俯卧撑、广播操、跑步等。

（17）意识到有神经症征兆时，容易心情不好，情绪波动大

此时应该承认或接受，不要逃避，而应迎难而上。降低神经过程感受性，同时提高耐受性。认识自己，悦纳自己；面对现实，适应环境；结交知己，与人为善；努力工作，学会休闲。别连自己都不认识了。

或偏于胆怯、自卑、敏感、多疑、依赖性强、缺乏自信心，或偏于主观、任性、急躁、好强、自我克制能力差的性格易诱发贪婪心理人格。"医治一切病痛最好的最宝贵的药品，就是劳动"（前苏联作家奥斯特洛夫斯基（1904～1936））。人只有在工作中才能获得满足之感，才会忘却烦恼，才可以充实空虚的心灵。通过"工娱疗法"来解除受不良心理折磨的人的痛苦，把注意力转移到具体的工作上，而不沉溺在幻想的世界里。例如用"工娱疗法"，如绘画、书法、编织、缝纫、雕塑等；对症选用鲜花疗法，如花种选择摆放合欢

花、菊花、百合、水仙、莲花、兰花、茉莉等盆花、盆景；有针对性选择地应用运动疗法调节神经活动，增强自我控制能力，稳定情绪，使急躁、冲动的弱点得到改进来完善个性，如选择下棋、打太极拳、慢跑、长距离步行、游泳、骑自行车等。

无力型人格障碍如性格缺陷表现为胆怯，自卑，敏感，依赖性强，缺乏自信或主观，急躁，好强，自制力差的人容易罹患神经衰弱或焦虑症。有针对性地选择进行的音乐疗法；有针对性地选择应用的运动疗法，不断克服害羞、怕摔跌等各种胆怯心理来完善个性，以勇敢无畏的精神去越过障碍，战胜困难，如选择游泳、溜冰、滑雪、单双杠、跳马、跳箱、平衡木等。

有强迫人格表现时，比如具有注意细节，要求十全十美，做事谨小慎微，力求精确，惟恐出错，生活规律严谨，有秩序性，过分讲求整齐清洁，过分节俭，遇事犹豫不决，优柔寡断，缺乏判断力，原则性过强，刚直，倔强固执，对自己过分克制，情绪压抑，严厉的超我和性的挑逗缺乏等，容易情绪压抑，情绪波动太大。

此时应用脱敏、松弛、移情等疗法、示范、支持、有针对性选择的运动疗法，能帮助自己增强果断的个性，任何犹豫、徘徊都会延误时机，遭到失败，如选择乒乓球、网球、羽毛球、跨栏、跳高、跳远等。有强迫性人格障碍的人，中年以后容易发生抑郁症。

有神经症表现时，比如青年患者往往幼年时精神创伤，不良环境影响，父母教育不当，爱整洁，喜清静，自卑情结，抑郁，焦虑，长期心理冲突与紧张情绪，情绪不稳定，少社交，人际关系冲突，兴趣爱好少，多疑心，少管闲事，事后多悔，顺从，缺闯劲，办事认真、严肃，自我潜能不能发挥；神经症成人患者往往时间观念较强，遵守纪律和制度，生活习惯较刻板，遇事过于谨慎、优柔寡断，迷信等，容易情绪不稳定，情绪波动太大。

此时应有针对性选择音乐疗法；有针对性地选择应用运动疗法来完善个性，面对公开紧张激烈的体育比赛，只有冷静沉着才能取得优胜，经常在这种场合进行锻炼，遇事就不会过分紧张，更不会惊慌失措。如选择足、篮、排球比赛等。不被人忽悠。

[忌]

1. **病情况，忌拖延**。不要讳疾忌医、延误了病情。自我心理调适仍无法解决不良情绪、不良心态时，主动向心理医生寻求心理咨询、帮助。若调理无效时应迅速找医生诊治。否则，任其发展，可能患精神疾病。

2. **动不动，忌药敏**。不要动不动就用药。除非必须。是药三分毒。

3. **七情甚，忌过变**。不要情志不加节制、七情太过、情绪波动太大。人们在日常生活中时常会出现七情变化，这种变化是对客观外界事物的不同反映，属正常的精神活动，也是人体正常的生理现象，一般情况下并不会导致生病。只有在突然、强烈或长期持久的情志刺激下，才会影响到人体的正常生理，使脏腑气血功能发生紊乱，导致疾病的发生。情志致病主要是影响人体内环境的稳定。情绪激动时交感神经兴奋，会引起全身小动脉持续收缩、痉挛，促使血压升高，引起脑出血或导致再次脑卒中。大喜、大悲、大惊、大恐是造成各种心理失常、期前收缩的最常见诱因，有的发生在当时，有的在几小时或一两天后。人体的情志活动与内脏有密切关系，有其一定规律。不同情志过度刺激可伤及不同的脏腑，产生不同的病理变化。怒伤肝、喜伤心、思伤脾、忧伤肺、恐伤肾。但临床上并非是一情只伤一固定脏腑，既可一情伤几脏，又可几情伤一脏。情志致病，多先伤人神气，再伤形体。七情太过使人精神异常。

平和的心态维系着健康与长寿。避免情绪过分激动、生气，过分紧张、焦虑等造成的损害，如乐极生悲或一气之下突发疾病。应采取"冷处理"的方法。对于喜事与悲事、兴奋与气愤、顺境与逆境、快乐与痛苦等，都应一视同仁。善于自我调节情感，保持稳定的心理状态，一定注意不要超过正常的生理限度。不要承诺，心易抑迫。承诺既指给予承诺，又指接受承诺。不为情所困，不为爱所累，不为性所惑。

4. 坏情绪，忌心缠。不要带有不良情绪。一切对人不利的影响中，最能使人短命夭亡的就要算是不好的情绪和恶劣的心境。现有 50% ~ 80% 的疾病与精神因素有关。情绪因素在疾病的发生、发展及预防方面起着重要作用。

当任何恶劣情绪的刺激超过一定限度时，就有可能引起中枢神经系统功能的紊乱，主要是交感神经兴奋，儿茶酚胺释放增多，肾上腺皮质和垂体前叶激素分泌增加，胰岛素分泌减少，从而引起体内神经对所支配的器官的调节障碍，出现一系列的机体变化和功能失调及代谢的改变，包括心血管系统、呼吸系统、消化系统、内分泌系统、自主神经系统和其他方面异常现象的发生。

凡经过重大精神挫折、思想打击之后，又未得到良好的精神调摄，多种疾病的患病率都有明显增加。不良心理因素，过度紧张刺激、忧郁悲伤可以通过类固醇作用，使胸腺退化，免疫性 T 淋巴细胞成熟障碍，抑制免疫功能，诱发癌症。

5. 弃大怒，忌致瘫。不要愤怒。也不要过分压抑感情和欲望。"大怒不怒，大喜不喜，可以养心"（《钱公良测语》）。愤怒是一种常见的消极情绪，不仅能伤肝脏，也可以促使血液中肾上腺素分泌过多，使心跳加快，血压升高，诱发心脑血管病的发作，还会伤心、胃、脑等，从而导致多种疾病。

[宜] **影响度，自诊断**。不花钱自测一下，自己感受到的精神负荷对自己影响有多大？

下面是每个人都有可能遇到的一些日常生活事件，究竟是好事还是坏事，可根据个人情况自行判断。根据自身的实际感受而不是按常理或伦理道德观念去判断那些经历过的事件对自己来说是好事或是坏事，影响程度如何，影响持续的时间有多久？

这些事件可能对自己有精神上的影响，体验为紧张、压力、兴奋或苦恼等，影响的轻重程度是各不相同的，影响持续的时间也不一样。请自己根据自己的情况，将某一时间范围内，通常为一年内的事件记录下来，有的事件虽然发生在该时间范围之前，如果影响深远并延续至今，可作为长期性事件记录，实事求是地回答。

（1）恋爱或订婚

（2）恋爱失败、破裂

（3）结婚

（4）自己或配偶怀孕

（5）自己或配偶流产

（6）家庭增添新成员

（7）与配偶父母不和

（8）夫妻感情不好

（9）因不和而夫妻分居

（10）因工作需要而夫妻两地分居

（11）性生活不满意或独身

（12）配偶一方有外遇

（13）夫妻重归于好

（14）超指标生育

（15）本人或配偶做手术

（16）配偶死亡

（17）离婚

（18）子女升学或就业失败

（19）子女管教困难

（20）子女长期离家

（21）父母不和

（22）家庭经济困难

（23）欠债500元以上

（24）经济情况显著改善

（25）家庭成员重病、重伤

（26）家庭成员死亡

（27）本人重病或重伤

（28）住房紧张

（29）待业、无业

（30）开始就业

（31）高考失败

（32）扣发奖金或罚款

（33）突出的个人成就

（34）晋升、提级

（35）对现职工作不满意

（36）工作学习中压力大，如成绩不好

（37）与上级关系紧张

（38）与同事或邻居不和

（39）第一次远走他乡异国

（40）生活规律重大变动，指饮食、睡眠规律改变

（41）本人退休离休或未安排具体工作

（42）好友重病或重伤

（43）好友死亡

（44）被人误会、错怪、诬告、议论

（45）介入民事法律纠纷

（46）被拘留、受审

（47）失窃、财产损失

（48）意外惊吓、发生事故、自然灾害

（49）本人已经经历而前些项并未列出的某些事件（只有未经历时此项才不填写）

（50）本人已经经历而前些项并未列出的某些事件（只有未经历时此项才不填写）

（一）真相大白

答案总分数＝某项事件影响程度分（无影响记0分、轻度影响记1分、中度影响记2分、重度影响记3分、影响极重记4分）×该事件持续时间分

（三个月内记 1 分、半年内记 2 分、一年内记 3 分、一年以上记 4 分）×该事件发生次数（一过性的事件如流产、失窃要记录发生次数，长期性事件如住房拥挤、夫妻分居等不到半年记为 1 次，超过半年记为 2 次）

当总分数≤20 分时，自己在一年内的生活事件属于 95％的正常人范围；当总分数≤32 分时，自己在一年内的生活事件属于 99％的正常人范围。当总分数＞32 时，总分越高，越反映自己承受的精神压力越大，越应加强预防精神障碍和心身疾病。通过总分数指导正常人了解自己的精神负荷，维护心身健康，早日健康。

（二）追本溯源

生活事件对心身健康的影响日益受到人们的重视，许多研究结果表明生活事件与某些疾病的发生、发展或转归有密切关系。但是同样的生活事件、同样的精神刺激量、同样的影响程度对不同人产生的精神负荷不一样，对不同人心身健康的影响也不一样，不管人们对某一事件的看法与客观实际是否一致，也不管是什么因素影响了他们对事件的认识、判断和评价，惟有个体实际感受到的精神紧张才对健康构成真正的威胁。

量表的科学性、可行性。杨德森等人在前人工作的基础上于 1986 年编制，目的是对精神刺激进行定性和定量。该量表含有 48 条我国较常见的生活事件，包括 3 个方面的问题，一是家庭生活方面，二是工作学习方面，三是社交及其他方面，另设 2 条空白项目，供填写已经经历而表中并未列出的某些事件。适用于研究生活事件的客观属性和某一群体的价值取向，适用于 16 岁以上正常人、神经症、心身疾病、各种躯体疾病患者等。

[忌]

1. **自评判，忌不验**。不要忽视该自评量表的重要性。

2. **有依据，忌当赝**。不要不相信该自评量表。该自评量表有上述科学性的充分依据。

[宜] **常卸、泄，压力感**。不良影响的压力压到身上时，把"身体"当成镜面，反射出去，不要让压力进入体内再想办法排解出去；若做不到这点，退而次之，把进入体内的压力消化掉，把消化后的"毒素"残渣，再找个合适、合理的出口排出去。

（1）压力与健康的关系

当有不良影响压力压到身上时，假如进入体内没有被消化掉，并且留在体内，成了"老好人"，容易得肿瘤等疾病；假如进入体内没有被消化掉，就排出体外了，成了"祥林嫂"，容易得精神疾病；假如进入体内被消化掉，把消化后的"毒素"残渣，又找了个合适、合理的出口排出去了，但不那么及时，精神压力持续过度，成了"心脑血管疾病患者"，容易导致动脉硬化、急性心肌梗死、心力衰竭、猝死等；假如进入体内被消化掉，把消化后的"毒素"残渣，又找了个合适、合理的出口，及时排出去了，成了"心理咨询专家"，一般人不太容易做到，需要一定本事；假如没有进入体内，把"身体"当成镜面，反射出去，"毒素"从没有在体内呆过，成了健康人。

（2）拧紧的水管反而漏水

现代人生活在紧张气氛中，过多地支付了健康资源，而使心身过度疲劳，弦绷得过紧过久，难免崩断。身心同样也是：没有金刚钻儿，别揽瓷器活儿。否则，不是找死，就是等死。"宠辱不惊，闲看庭前花开花落；去留无意，漫随天外云卷云舒"（明朝洪应明《菜根谭》）。这时可采取静坐方法加以缓解。

[忌]

1. **误理解，忌片面**。不要只认为压力有害。适当的压力是催人奋进的动力，学会把有不良影响的压力转化为催人奋进动力。人无压力轻飘飘。

2. **精神上，忌过攥**。不要精神过度紧张。过度、连继或不必要的精神紧张，使脂代谢紊乱，诱发或加重心脑血管疾病。

[宜] **支持度，自诊断**。不花钱自测一下，可以发现社会支持对自己的身心健康影响有多大，预测自己身心健康的水平。

（1）自己有多少关系密切，可以得到支持和帮助的朋友（单选项）

A. 一个也没有

B. 1~2个

C. 3~5个

D. 6个及以上

（2）近一年来自己（单选项）

A. 远离家人，且独居一处

B. 住处经常变动，多数时间和陌生人住在一起

C. 和同学、同事或朋友住在一起

D. 和家人住在一起

（3）自己与邻居（单选项）

A. 相互之间从不关心，只是点头之交

B. 遇到困难可能稍微关心

C. 有些邻居很关心自己

D. 大多数邻居都很关心自己

（4）自己与同事（单选项）

A. 相互之间从不关心，只是点头之交

B. 遇到困难可能稍微关心

C. 有些同事很关心自己

D. 大多数同事都很关心自己

（5）从家庭成员得到的支持和照顾（全选项）

A. 无

B. 极少

C. 一般

D. 全力支持。a 夫妻或恋人。b 父母。c 儿女。d 兄弟姐妹。e 其他成员，如嫂子

（6）遇到急难，自己曾经得到经济支持或帮助解决实际问题的来源有

A. 无任何来源

B. 下列来源（可多选项）：a 配偶。b 其他家人。c 朋友。d 亲戚。e 同事。f 工作单位。g 党团工会等官方或半官方组织。h 宗教、社会团体等非官方组织。i 其他（可有多项）

（7）遇到急难，自己曾经得到的安慰和关心的来源有

A. 无任何来源

B. 下列来源（可多选项）：a 配偶。b 其他家人。c 朋友。d 亲戚。e 同事。f 工作单位。g 党团工会等官方或半官方组织。h 宗教、社会团体等非官方组织。i 其他（可有多项）

（8）遇到烦恼，自己的倾诉方式（单选项）

A. 从不向任何人诉说

B. 只向关系极为密切的 1～2 个人诉说

C. 如果朋友主动询问自己会说出来

D. 主动诉说自己的烦恼，以获得支持和理解

（9）遇到烦恼，自己的求助方式（单选项）

A. 只靠自己，不接受别人帮助

B. 很少请求别人帮助

C. 有时请求别人帮助

D. 有困难时经常向家人、亲友或组织求援

（10）对于团体如党团组织、宗教组织、工会、学生会等组织活动，自己（单选项）

A. 从不参加

B. 偶尔参加

C. 经常参加

D. 主动参加与积极活动

条目	测验答案记分			
	A	B	C	D
（1）	1	2	3	4
（2）	1	2	3	4
（3）	1	2	3	4
（4）	1	2	3	4
（5）a	1	2	3	4
b	1	2	3	4
c	1	2	3	4
d	1	2	3	4
e	1	2	3	4
（6）	0	有几个来源就记几分		
（7）	0	有几个来源就记几分		
（8）	1	2	3	4
（9）	1	2	3	4
（10）	1	2	3	4

（一）真相大白

答案分数在27分以下：自己缺乏社会支持，分数越低，越有损于身心健康，死亡率越高，越易患结核病、意外事故和精神疾病，越易出现抑郁症状，且与消化性溃疡的发生与复发有一定的关系。籍此找出有损于身心健康的症结，克服性格缺陷，主动与外界沟通，走出封闭的心理及社交圈子。建议自己在3个月或半年后再用此表重新自测一下，若分数提高不多，自己应从下述的3个维度方面着重调整，直至自测结果在下述分数范围，并保持之。

答案分数在27分以上：平均分为34.6分。自己有良好的社会支持，分数越高，越有利于身心健康，越可能对应激状态下的自己提供保护，即对应激起缓冲作用，越有益于维持一般的良好情绪体验，生活质量和生命质量越高。

（二）追本溯源

国内外研究结果一致表明，社会支持对身心健康有显著影响，即社会支持的多少可以预测个体身心健康的水平。

评定社会支持有 3 个维度：一个是客观的、可见的或实际的支持，包括物质上的直接援助和社会网络、团体关系的存在和参与，后者是指稳定的关系或不稳定的社会关系的大小和可获得程度，稳定的关系如家庭、婚姻、朋友、同事等，不稳定的社会关系如非正式团体、暂时性的社会交际等。这类支持独立与个体的感受，是客观存在的现实。另一个是主观的、体验到的或情感上的支持，指个体在社会中受尊重、被支持、理解的情感体验和满意程度，与个体的主观感受密切相关。虽然感受到的支持并不是客观现实，但是被感知到的现实却是心理的现实，而正是心理的现实作为实际的（中介）变量影响人的行为和发展。因此，感受到的支持比客观支持更有意义；然而，这并不否认客观支持的意义，实际上，虽然主观体验到的社会支持存在较大的个体差异，但是它总是有一定的客观基础的。第 3 个维度是个体对支持的利用情况。个体对社会支持的利用存在着差异，有些人虽可获得支持，却拒绝别人的帮助；并且，人与人的支持是一个相互作用的过程，一个人在支持别人的同时，也为获得别人的支持打下了基础。

量表的科学性、可行性。只有 10 个条目的较有影响的社会支持评定量表由肖水源、杨德森于 1986 年编制，用定量评定的方法评价了客观支持、主观支持和对社会支持的利用度等 3 个维度，具有较好的重测信度和预测效度。

［忌］

1. 自评判，忌不验。不要忽视该自评量表的重要性。

2. 有依据，忌当赝。不要不相信该自评量表。该自评量表有上述科学性的充分依据。

［宜］**病的事，忘、散、淡**。创造快乐、宽松环境，用新的乐趣、知识丰富生活。学会抵制恐病情绪。即使检查出了病，采取"既来之则安之"态度，积极治疗。正确认识疾病，增强与疾病作斗争决心与信心。学会带病生存，患者角色要扮演好。有病看病，没病别找病。正确对待生离死别。

（1）病感不等于疾病

病感是指人感到不适的主观体验，正是病感促使人们去求医；疾病是指人体的器官组织受到损害或有病灶，并有体征和实验室检查的阳性发现。

病感与疾病都可使人们在工作、学习和一般社会生活中的适应能力遭受损害，即社会功能障碍。有时病感、疾病、社会功能障碍三者同时存在，但许多人可以只有其一而没有其他表现。即使有病感和暂时性社会功能障碍，也不一定患病。

（2）要正确对待疾病

除了遗产，你还继承疾病。患者由于身体素质的"自然滑坡"，大部分人都在走"下坡路",并出现一些衰老现象,如易疲倦、新陈代谢降低等,这是自然规律。联想到自己是否得了这个病或那个病,到底有没有病,应该去医院做检查来确定;即使检查出了病,也要正确对待,采取"既来之则安之"的态度,积极治疗。

(3)正确对待生离死别

生如白天,死如睡眠。生、长、壮、老、死,这是人的生命必然要经过的历程,是自然规律,对任何人都一样。年纪大的患者,一定要正确对待。人的一生就是从出生时手从攥紧拳,到中老年逐渐放松,再到暮年张开撒手的过程,也就是从出生时想掌握整个世界,到中老年逐渐掌握不住,再到暮年由它去吧撒手人寰的过程。出生是原创,成年是盗版,死亡是克隆。无疾而终,终其天年。对治不好的病,对症治疗,减轻痛苦。绝对不能因为病、老而伤感,还要继续焕发"第二次青春"。"人生自古谁无死,留取丹心照汗青"(南宋大臣、文学家文天祥(1236~1283)《过零丁洋》)。"生者为过客,死者为归人"(唐朝大诗人李白(701~762)《拟古十二首》)。"死生,天地之常理,畏者不可以苟免,贪者不可以苟得也"(北宋文学家、史学家欧阳修(1007~1072)《唐华阳颂》)。

[忌]

1. **健康事,忌过惦**。不要对自身健康过度关心。不为生活而养生,也不为养生而生活。要正确对待生命、生存、生活。虽然健康表现为不觉身体存在,有些患者病感常常比实际情况要严重,有一点不舒服,就念念不忘得的病。

病感不等于疾病,既可由躯体疾病引起,也可由心理社会因素产生,为摆脱困境、回避矛盾、求得别人的同情与照顾、得到经济补偿等心理社会因素原因,容易出现对患者角色的依赖,或患者角色习惯化,这样就会妨碍疾病的好转、健康的顺利恢复。盲目不自觉或有意识地反复就诊,进行不必要、有时甚至是危险的检查和治疗,至少要浪费很多钱财和时间。

2. **有病时,忌硬担**。不要有病硬撑着、把真正存在的疾病不当回事。有病硬撑着,不自觉地维持着仍然健康的错觉,只会将小病酿成大病,并且加速患大病的进程。你不理它,它偏要理你。

3. **不疑病,忌恐感**。不要疑病、恐病。不要老想到"末日即将来临"。恐病时,找知心朋友倾诉你心中疑虑、恐惧感,不要闷在心里,"憋"出病来。疑病、恐病是没有益处的,只会增加心理负担,加重疾病。

4. **依赖人,忌太缠**。不要太依赖别人。慢性疾病,病程较长,可出现多种并发症,对生活质量有不同程度的影响。"乐观是养生的惟一秘诀,常常忧思和愤怒，足以使健康的身体变成衰弱而有余"（俄国作家屠格涅夫（1818～1883））。一定不要焦躁、紧张、悲观。倚老卖老只会更老。

[宜] **紧张感，宜松减**。学会自我时间管理。先紧后松，消除应激性紧张。这里先紧的"紧"是有思想准备的，有意识地去抓紧时间，而不是无防备、应激性的紧张。

比如：提前准备，写出所带东西清单，按清单装包；提前出门，留出充足时间，避免意外性事情耽误；提前到目的地，看好周围路线，避免误闯误撞，耽搁时间，避免"起大早，赶晚集"。

按程序行事。做任何事情都创造出"程序"，按固定程序行事，避免琐事上分心，有助于调整紧张心理，减少转向枯燥事情时的不快感。

如果自己不干某件事，不会发生什么可怕事情，这种事就可不干；使所有物品都各得其所，避免干找东西的事；不为失败而后悔，不懊悔没有去做某件事情。

在纸上思考。随时记下脑中一些想法，写简短笔记，按重要性从大到小程度排列每天要做的事，先做排第一位的事；"心记不如墨记"，好记性不如烂笔头可靠，为大脑减负；对许多事情不要太苛求，顺其自然，保持心态平衡和情绪稳定，调整日常生活与工作量，避免经常性和持续性的时间紧迫感，减轻精神负担。

舒缓神经，消除紧张。减缓精神紧张方法有许多，急性期进行放松训练以缓解紧张，以下简单方法只适用于一般心理健康的人。

静坐法。

自我暗示法：全身达到完全松弛状态→意志控制达到肌肉放松、精神安宁、思想入静、呼吸深匀。

提高认知法。及时缓解并处理好心理压力，减少心理紧张导致心身疾病。认识、思考和评价客观事物时，从多方面看问题。"横看成岭侧成峰"，心理压力迎刃而解。

急性期过后的放松训练方法。

（1）消除紧张，预防急病

紧张是人类在适应自然过程中，产生的生理心理反应。当人们处于紧张状态时，脉搏加快，血压上升，激素涌入血液，全身系统为了即将到来的行动整个动员起来。

紧张这个强情绪状态易诱发哮喘，使具有 A 型人格的个体患心脑血管系统疾病，如高血压、冠心病、脑卒中等；易使具有 C 型人格的个体患溃疡病；

是诱发甲状腺功能亢进的重要因素。现代心身医学实验证实，不良心理因素的持续过度紧张刺激，会使血中胆固醇增高；可以引起高脂血症，也容易引致动脉粥样硬化、急性心肌梗死、心力衰竭、猝死；还可以通过类固醇作用，使胸腺退化，免疫性 T 淋巴细胞成熟障碍，抑制免疫功能，诱发癌症。精神及躯体的应激容易诱发心绞痛发作，因应激可以激活交感神经系统及垂体 - 肾上腺皮质系统，使血管收缩，血压升高，心率加快，心排血量增加，还可影响糖、脂肪代谢的改变。

如果能时时注意调整自己的紧张情绪和性格，可避免不利一方面的不良反应。避免过度紧张，以减少和避免心绞痛的发生。生活要有规律，以保持正常的高级神经活动。

（2）提前准备，不要急出病来

要学会自我时间管理。时间的供给，丝毫没有弹性，更没有替代品。时间是一种易损失的物资，根本无法贮存，具有不可逆性。很多事情准时开始，不轻易因个人的意外原因而等候。

舒缓神经，减缓精神紧张，对于保持健康的身体，具有非常重要的意义。必要的精神紧张，对身体健康是有益的，是人取得成功的条件之一；过度的、连续的或不必要的精神紧张则是不正常的，对患者是有害的。精神过度紧张的心理反应就是烦乱，不论干什么事情都不能集中注意力。

[忌] **吃饭后，忌饱练**。不要在饭后 2 小时内训练。训练要有规律性。

[宜] **急性格，宜改变**。要注意矫正过度的 A 型性格。

认识重建技术。找出应激源和被压抑的潜意识，在个人的认识、理想、信念、态度、目的等方面做出再评价，再进行相应的疏导、安慰、解释、暗示，进行自我矫正，消除产生 A 型行为的心理基础。

自我控制技术。一般包括对环境的控制和对个人行为的调节，训练自己有意识地自我控制紧张的能力，删繁就简，善于摆脱琐事干扰，劳逸结合，防止紧张，并和多种放松训练结合起来，相互配合。

常用的方法有，呼吸松弛法：进行稳定、缓慢的深呼吸，连续 20 次以上，每分钟频率 10～15 次；想象松弛疗法：不愉快时，主动想象使自己感到轻松的情景；自我暗示松弛疗法：焦急恐惧时，用鼓励自己的语言，暗示自己镇静下来；书法绘画；习练太极拳；栽花养鱼；音乐疗法等。

调整自己的心理平衡，解除焦虑、抑郁等消极情绪，克服急躁情绪，"心急吃不了热豆腐"，急躁干不好事情，"火要空心，人要虚心"，要虚心接受他人的意见、看法等。保持精神愉快，要学会心胸开阔，善于宽容和体谅别人，乐于承认自己的不足，善于解除烦恼等。这是矫正性格的关键。

通过这种行为治疗与自我放松训练相结合的措施，逐渐减弱自己 A 型行为习惯，减少机体内的过度反应，降低神经紧张性，恢复良性负反馈作用；通过身体内部自我调节对自己的紧张、焦虑等情绪障碍起到矫正作用，矫正自己的 A 型行为。

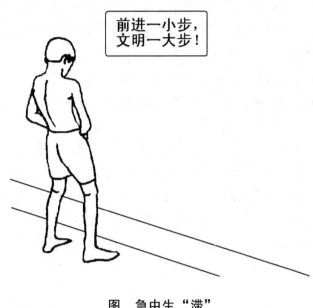

图　急中生"滞"

[忌]

1. **固己见，忌自贤**。不要自以为是。不要刚愎自用，固执己见。

2. **得与失，忌抠算**。不要计较个人得失。把不满意的事情放到大环境中去看待，就不会计较了。

3. **快节奏，忌急赶**。不要使生活节奏过于急迫。放慢生活节奏，提高办事效率！赶着活的人，必定赶着死！通往天堂的路上，大家都在排队，不少人加塞。情急百病生，情舒百病除。遇怒不要恼，遇难莫急躁。遇事不恼，长生不老。性格急至，则欲速不达，急中生"滞"。性格急，则身体疾。

[宜] **宽心谣，宜常念。**

日出东海落西山，愁也一天，喜也一天；

遇事别钻牛角尖，人也舒坦，心也舒坦；

每月领取养老钱，多也喜欢，少也喜欢；

少荤多素日三餐，粗也香甜，细也香甜；

新旧衣服不挑拣，好也御寒，赖也御寒；

常与知己聊聊天，古也谈谈，今也谈谈；

内孙外孙同样看，儿也心欢，女也心欢；

全家老少互慰勉，贫也相安，富也相安；

早晚操劳勤锻炼，忙也乐观，闲也乐观；

心宽体健养天年，不是神仙，胜似神仙。

时时吟读，常常照做，终生受益。将中国著名佛学家、社会活动家、书法家、作家、诗人、爱国宗教领袖赵朴初（1907～2000）的宽心谣顺口溜经常念念，对防治疾病非常有好处。

"常存安静心，常存正常心；常存欢喜心，常存良善心；常存和悦心，常存安乐心"（清朝医学家石天基《长生秘诀》）。有"六心"是长生秘诀的一部分。

心胸宽大才能舒心。人比人，气死人。心胸宽，人快活；心胸窄，忧愁多。要小心，不要心小；要大气，不要气大；要自由，不要由自；要团结，不要结团。要正确对待客观存在的事物，如此有利于健康长寿。

"心情愉快是肉体和精神的最佳卫生法"（法国女作家乔治·桑（1804～1876））。社会要和谐，身心也要和谐。心情愉快表明人的身心活动处于和谐与满意状态，能促进健康、消除疾病，有畅通经脉的作用。

［忌］

1. 忌忽视，照着办。不要忽视照宽心谣内容去做的保健疗效。

2. 琐碎事，忌心乱。不要为各种琐事伤透了脑筋、挖空了心思、费尽了心机。

［宜］**婚质量，自诊断**。不花钱自测一下婚姻质量与夫妻人格特质。

（一）真相大白

研究表明：妻子婚姻质量的7个基本因子与13项人格特质有显著关联，7个基本因子即指过分理想化、婚姻满意程度、经济安排、业余活动、性生活、子女和婚姻、与亲友的关系等，与丈夫相比，妻子的人格特质与婚姻质量水平的关联更为明显。夫妻婚姻质量中的满意程度、与亲友的关系、经济安排、性生活等4项因子均与人格特质中的10项以上因子有显著关联，过分理想化、子女与婚姻、业余生活等3项因子均与人格特质中的7项以上因子有显著关联；丈夫和妻子的婚姻质量均与其人格特质7项因子呈显著关联，如聪慧、有恒、自律、专业有成就、成长能力个性因素等；妻子还在乐群、兴奋、感情用事等5项因子上表现出正向关联；丈夫在紧张性、忧虑性上表现出负向关联。

妻子表现出比丈夫更多的人格特质相关。在家庭中，由于性别角色分工的不同，再加上与家庭生活有关的一切事物都是与妻子有关的，因此与丈夫相比，妻子的人格特质对婚姻质量水平的影响更大。所以，妻子所具备的人格特质越完善，层次越高，相应的婚姻质量水平也越高。美国社会学家洛克曾在研究中发现，与婚姻幸福有正相关的条件之一是妻子有效地管理家庭和丈夫对妻子管理家务的肯定性评价。体现在对婚姻质量的评估上，妻子表现出比丈夫更多的人格特质相关。

（二）追本溯源

婚姻质量高水平是许多夫妻所共同追求的。影响婚姻质量的因素众多，而人格作为个体在对人对己以及对一切环境中事物适应时所显示的异于别人的性格，这一特质也表现在对婚姻家庭生活的适应中，成为影响婚姻水平的重要因素之一。特质中不同因素所起的作用不同，同时也影响到婚姻质量的不同层面。夫妻应自觉地调适自己的婚姻心理状态，逐步学习并建立与高水平婚姻质量相适应的人格特质。

［忌］

1. **自评判，忌不验**。不要忽视该自评量表的重要性。

2. **有依据，忌当赝**。不要不相信该自评量表。该自评量表有上述科学性的充分依据。

3. **误理解，忌片面**。不要错误认为婚姻质量与夫妻人格特质有同等关联。不要机械、片面地理解婚姻质量与夫妻人格特质。不同人格特质的妻子和丈夫在婚姻质量各因子评价上表现出各自不同的特点，即与婚姻质量有显著关联的丈夫与妻子的人格特质不完全相同。由于夫妻的性别心理差异可带来的个性差异以及夫妻在家庭中承担的角色不同、承担任务轻重的不同，可导致夫妻双方相同的人格特质在婚姻质量中表现出不同的特点。11 项与婚姻质量有显著关联的妻子与丈夫相同的人格特质，表现在相关的婚姻质量各因子上不完全相同。即使夫妻相同的人格特质与其婚姻质量中的相同因子有显著关联，相关联的程度也不完全相同，或者在同一因子中表现出不同的强度。

［宜］ **婚调适，自诊断**。不花钱自测一下，自己将婚姻调适得怎么样？

（1）自己目前婚姻幸福程度用最恰当的描述为

A. 非常不幸福

B. 相当不幸福

C. 不幸福

D. 幸福（代表大多数人的婚姻幸福程度）

E. 比较幸福

F. 相当幸福

G. 非常幸福

（2）在操持家庭财政方面，自己和自己的配偶之间意见

A. 总是一致

B. 几乎总是一致

C. 偶尔不一致

D. 经常不一致

E. 几乎总是不一致

F. 总是不一致

（3）娱乐方面的事，自己和自己的配偶之间意见

A. 总是一致

B. 几乎总是一致

C. 偶尔不一致

D. 经常不一致

E. 几乎总是不一致

F. 总是不一致

（4）在感情的表示方面，自己和自己的配偶之间意见

A. 总是一致

B. 几乎总是一致

C. 偶尔不一致

D. 经常不一致

E. 几乎总是不一致

F. 总是不一致

（5）朋友方面的事，自己和自己的配偶之间意见

A. 总是一致

B. 几乎总是一致

C. 偶尔不一致

D. 经常不一致

E. 几乎总是不一致

F. 总是不一致

（6）性生活方面的事，自己和自己的配偶之间意见

A. 总是一致

B. 几乎总是一致

C. 偶尔不一致

D. 经常不一致

E. 几乎总是不一致

F. 总是不一致

（7）习惯性（正确、好的习惯行为）方面的事，自己和自己的配偶之间意见

A. 总是一致

B. 几乎总是一致

C. 偶尔不一致

D. 经常不一致

E. 几乎总是不一致

F. 总是不一致

（8）人生观方面，自己和自己的配偶之间意见

A. 总是一致

B. 几乎总是一致

C. 偶尔不一致

D. 经常不一致

E. 几乎总是不一致

F. 总是不一致

（9）对待姻亲的方式，自己和自己的配偶之间意见

A. 总是一致

B. 几乎总是一致

C. 偶尔不一致

D. 经常不一致

E. 几乎总是不一致

F. 总是不一致

（10）当意见不一致时，其通常导致

A. 丈夫让步

B. 自己让步

C. 相互让步而达到意见一致

（11）自己和自己配偶一起从事感兴趣的户外活动吗

A. 完全一起

B. 有时

C. 极少数时间

D. 没有

（12）闲暇时，自己和自己配偶通常宁愿

A. 都呆在家里

B. 都外出活动

C. 双方不一致

（13）自己但愿过自己没有结婚吗

A. 经常

B. 偶尔

C. 极少

D. 从没有

（14）假设自己再重新生活一次，自己认为自己将

A. 与同一个人结婚

B. 与另一个人结婚

C. 完全不结婚

（15）自己信任自己配偶吗

A. 几乎不

B. 极少

C. 在大多数事情上

D. 在每件事情上

试题	测验答案记分						
	A	B	C	D	E	F	G
（1）	0	2	7	15	20	25	35
（2）	5	4	3	2	1	0	
（3）	5	4	3	2	1	0	
（4）	8	6	4	2	1	0	
（5）	5	4	3	2	1	0	
（6）	15	12	9	4	1	0	
（7）	5	4	3	2	1	0	
（8）	5	4	3	2	1	0	
（9）	5	4	3	2	1	0	
（10）	0	2	10				
（11）	10	8	3	0			
（12）	10	3	2				
（13）	0	3	8	15			
（14）	15	0	1				
（15）	0	2	10	10			

（一）真相大白

答案分数在 2～100 分：有 83% 属婚姻失调，平均分为 71.7 分。若自己的评分低于 100，自己要客观面对自己的现实婚姻，分数愈低，婚姻失调愈严重。应及时进行调适。例如：自我心理调适，心理咨询，临床心理治疗等。否则，自己的婚姻将面临潜在的严重危机，随时都会有破裂的可能。调适后，建议自己再用此表重新自测一下，自测结果可客观、定量地评定婚姻调适的改善程度。

答案分数在 101～158 分：有 96% 属婚姻调适良好，平均分为 135.9 分。若自己的评分高于 100，说明自己将婚姻调适得不错，分数愈高，婚姻调适愈好。

（二）追本溯源

量表的科学性、可行性。因婚姻问题苦恼而影响健康的人不乏其人，如何客观、定量地评定已婚男女的婚姻质量呢？Locke HJ.，& Wallace KM 于 1959 年的研究表明，婚姻质量与人的心理健康有密切关系，以上 15 个条目最能反映婚姻调适的重要方面。

［忌］

1. **自评判，忌不验**。不要忽视该自评量表的重要性。

2. **有依据，忌当赝**。不要不相信该自评量表。该自评量表有上述科学性的充分依据。

3. **误理解，忌片面**。不要机械、片面地理解评分高。不要以为已经调适良好就不需要再调适了。调适是持续性、终生性的。

七、休闲宜忌

[宜] **主动养，宜休闲**。主动去保养具有可行性。选择环境好的地方出行，休闲常逛。常吸自然界中丰富的氧气，不是吸人工制造的氧。善待自己，沐浴健康。城市生活成本相对较高，远离都市喧嚣，到环境好的自然中去生活，不但不花钱，还省下了钱。

（1）主动去保养成为可行

现在，人们生活水平普遍提高，交通发达，完全有条件在一个短暂的时期，脱离不利于健康的环境，到一个适宜人生存的环境中去生活。

（2）选择环境好的地方出行

身体倍儿棒是健康长寿的先决条件。每个人的身体状况，在很大程度上又依赖于他所生活的地理环境、气候环境、社会环境和每个人居住的小环境。

在环境中，有许多因素每时每刻地作用于人的机体。这些因素，可概括为物理的、化学的和生物学的，不仅错综复杂，且处于经常不断的变化之中。人体借助机体内在调节和控制机制，与各种环境因素保持着相对平衡，表现出机体对环境的适应能力。冰冻三尺，非一日之寒。身体好与坏都是日积月累的。

比如，海拔 1500～2000 米的山区，有茂密的森林，草木散发出的芳香性挥发性物质有一定杀菌作用；清泉汇成壮观的瀑布，飞溅的水滴周围阴离子富集，空气格外清新，呼吸这样的空气，可镇定情绪，改善肺的换气功能；壮阔的自然景观、宁静透明的天际或变幻无穷的云海，都令人心旷神怡；因远离闹市，人口密度低，环境幽静，居住较分散，无噪音干扰，传染病也极少流行，基本没有工业、"三废"的污染。气温、气压均较低，凉爽的气候，山涧泉水不断，饮水也极为清洁。这种种因素均能促进人体的新陈代谢，调节机体功能，是有利于身体倍儿棒的地理环境。

可充分利用山地的自然条件作短期疗养，避暑、爬山、游览和散步。通过这些活动，使心血管系统的功能得到锻炼。

（3）休闲常逛

"我命在我不在天"（东晋道教理论家、医学家、炼丹术家葛洪（284～364）《抱朴子内篇·黄白》）。生命之存在、年寿之长短，不完全取决于天命，还取决于自身，即首先要使人体正气充沛。养生过程中努力发挥主观能动作用，完全可以达到健康长寿之目的。

比如争取拿出一段时间，全身心地去参加旅游活动，置身于大自然中去度假休闲，暂时离开使自己伤心的地方，采取迂回的办法，把情感和精力转移到其他活动上去，通过自我安慰、自我转化达到消除不良情绪的影响。命的确掌握在自己的手中。

（4）富氧常吸

在山谷、林地、瀑布附近，负氧离子浓度很高。负氧离子可以吸附、中和被污染的空气中带正电的悬浮微粒——工厂废气、烟雾等有害物质，使其落地成埃，洁净空气；可以消灭空气中的过敏源，有效地预防、治疗过敏性鼻炎、哮喘等疾病；可以改善神经功能，降压镇静，治疗神经衰弱、高血压等；吸入人体随血流输入全身组织细胞，可以调节大脑皮层功能，恢复疲劳；可以促进机体代谢生长和废物排泄；可以延缓发育细胞衰老，提高免疫力。

（5）度假休闲有利于健康

不良情绪犹如阴影笼罩着人们，对健康十分不利。度假休闲可让自己从紧张情绪里解脱出来，使焦虑悲观等不良情绪通过休闲旅游释放出来，积压在内心的不良心态得以改善，让肌体彻底放松，消除紧张的心情，通过自我宣泄从而释放自己的潜能，有利于健康，度假休闲是不良情绪和潜能的释放剂；通过观赏自然风光，游览名胜古迹，使自己神清气爽，较好地清除了封闭的心理状态，使自己走向社会，融合于群体之中，有意无意间进行了自我心理调适，通过森林给自己提供新鲜空气，海水荡涤着自己的心灵，松涛虫鸣给自己带来无穷乐趣，鸟语花香给自己带来新的生机，可使自我心理调适"事半功倍"，若与其他自我心理调适方法配合，效果肯定会"1＋1＞2"，对身心健康非常有好处，度假休闲是自我心理调适的增效剂；春天去郊区踏青，夏季去湖泊观荷，秋日登山赏红叶，冬令去雪野漫步，四时八令均有赏心悦目之事，重要的是有了这种休情闲趣，度假休闲运动量不大，适合于绝大多数人，且不拘季节随时可行，春踏芳草地，夏步小河边，秋赏荷花淀，冬行松林间，各得其趣，它既是一种运动也是一种憩息养生，通过变换环境，广阔的空间、绿色的树木、清新的空气自然使人心旷神怡，改变了以往的生活方式，培养了自制力，通过自我控制解除了压抑的心理，产生了许多联想与灵感，度假休闲是自我心理调适的促进剂。

（6）善待自己

都市喧嚣，你是否想在世外净土处清修？

红尘纷繁，你是否希在青山绿谷处探幽？

懵懂人生，你是否欲在历史见证处自悟？

雾化心灵，你是否求在仁德圣洁处净化？

身心疲惫，你是否望在憩息养生处休闲？

健康理念，你是否思在清新空气处沐浴？

健康长寿，你是否盼在天人合一处积累？

猎奇探密，你是否想在天坑溶洞处体验？

旅游文化，你是否要在名胜古迹处饱飨？

友情对话，你是否愿在古乐低徊处链接？

善待自己，沐浴健康，是不良情绪的释放剂，是疾病治疗的增效剂，是疾病康复的促进剂。不拘泥于活动形式。

（7）自我保健具有非常好的调理效果

处于康复期的患者，单用药物的调理显然是不恰当的，况且药物都有不良反应，对机体其他方面会造成危害。此时，自我保健就显得尤为重要。

通过养成良好的生活习惯，劳逸结合，营养与运动结合，补调结合，注意精神卫生等多方面的自我保健，既能滋补精血，改善微循环，又能调整内分泌，调节人体内神经紊乱，调整体内阴阳失衡，使机体各种生理功能恢复到最佳生理状态。

[忌] **新环境，忌频变**。不要不停地变化新环境。在一个新环境不要生活时间太短，以免身体总处于应激调整状态，反而不利于康复。

[宜] **好住地，宜挑选**。选择好地方居住，把住现在地方花的钱，换成符合以下条件为主的其他地方，不另外再花钱即可办到。

好地方是指，比如：依山傍水、蓝天、白云、青山、碧水的优美自然环境，空气新鲜、负氧离子浓度高、呼吸沁人心脾，海拔高度 1500 ~ 2000 米、阳光充足、年均阳光日照时间长，气候温和凉爽宜人、冬无严寒、夏无酷暑、年平均气温 18℃ 左右、相对湿度为 30% ~ 60%、气温气湿气压均较低，环境净静、无噪音干扰、噪音限值为 36 分贝以下，生态环境好、无工业和"三废"污染、上风上水，水源头弱碱性泉水和土壤中含对人体有益矿物质和非常丰富微量元素，处于较高位置的平整地方，人口密度低、长寿人口比例大，民风淳朴，坐北朝南的住房。

（1）选择有利于身体康复处居住

上医院买健康，不如找好地方。在天文学、地理学、地质学、生态学、环境学、气象学、水文学、生物学、信息学、建筑学、美学等有机地结合和科学地指导下，审慎周密地考察、了解自然环境，利用和改造自然，创造良好的居住环境，赢得最佳的天时地利与人和，达到天人合一的至善境界，科学选址，优选定居。

牛羊择水草而居，鸟儿择良木而栖，动物竟能如此择优，人类更应该有选环境，择优而居了。

上知天文，下知地理，中知人事。选好地住要将天、地、人纳入一个大系统中综合考虑。自然界四时的变化，是万物生长、衰老、死亡的根本，违背了它，就要产生灾害，顺从了它，疾病就不会产生，这是生态养生的原则。好地方与地理、气候、环境有密切的关系，单从气候条件来说，适宜的气候和丰富的植被就为人类造就了舒适的生活环境，有益健康，利于长寿。

观察天空，注重太阳、月亮、宇宙星体对人类的影响，注重采光对人的作用。中国大部分陆地一年四季的阳光都由南方射入，朝南的房屋便于采光。

阴阳平衡，住房要坐北朝南，不仅是为了采光，还为了避北风。中国的地势决定了其气候为季风型。冬天有西伯利亚的寒流，夏天有太平洋的凉风，一年四季风向变幻不定。要避免寒、凉的西北风。

分辨质量。五行相生相克，注重空气、水、土地的质量对人的作用。山体是大地的骨架，水域是万物生机的源泉，空气被人呼吸，水被人饮用，土地种出的庄稼被人吃。没有空气、水、土地，人就活不了。因为空气、水、土地，是人类赖以生存的最基本的物质，如果空气质量不好、水质量不好、土地质量不好，则会造成生物不好，引起人生病。要考察水的来龙去脉。

观察地形。天、地、人合一，注重空气形成的空间、水形成的江河湖泊、土形成的山岗岭脉，地形地貌对人的作用。

地形地势要符合山环水抱、依山傍水的格局。先从大的区域、大的环境优选住地，再从小的区域环境中优选住地。从大环境观察小环境，便可知道小环境受到的外界制约和影响，诸如水源、气候、物产、地质等。任何一块住地表现出来的好坏，都是由大环境所决定的，就像测量血压要是高的话，就可知身体的一般状况，因为这是由心血管的功能状态所决定的。只有地形地势完美，住地才完美。

在一定程度上，地质决定体质。住哪里都应当先考察山川大环境，大处着眼，小处着手，必然没有后顾之忧，而后充分保健享福。

好的区域、环境交互感应可产生好的氛围，享受这个区域的天地日月星辰的氛围，使人心情舒畅、身体健康，令生活在其中的人们以良好的心态对待生活；恶劣的环境，轻者身心不安、情绪低落，重者置人于死地。

测量地磁。注重地球磁场的影响和地磁方位对人的作用。强烈的磁场可以治病，也可以致病，甚至引起头晕、嗜睡或神经衰弱。

地磁条件对生态养生产生影响，对人的健康带来益处：

第一，镇静与改善睡眠。磁场强度的高低，对中枢神经影响会有所不同，作用于大脑皮层的两个功能也不一样。磁场强度低，兴奋性高；磁场强度高，兴奋性降低，呈现抑制状态，表现为睡眠现象。由此可见，一定的磁场强度，能改善睡眠，延长睡眠时间，增加睡眠深度。

第二，消炎。对风湿性关节炎、支气管炎、肩周炎等一般性炎症，对急性、非急性浅表性炎症，对局部感染性皮炎，都有消炎作用。

第三，消肿。对由于水分淤积在软组织内形成的水性肿胀，对血性肿胀，都有消肿作用。

第四，防止动脉硬化和血栓。磁场促进营养物质与氧的供应，主要是通过改善人体血液循环，尤其是微循环来实现的。在磁场的作用下，降低血液粘度，降低血脂，延缓和减少动脉硬化的发生，防止血栓的形成。

第五，止泻。由于磁场有消炎作用，所以对肠炎引起的腹泻，有一定的疗效。促进肠内水分的吸收与运行，降低毛细血管的通透性，减少水分从血管渗出，肠内容物在肠内停留时间延长，有利于肠内容物中水分的吸收，而产生止泻效果。

第六，延缓衰老。随着年龄的增长，内脏器官的功能逐渐减退，皮肤出现干燥，弹性减弱，出现皱纹。人的衰老是自然发展的规律，延缓衰老、延年益寿是人们的理想追求。蛋白质是构成人体的基本物质，生命的老化，也就是蛋白质的老化，而磁场能有效地防止蛋白质老化，进而延缓衰老的速度。此外，人过早衰老的原因，还与体内氧自由基积存过多有关，破坏细胞及其功能，加速人的衰老。磁场能提高酶的活性，也就提高了消除自由基的能力，使细胞及其功能免遭破坏，延续细胞的生命活力，达到延缓衰老的作用。

第七，改善水质。使水活化，改善人体新陈代谢，调节人体的离子平衡即阴阳平衡，促进对人体的健康。

第八，促使空气中正负离子的分离。使负氧离子源源不断产生，从而始终保持能达到治疗效果的高浓度含量。

选择位置。注重住房的位置选择和方向选择。到处不住到处住，处处无家处处家。

（2）选择适宜人生存的环境中去生活

养生"三应"：顺应（大自然）、适应（生存环境）、感应（宇宙信息）。人适应能力有限，当有害的环境长期作用于人体，或者超过一定限度，就会引起疾病，甚至造成死亡。

环境是一个极其复杂、辩证的自然综合体，一切生物都要适应环境而生存。人类不但要适应环境，而且还要利用、支配和改造环境。伟人改变环境，能人利用环境，凡人适应环境，庸人抱怨环境。遗传只确定了起跑线，健康之路靠自己去赶。脱离不利于健康的环境，可通过充分利用自然条件避暑、爬山、游览和散步，使身体系统的功能得到锻炼。

[忌]

1. **忌害物，土中含**。不要住在周围土壤中含有对人有害的特殊元素等的地方。土壤中含有对人有害的物质会间接通过水、空气等进入人体，使人患病。

2. **潮腐地，忌湿烂**。不要住在潮湿或臭烂的地质的地方。否则会导致关节炎、风湿性心脏病、皮肤病等。潮湿腐败的地方是细菌的天然培养基地，是产生各种疾病的根源。

3. **地下段，忌杂乱**。不要住在有地下暗河流，或者有双层交叉河流，或者有坑洞、断层，或者有复杂地质结构的地方。它们都可能放射出长振波或污染辐射线或粒子流，人会受到有害波的影响，导致人头痛，眩晕、内分泌失调等症状，甚至会导致肿瘤的发生。强烈磁场治病也致病。

4. **居住地，忌灾圈**。不要住在高耸的山体、陡峭的斜坡、山坡成孤立山嘴、凹形陡坡、危岩突出的地方、山脚、峡谷、江河湖海边、河（沟）道弯曲的凹岸、地方狭小高度又低的凸岸、沟道处、沟内的地平处、死火山口附近等地方。防止崩塌滑坡、山洪、泥石流、地震、火山爆发、火灾、雷击等气象与地质灾害。

5. **居住地，忌矿边**。不要住在周围有矿藏的地方。防止特殊元素直接对人产生危害，开采矿引起污染空气、水源、土地等，间接对人产生危害。

6. **住下缘，忌污染**。不要住在下风、下水区域。即使本地没有污染，也存在着吸上风飘移过来的可能污染的空气、喝上水流过来的可能污染的水。

不同地域水分中含有不同的微量元素及化合物质，有些治病，但有些致病。

[宜] **放风筝，宜常瞻**。经常放放风筝。

放风筝是体力锻炼、艺术欣赏、自然享受的综合，可以使体力、心力全方位得到好处。

经常放风筝的好处非常多，最直接锻炼臂力和腿力，使人四肢肌肉发达、有力，且活动自如；锻炼心、肺功能，使人的血流加快，肺活量增大，从而使全身的代谢加强；调整大脑的适应能力，使人在瞬息万变的情况下，立即对意想不到的变化迅速作出反应，并能采取果断的应激措施；对于性格急躁、情绪不稳定者，放松紧张情绪，恢复平静心态，逐步养成遇事不慌、泰然自若的性格；还可以消除眼睛的疲劳，预防近视眼的发生，因为当眼睛远视物体的时候，睫状肌是松弛的，晶状体就可以保持扁平状态，所视物像正好可以落在视网膜上，眼调节活动处于休息状态；有效防治颈椎病；此外，天气晴朗，和风拂面，野外清新的环境、新鲜的空气、开阔的视野，对心身功能都有非常好的调节作用。

［忌］

1. **忌忽视，足下端**。不要只顾天上的风筝，要注意脚下不平地，眼观六路、耳听八方。

2. **忌忽视，照着办**。不要忽视常放风筝的保健疗效。

3. **保健法，忌包揽**。不要在任何情况用此方法。

［宜］ **笑话听，宜常灌**。经常听听相声、笑话，经常看看漫画，特别是在19：00～21：00。

（1）笑是最优美、最自然、最良好的自我保健运动

笑可以使人体内的膈、胸、腹、心、肺甚至肝脏得到短暂的运动锻炼，能使人筋骨舒展，全身肌肉放松，有利于肺部扩张，呼吸通畅，促进血液循环，气血平和，消除大脑皮层和中枢神经的疲劳，调节人的情绪，心情愉快，人的大脑皮层调节机体生理活动的功能正常，各个器官也都能正常进行工作，并经常保持一定的储备力量，衰退现象的出现就减慢和推迟，从而延长寿命，是人的健康妙药。"愉快的笑声，是精神健康的可靠标志"（俄罗斯著名作家契诃夫（1860～1904））。"笑是一种原地踏步的运动，能使人延年益寿"（美国斯坦福大学的威廉·弗赖依博士）。笑开口，春常在。上联：快快乐乐智慧开。下联：欢欢喜喜健康来。横批：笑口常开。说不定以后比赛会增加运动项目——笑。

笑一笑，少一少；笑笑笑，通七窍；情绪高，体格好。恼一恼，老一老。愁一愁，白了头；哭一哭，解千愁。忧愁烦恼，使人易老；不气不愁，活到白头。一日三笑，人生难老；一日三恼，不老也老。笑口常开，青春常在。常乐常笑，益寿之道。每日笑几笑，远离病和药。一个丑角进城，胜过一打医生。知足者常乐，善笑者长寿。要想健康快活，学会自己找乐。生活上适度，精神上大度。谈笑风生心胸阔，宽厚待人朋友多，苦中求乐能解脱，知足常乐笑呵呵。长寿"三乐"：助人为乐，知足常乐，自得其乐。

（2）要学会幽默

"幽默是一种优美的、健康的品质"（马克思和恩格斯事业和学说的继承者，全世界无产阶级的伟大导师和领袖列宁（1870～1924））。幽默是一种积

极的心理预防形式，能使人心情舒畅，能够调节人们神经中枢，有利于排泄积郁，解除疲劳和烦恼。善用幽默的人最健康。将来有可能出现在查体项目中。幽默的直接效果是产生笑意。

（3）19：00～21：00 心包经正值精气旺盛

心包是心的保护组织，又是气血通道。心包经正值精气旺盛，可清除心脏周围外邪，使心脏处于完好状态。此时一定要保持心情舒畅，释放压力。

［忌］

1. **无节制，忌不管**。不要笑没有节制。笑要适度，要避免内外刺激引起的太过，必须因人而异，尤其是老年心脑血管疾病的患者。

2. **大笑停，忌极端**。不要乐极生悲。大笑要停止。大笑加重心肌梗死病患者心脏缺血，容易发生意外；突然升高高血压患者血压，诱发脑出血；复发脑血管意外恢复期患者旧病；加重心肌梗死病患者在急性发作或恢复期内、脑血栓、脑出血、高血压、早期疝气者病情；加剧近 3 个月有过胸腔、腹腔、血管、心脏等外科大手术者疼痛，影响刀口愈合；猛烈抽搐孕期妇女腹部，容易早产或流产；血压过高、饭后 1 小时内、过饱、过度疲劳或患精神病等时对患者不利；使正吃东西的人食物容易误落气管内引起呛咳、窒息，有生命危险。急重症患者以静养卧床休息为主。

3. **忌忽视，防治患**。不要忽视笑的保健疗效。

［宜］**听音乐，宜常选**。抑郁时，选择播放古典派复调音乐大师、古今最大的神曲作者亨德尔（1685～1759）《皇家烟火表演》第 4 乐章，18 世纪后期奥地利著名作家、维也纳古典派音乐大师、"交响乐之父"海顿（1732～1809）《创造》最后一个乐章，法国作曲家比才（1838～1875）《斗牛士进行曲》，麦当娜《宛若处女》。

焦虑时，选择播放《格里高利圣咏》，波兰钢琴家、作曲家肖邦（1810～1849）小夜曲、摇篮曲，麦克拉克伦作品，查普曼作品等。

心灵感到空虚时，选择播放德国作曲家、维也纳古典乐派代表人物之一贝多芬（1770～1827）《命运交响曲》，博克里尼大提琴《A 大调第 6 奏鸣曲》，歌曲《拉网小调》。

消沉时，播放贝多芬《第 2 交响曲》。

心绪不好、情绪不定时，播放贝多芬奏鸣曲，肖邦和斯芬斯特圆舞曲。

心情不安时，播放德国最伟大古典作曲家之一巴赫（1685～1750）赋格曲《b 小调弥撒曲》。

心情忧郁时，播放芬兰作曲家西贝柳斯（1865～1957）《悲痛圆舞曲》，奥地利伟大作曲家、维也纳古典乐派音乐大师莫扎特（1756～1791）《d小调第14交响曲》；待忧郁心情渐消时，再听美国作曲家格什文（1898～1937）《蓝色狂想曲》。

消除挫败感、面对伤心往事、荡涤心胸、熄灭心中怒火时，先短时间听布鲁斯、摇滚乐、俄罗斯现实主义作曲家柴可夫斯基（1840～1893）《第6交响曲》，然后听巴赫和亨德尔巴洛克音乐。

愤怒时，播放柴可夫斯基《第6交响曲》。

缺乏自信心时，播放贝多芬钢琴协奏曲《皇帝》，德国杰出的艺术家、伟大的作曲家、指挥家、音乐理论家、诗人和剧作家、德国浪漫主义乐派后期代表人物瓦格纳（1813～1883）歌剧《汤豪塞》序曲，奥涅格管弦乐《太平洋123》。

控制紧张和焦虑情绪，身心放松，听《格里高利圣咏》，波兰作曲家、钢琴家肖邦（1810～1849）小夜曲、摇篮曲，麦克拉克伦作品，查普曼作品。

若要解决问题，进行创造或者丰富自己生活，听平克·弗洛伊德《月之暗面》、科恩戈尔德《小提琴协奏曲》第1乐章。

若要提高思考和学习能力，促进抽象思维发展，从事语言和推理性工作，听莫扎特《第17钢琴协奏曲》。

若要集中全部精力，听巴赫《前奏与赋格》，贝多芬《月光奏鸣曲》。

疲劳时，听意大利作曲家、小提琴家维伐尔地（约1675～1741）套曲《四季》中《春》，德彪西《大海》，海顿组曲《水上音乐》。

失眠时，听贝多芬《月光曲》，德国浪漫派作曲家门德尔松（1809～1847）《仲夏夜之梦》。

食欲缺乏时，听俄罗斯作曲家穆索尔斯基（1839～1881）钢琴组曲《国画展览会上》，巴赫音乐作品。

失恋时，听法国浪漫大师、杰出作曲家、指挥家和音乐评论家柏辽兹（1803～1869）《幻想》，亨德尔音乐。

（1）利用不同的音乐改变人们的情绪

从古希腊数学家和哲人毕达哥拉斯（约公元前580～公元前500）就开始利用不同的音乐改变人们的情绪。基于音乐能使人的情感得到疏泄，调整心境，获得自信，了解和接受自己，帮助矫正不良行为、态度，增强适应能力，运用音乐来调节自己的情绪和行为，不同的节奏、旋律、音调、音色等，可以对人的心身产生不同的影响。

最常用音乐感受疗法，乐曲选择应适合自己的优势情绪及欣赏水平。还可用音乐色光疗法等。

（2）借助音乐的心理效应和力量

音乐能使人开拓创新。"音乐以不可思议的形式激发人的精神力量和体力"〔鲍达列夫〕。音乐能使人集中精力。

节奏鲜明的音乐能振奋人的情绪，军乐曲、进行曲能使人斗志昂扬、情绪高涨，而旋律优美悠扬的乐曲能使人情绪安静而轻松、愉快，如轻音乐能使人增加生活的乐趣和了解生活的意义，从而增进自己对生活的能动性和自信心；行为能够影响情绪，通过各种娱乐活动来陶冶性情，增进身心健康，进行心理转移，使病态情绪减轻，病态行为得以纠正，保证机体的完整统一，并与外界环境保持密切联系。

（3）音乐与身体健康及防治疾病密切相关

悠扬悦耳的音乐，通过人的听觉器官传到人的大脑皮质以后，对神经系统是个很好的刺激，对心血管系统、内分泌系统、消化器官、腺体分泌以及消除疲劳，都有非常好的作用。

音乐治疗易于疏泄自己意识不到的心理内容，可以解除因各种心理社会因素引起的心身疾病。卒中患者每天听音乐，可以加速脑部的康复。还由于音乐的旋律、音调、音色的不同，对人们表现出兴奋、抑制、降压、镇痛等的功效。

［忌］

1. **音乐品，忌错选**。不要选错音乐作品。否则事与愿违。选效果相反的音乐作品，反而会诱发或加重疾病。

2. **音量大，忌超限**。不要音量最大时超过 70 分贝。否则就成噪音了。

3. **忌忽视，防治患**。不要忽视常听音乐的保健疗效。

［宜］ **听广播，常放段**。把计划买其他电子产品花的钱，优先换成袖珍全波段数字调频调幅立体声收音机，不另外再花钱即可办到。

不影响其他人前提下，随时随地不用耳机收听，减小音量，以柔和不刺耳能听清楚为佳。若无条件不用耳机收听，减小音量听清即可，柔和不刺耳，间歇收听。每天累加用耳机成人不超过 3 小时，青少年不超过 1 小时。听基本的广播内容是不花钱的。

（1）听广播延伸体智

患者由于疾病缠身，使得活动范围半径较健康人小，社会交往较健康人少，信息获取渠道较健康人少，大脑获得有效刺激较健康人少，外界娱乐接触较健康人少，对疾病的康复非常不利。

经常收听广播，可以接收到很多的信息。广播的内容丰富多彩，极为丰富，新闻和报纸摘要、音乐、健康、文艺、娱乐、旅游、美食、教育、经济、科技、体育、财经、军事……几乎与生活、工作相关的内容无所不包，可以全是乐，也可以就听好歌不听话，根据爱好可以选择的余地非常大。

（2）听广播健康环保

相比之下，经常收听广播有其他媒介无法比拟的好处，没有微波辐射和额外电磁影响，反而通过收听效果能感知近距离的微波辐射和额外电磁影响。

（3）听广播避免视觉疲劳

现代社会，信息传播媒体众多，广播新闻内容与其他传播媒体的新闻内容完全一样。经常收听广播，可以省去了从其他媒体了解，避免了视频媒体对患者产生视觉疲劳，进而影响心脑血管疾病的防治。

（4）听广播了解健康常识

经常收听广播，患者可以从中学习到许多医疗保健知识，潜移默化地给自己"洗洗脑"，改变不良的生活方式，并可以通过打电话、发短信、微信等方式参与互动节目，不花钱咨询医院外医务人员，起到答疑解惑的作用。

（5）听广播有益身心健康

心情类和欣赏类的节目，会给患者的精神生活提供更多丰富多采的颜色！在不良的心理状态下，可以找到心灵的慰藉。可以享受语言的魅力，高雅之声，天籁之音。在广播、在声音的殿堂里，增长知识，远足、进步！

（6）听广播方便易行

广播也是一种传播媒体，广播信号基本覆盖全国各个地方。不管是闲居家中，还是旅行途上，甚至是在地震、洪涝、冰雪灾区，停水、停电、交通瘫痪、信息闭塞的条件下，都可以了解外界信息。

（7）听广播避免诊治时贻误时间

经常收听广播，可以向主持人学习标准的普通话，避免因患者语言障碍在就医医患交流时产生歧义，耽误时间，影响诊治效果。

（8）听广播休闲舒适

随时随地可以收听广播，不拴人，不影响日常活动。

［忌］

1. **大便时，忌听兼**。不要在排便时听广播。排便时不要分心，注意力集中，尽可能缩短排便时间，在 5 分钟内排净，以免长时间坐便容易出现直立性低血压等众多并发症而发生意外，还容易患痔疮等。

2. **戴耳塞，忌常填**。不要长时间、高音量戴耳塞型耳机听广播。若不影响其他人，不要常戴，以防止发生噪声性听力下降。

人常戴耳机听广播，外耳道口即被耳机紧紧堵塞住，高音量的音频声压会直接进入耳内，集中刺激了听神经的末梢，刺激的冲动引起听神经的异常兴奋，非常容易造成听觉疲劳、损伤，引起听力减退，人体会出现烦躁不安、头晕、失眠、记忆力减退、注意力不集中、思维反应迟钝、异常心理障碍等情况，对心脑血管疾病患者身体健康十分有害。

青少年因听觉器官还未发育成熟，每天累加用耳机最多不超过1小时。

3. **音乐品，忌错选**。不要选错音乐作品。否则事与愿违。选效果相反的音乐作品，反而会诱发或加重疾病。

4. **音量大，忌超限**。不要音量最大时超过70分贝。否则就成噪音了。

5. **激赛况，忌听险**。不要听激烈的赛事实况。心情、血压等随着激烈赛事起伏发生波动。激烈赛事实况经常爆出冷门结果，让爱好体育且患有心脑血管疾病者的情绪，象坐过山车般在峰顶和峰谷之间急剧变化，很容易诱发或加重心脑血管疾病。

6. **忌忽视，防治患**。不要忽视常听广播的保健疗效。

[**宜**] **调颜色，分清选**。主动调节和控制自己周围环境颜色，大面积取色控制，小面积取色调节，对症取色。

（1）借助颜色的心理效应

通过自己积极的想象活动，来获取各种颜色所引起的心理效应，摆脱因不良因素而引起的情绪上的压抑、焦虑不安，从而促使紧张的心身向松弛方面转化，变被动应付为主动的调节和控制，从而达到心身功能的和谐统一。

比如颜色疗法，古希腊著名医生、西方医学奠基人、"医学之父"希波克拉底（公元前460－公元前370）的信念——颜色是人体和内心之间的桥梁，个人看到的颜色，能对其内心产生影响。基于1903年诺贝尔生理学奖获得者尼尔斯·芬森创始的现代光线疗法，颜色对人体及其活动，会产生强烈影响，而紫色不仅使人感到十分宁静，而且还能启迪人们的智慧，因此用紫色来点缀工作环境，可以激发创造力和想象力；绿色有助于消除神经紧张和视觉疲劳，良好的绿色环境还能通过各种器官，作用于中枢神经系统，调整和改善机体各种功能。

（2）颜色对人的情绪有着明显的影响

不同的颜色对人有着不同的生理作用。蓝、绿、紫等冷色使人清凉、宁静、幽雅、镇定，给人以幻想；橙、红和黄色等暖色使人温暖、热烈、活泼、快乐，激发人朝气，红色改善忧郁状态。

[**忌**]

1. **挑颜色，忌错选**。不要选错、选太过的颜色。否则会加重病症。过冷的颜色容易使人忧郁、凝滞和苦闷；过暖的色调会使人感到紧张和烦躁。

2. **忌忽视，防治患**。不要忽视用颜色调理身心的保健疗效。

[**宜**] **种花草，针对选**。按每 10 平方米比例替换栽一两盆花草。花草品种选择上，门厅内替换种植常春藤、无花果、蓬莱蕉、普通芦荟、吊兰等，客厅内替换种植吊兰、芦荟、虎尾兰、龟背竹、一叶兰、柑桔、君子兰、兰花、菊花、桂花、石榴、昙花、山茶花、杜鹃、非洲菊、雏菊等，书房内替换种植吊兰、芦荟、龟背竹、虎尾兰、一叶兰、常青藤、柑桔、文竹、君子兰、兰花、菊花、茉莉、桂花、石榴、昙花、山茶花、杜鹃、非洲菊、雏菊等，厨房内替换种植垂挂兰、紫藤、吊兰、天门冬、仙人掌、仙人球等，洗漱间内替换种植常青藤、吊兰、月季、蔷薇、芦荟、万年青、龟背竹、虎尾兰、一叶兰、文竹、菊花、茉莉、桂花、非洲菊、雏菊等，卫生间内替换种植吊兰、常青藤、月季、蔷薇、芦荟、万年青、文竹、茉莉、桂花、非洲菊、雏菊等，阳台上替换种植巴西木、仙人掌、仙人球、吊兰、铁树、柑桔、石榴等，卧室内替换种植仙人掌、仙人球、吊兰等。

（1）保健疗效

在室内适当种植花卉，对身心健康，有非常好的保健疗效。不仅能美化室内环境，还是一种净化室内空气、湿润空气、调节室内微气候的有效途径，更是轻微的体力活动。

（2）花卉有 4 种净化功能

杀菌抑菌。有些花卉能分泌能够杀死某些细菌的杀菌素，抑制结核杆菌、痢疾杆菌和伤寒菌的生长，有利于保持室内空气的清洁卫生。

吸收二氧化碳。多数花卉在白天进行光合作用，吸收二氧化碳，释放氧气，在夜间进行呼吸，吸收氧气，释放二氧化碳。

吸收有毒气体。有些花卉能通过叶片吸收空气中一定浓度的有毒气体，如二氧化硫、氮氧化物、甲醛、氯化氢等，再经过氧化作用将其转化为无毒或低毒的硫酸盐等物质。

监测空气质量并报警。植物同动物一样，是一类不断与外界环境进行交换活动的有机体。外界任何因子，包括有害气体的变化都会对植物产生影响，并在植物的各个部位反映出来。

例如，对紫花苜蓿来说，接触一定时间浓度的二氧化硫，这时人还没有闻到味道，更还没有引起咳嗽、流泪时，它就会产生受害症状。在低浓度的臭氧环境下暴露半小时，贴梗海棠就会出现伤害反应。香石竹和番茄接触低浓度的乙烯几小时，花萼就会出现异常现象。

所以，当室内花卉出现异常情况时，就提示人们有可能室内空气质量不好，存在有害物质，要及时检测室内有害物质浓度，从而起到监测报警作用。

（3）绿色植物对居室的污染空气，具有非常好的净化作用

各种绿色植物都能有效地吸收空气中的化学物质，并将它们转化为自己的养料，其能力大部分来自于盆栽土壤中的微生物，而并非主要来自叶子。绿色植物对有害物质的吸收能力非常强，在居室中，每10平方米栽一两盆花草，基本上就可达到清除污染的效果。

芦荟、吊兰和虎尾兰，可清除甲醛。虎尾兰，白天还可以释放出大量的氧气。吊兰，还能排放出杀菌素，杀死病菌，若房间里放有足够的吊兰，可以使室内空气中的细菌和微生物大为减少；还可以有效地吸收二氧化碳。

紫苑属、黄耆、含烟草和鸡冠花，这类植物能吸收大量的铀等放射性核素。

常青藤、月季、蔷薇、芦荟和万年青，可有效清除室内的三氯乙烯、硫化氢、苯、苯酚、氟化氢和乙醚等。

桉树、天门冬、大戟、仙人掌，能杀死病菌。天门冬，还可清除重金属微粒。

常春藤、无花果、蓬莱蕉和普通芦荟，不仅能对付从室外带回来的细菌和其他有害物质，甚至可以吸纳连吸尘器都难以吸到的灰尘。

龟背竹、虎尾兰和一叶兰，可吸收室内80%以上的有害气体。

柑桔，可使室内空气中的细菌和微生物大为减少。

紫藤对二氧化硫、氯气和氟化氢的抗性较强，对铬也有一定的抗性。

（4）养花是心理调节器

养花可以起到减轻精神压力和忧郁、调节情绪和心态、平衡心理、舒心、给精神上带来寄托和安慰的作用。

（5）养花是大脑保健剂

养花赏花，可以兴奋大脑神经，使大脑血管处于经常性的舒展活跃兴奋状态，大脑细胞得到保养，益智，增强机体的免疫功能。不同色彩的花朵，常产生不同的奇效。花香益神怡心。

（6）养花是自建家庭健身房

养花增加了身体活动量，运动了四肢筋骨关节，相当于适度的运动锻炼；是一种愉快的劳动，花卉美丽悦目而富有魅力，使人感到蓬勃的生机，从养花中尽情地享受愉悦。养花把脑力劳动和体力劳动结合到一起，自然有益于身心健康。

（7）养花是营造家庭疗养院

养花对神经官能症、高血压、心脏病等患者具有很好的辅助治疗作用，

尤其对上述患者在病情相对稳定后，进行适当的园艺劳动，更有利于改善患者的神经系统、心血管系统功能，能起到增强心脏功能、促进血液循环、降低血压、稳定情绪及消除失眠等病症的效果。

（8）仙人掌调节和净化室内空气

一般花草在白天阳光照射下进行光合作用，并放出新鲜氧气，吸进二氧化碳，而到夜间或阳光很少的室内，却又会吸收空气中的氧，放出二氧化碳。

但仙人掌则不一样，因为它原产于美洲沙漠地带，在干旱酷热的环境中形成了一种奇特的本能，它不在白天打开自己的气孔，以防本身的水分大量蒸发，只有在夜间才把气孔打开，吸收二氧化碳，放出氧气，并能使室内空气中的负离子的浓度增加，从而起到调节和净化室内空气的作用。

［忌］

1. **种植数，忌超限**。不要种植数量太多。有针对性地种植功能性花卉。否则，不仅起不到净化空气的作用，还会和人争夺氧气，一方面导致花草枯萎，另一方面影响人体健康。

2. **种花草，忌错选**。不要"选错花轿嫁错郎"。并不是所有花草都适合房间内种植。

比如：（1）不要种植有促癌作用的花卉观赏植物。变叶木、细叶变叶木、蜂腰榕、麒麟冠、高山积雪、凤仙子、火殃簕、续随子、铁海棠、红背桂、假连翘、射干、银粉背蕨、黄花铁绒莲、青牛胆、海南葵、怀牛膝、土沉香、芫花、土结香、狼毒、黄芫花、了哥王、细轴芫花、阔叶猕猴桃、石栗、石山巴豆、毛果巴豆、巴豆、猫眼草、泽膝、甘遂、千根草、鸡尾木、多裂麻疯树、红雀珊瑚、山乌桕、乌桕、圆叶乌桕、光桐、木油桐、苦杏仁、苏木、金钱草、独活、红芽大戟、猪殃殃、坚荚树、剪刀股、曼陀罗、黄毛豆腐柴、三棱等有促癌作用，如鼻咽癌、食道癌等。

（2）不要种植散出有毒气息的花卉观赏植物。经常接触一品红、罂粟、夹竹桃、状元红和五色梅等，对患者不利。

（3）不要种植洋绣球、五色梅等花卉观赏植物。会使花粉过敏的患者产生不良反应。

（4）不要种植气味较浓的花卉观赏植物。丁香、夜来香、月季、玫瑰、茉莉、米兰、郁金香、百合、薰衣草、含羞草等，不适合高血压、心脏病患者或孕妇或对气味敏感的人。

3. **松柏类，忌近缘**。不要摆放松柏类植物。特别是室内空间小时不要摆放，较浓的松香味能影响人的食欲，特别会使孕妇感到厌腻恶心。

4. **卧室内，忌泡鲜**。不要把花瓶插的鲜切花放在卧室里。鲜切花浸泡在花瓶的水里，时间稍长，花枝根部会浸泡腐烂，发霉，滋生真菌或细菌，不但不会产氧气，还会释放二氧化碳，影响健康。

5. **忌忽视，防治患**。不要忽视室内适当种植花卉的保健疗效。

[宜] **小鱼游，宜常看**。经常观赏缓缓游动的小鱼。把养其他宠物花的钱，换成小鱼，不另外再花钱即可办到。

小鱼勤观赏间接地保健。间接舒缓神经、防止紧张、降低血压等，对高血压、失眠等病症，有非常好的保健疗效。对于性格急躁、情绪不稳定者，经常观赏一下缓缓游动的小鱼，可以放松紧张情绪，恢复平静心态，逐步养成遇事不慌、泰然自若的性格。

[忌] **观赏时，忌太短**。不要一次观赏少于10分钟。一次观赏时间太短，是没有作用的。

[宜] **晃、闪物，宜躲看**。眼睛躲开不看相对晃动字体、快速闪动画面、光线忽强忽暗环境。

相对晃动的字体、快速闪动的画面、光线忽强忽暗的环境，是视觉的强刺激，通过刺激视神经传入大脑，经过一系列的反射活动和神经调节，引发血压升高。

[忌]

1. **车上动，忌书看**。不要在行进的车上看书。不只是看书费劲、毁眼睛，更重要是引发血压升高，诱发或加重心脑血管疾病。

2. **闪画面，忌追看**。不要看快节奏打斗场面影视。快速闪动的画面容易造成眼痛、头痛，诱发或加重心脑血管疾病。

3. **变光线，忌强、暗**。不要进迪斯科厅娱乐。光线忽强忽暗的环境引发血压波动，诱发或加重心脑血管疾病。

[宜] **易患病，宜防范**。预防自己容易患的疾病。

比如：A型血的人重点预防心脑血管疾病、呼吸器官疾病、神经性消化器官障碍；B型血的人重点预防神经症、与血压有关的肠疾；O型血的人重点预防胃或十二指肠溃疡、血管系统及心脏障碍的疾病；AB型血的人重点预防过敏性疾病、免疫系统疾病、精神疾病、气喘及血管栓塞等症。

忙碌、好争、急躁、善于把握环境人格特征的人重点预防心脏病；好高骛远、愤怒被压抑、听话人格特征的人重点预防高血压；追求尽善尽美、死板、好争、妒嫉人格特征的人重点预防偏头痛；依赖、敌意被压抑、感情受挫折、雄心勃勃、有魄力人格特征的人重点预防溃疡病；性的矛盾、逃避的愿望、被压抑人格特征的人重点预防背痛；听话、强迫性、抑郁、矛盾、吝啬人格特征的人重点预防结肠炎；过分依赖、幼稚、希望被人照顾、对人对己情感上都是模棱两可人格特征的人重点预防哮喘；渴望得到情感、罪恶感、自我惩罚人格特征的人重点预防荨麻疹。

冬病夏治。冬季常发的慢性病及一些阳虚阴盛疾病，通过伏夏调养，病情好转。大暑是全年温度最高，阳气最盛时节，是慢性支气管炎、肺气肿、支气管哮喘、腹泻、风湿痹证等每逢冬季发作的阳虚证慢性疾病最佳治疗时机。祖国医学有冬病夏治之说，仲夏保健好，冬至发病少。"排这么长的队买什么紧俏货？"

四季发病相互影响。若冬天伤于寒邪，至春季发为温病；春天伤于风邪，到夏季发为飧泄；夏天伤于暑邪，到秋天发为疟；秋天伤于湿邪，冬季发为咳嗽。病因从上个季度找。比如：都是咳嗽，病因不同，心有病、肝有病、脾有病、肺有病、肾有病都会导致。

冬至老年人关。寒冷气候使许多疾病比平常更容易侵袭人体，特别是脑卒中、心肌梗死等严重威胁生命的疾病，患病率增高，病死率剧升。老年人冬至前后要加强防病保健，尽量把不利气候因素对人体影响减少到最低限度。过了"鬼门关"又能多活些日子。

干干净净不得病。机器不擦要生锈，卫生不讲要短寿。懒生虱子脏生疮，不讲卫生要遭殃。讲究卫生，预防疾病，提高健康水平。

[忌] 误理解，忌片面。不要背上思想负担。不是不同血型、不同人格特征的人就一定患不同疾病。

[宜] 三字经，常默念。通过认识重建，找出影响疾病防治的思想根源和潜意识等不利因素，在个人的认识、信念、态度、目的等方面做出再评价，再进行相应疏导、安慰、解释、暗示，进行自我矫正，从根本上消除产生不利于疾病防治行为的心理基础，调整自身心理平衡；通过自我控制，一般包括对环境控制和对个人行为调节，训练自己有意识地自我控制能力，用语言暗示自己采用健康行为。没事时背背不花钱保健三字经。

（1）强化记忆，将语言转换为自觉的行动

认知与健康行为有"意识主导理念，理念主导行为的连续性发展特征"。思维方式差异，导致行动差异，而行动差异，导致结果差异。

（2）不花钱保健顺口溜值得经常传诵并努力实践

顺口溜虽然短、简单通俗，但反映的道理却非常深刻，富有启发性和教育意义。内容既是前人在过去漫长的历史上智慧的结晶或者实践经验的总结，又是对今人的谆谆教诲，是健康长寿的金玉良言、不二法则。时时吟读，常常照做，就会少生疾病，健康长寿。一滴水可以反映出太阳的光辉，一段顺口溜可以富有哲理，耐人寻味，发人深省，给人以启迪。有时甚至一语铭刻在心，获益匪浅，终生受益。

［忌］

1. **保健法，忌包揽**。不要在任何情况用此法。不要把常默念三字经的方法取代药物治疗。遵医嘱按时服药。

2. **形式上，忌表面**。不要流于形式。否则就成了"祥林嫂"，事与愿违，反而会诱发或加重疾病。

3. **忌忽视，照着办**。不要忽视照着养生保健三字经的内容去做。

［宜］ **防磕碰，外伤免**。看好周围哪是哪，熟悉环境。

先看后行，看上下左右中。上看是否有低垂的物品，防止碰头；下看台阶、缝隙、不平地、瓜果皮、障碍物，防止跌倒、夹伤、崴脚、滑倒、拌倒；左右看是否有移动的物品向自己过来；中看自己所带物品能否顺畅通过的宽度，防止剐碰物品拽倒自己。

看清安全标志，注意身边不安全因素，与危险物品保持一定安全距离；留有足够活动空间，防止拥挤时无缓冲余地；开水不要接满，按满杯的2/3量，防止溢洒引发烫伤；高个子人要防一般人不用担心的碰头；孕妇与周围人和物品保持一定安全距离，留有缓冲余地，防止硬伤；老年人行动要缓慢、稳步，留有反应余地；避开人多地方，防止被人群挤倒、撞倒造成骨折。

在医生指导下，经常锻炼。让医生或药剂师检查一下目前使用的各种药物。每年检查一次眼睛。

长时间坐着或躺着，起身一定要缓慢。室内外都要穿鞋，避免穿拖鞋。考虑随身携带呼叫装置，万一摔倒爬不起来，进行紧急呼叫。改善房间照明。选择质地轻的窗帘，避免耀眼阳光直射。去掉小地毯、小垫子，或者使用防滑材质地面。防止地面上有纸张、书本或毛巾之类东西。绳子及电线之类东西，放在墙角边固定好，防止绊倒。及时修复松动及不平地面。行走处有照明灯。栏杆或扶手一旦松动，立即修理。所有阶梯顶端边沿，油漆成对比强烈的颜色，以便更好地分辨台阶。

日常生活中绝大多数外伤可以避免，保持警觉，有所防备，安全就能得到保障。"走路不看景、看景不走路"、"一慢、二看、三通过"日常生活中同样适用。

出行前的准备：出行之前，评估身况；养精蓄锐，应对劳伤；保持佳境，抵御邪上；带齐物品，以免罹恙；穷家富路，沐浴健康；提前进站，消除紧张；净空二便，排"毒"轻装。

旅途中的准备：熟悉环境，避免外伤；暑期旅行，保健要方；老人旅行，保健要方；患者旅行，保健要方；人在旅途，享寿衣尚；享寿食尚，享寿住上。

返回前的准备：平抑激情，免情志伤；佳肴美味，避免吃伤；土特产品，卫生要讲；休养生机，快乐回往；"检修零件"，体强身壮；自我防护，平安返乡。

没有了安全，也就没有了健康，涉及具体安全的问题可参考专题书籍，就不在此赘述。

[忌] **身安全，忌危险**。不要安全就等于不要健康。老年人、未治愈的急或慢性疾病的患者、有精神疾病病史或癫痫病史的患者出行，均需要有人陪同、照料，不宜单独出行，以防不测。有备未必无患，无备必定大患！安全没有保障，健康从何而来?！"养生先须虑祸"（北齐文学家颜之推（531～约590 以后）《颜氏家训》）。平安是福，健康、养生是禄，福禄要双全！

[宜] **有措施，防传染**。威胁患者的传染病种类众多，且危害甚大。以能通过空气传播的流行性感冒、人感染高致病性禽流感、麻疹、流行性脑脊髓膜炎、水痘、风疹、流行性腮腺炎、肺结核等呼吸道传染病为例，说明防控措施：

健康的生活方式对预防传染病非常重要。

养成良好卫生习惯。经常开窗通风，保持室内空气流通、清新，尽量少去空气不流通场所。常开窗，透阳光；通空气，保健康。通风透光，不进药房。不吸烟。不随意触摸公共场所的设施、设备，勤洗手，外出归来、饭前便后、看护患者后、看病之后、擤鼻涕后、手捂住口鼻打喷嚏后、数钱之后，都要用肥皂以及流动水洗手。注意个人卫生，打喷嚏或咳嗽时掩住口鼻，不随地吐痰、擤鼻涕，不乱扔擤鼻涕纸，不对着人咳嗽或打喷嚏。

坚持加强日常运动锻炼。多休息，避免过度劳累。

注意饮食卫生。进食禽肉、蛋类要彻底煮熟；加工、保存食物时生、熟分开；不生食禽肉和内脏；解剖活或死家禽、家畜及其制品后，彻底洗手。

做好自我防护。医院看病、接触呼吸道传染病患者、患者外出或近距离接触健康人时，戴上口罩；呼吸道传染病高发季节，与陌生人保持一定安全距离；年老体弱者、孕妇，尽量少到人多拥挤公共场所等；发现自己或周围人出现发热、四肢酸痛、咳嗽、流鼻涕、打喷嚏、全身出现皮疹或皮肤黏膜出现淤点、淤斑、剧烈头痛、频繁呕吐等症状时，戴上口罩，尽快就诊。

保护自己也是保护他人。一旦患病，在医生指导下治疗和用药，及时多休息、适当多喝水，注意个人卫生。不要带病坚持上班或者上学。确诊为呼吸道传染病的患者要隔离，与健康人分开居住，必要时到医院隔离。生活用品和碗筷等餐具分开使用并消毒。

（1）病原体无处不在

能够导致人体疾病发生的病原体有很多种，包括多种细菌、真菌所造成的各种感染；多种病毒所致的呼吸道感染、流感、风疹、病毒性肝炎、艾滋病等；沙眼衣原体所致的结膜炎等。这些病原体无时不在我们的周围，通过空气传播、接触传播、经血传播侵入人体，导致机体发生相应的病理变化，给日常生活造成了很大的威胁。尤其在公共场所上，是各种病原体集中的地方，如果不注意防护，有可能感染到其他疾病，即发生传染病。

（2）传染病防治意识仍须强化

现实说明，传染病不会随经济发展而自行消灭；传染病与非传染病的最大区别是，它不仅可由人传人，而且可以通过许多昆虫和动物，通过水源和食物引起人群中的流行、暴发；各种病原微生物均可因自然选择或药物防治发生变异，变得更有抵抗力、带给人类更大危害；许多传染病目前还无药可治。

在国际贸易和旅游业迅速发展的今天，全世界流动或旅行人口众多，人员流动性大；我国是乙肝大国，病毒性肝炎感染者大约有1.2亿人，人群的感染率约占全国人口的10%；我国大量农业人口涌入城市和较发达地区，从事各种经济活动。

传染病和病原微生物随人携带流动，随商业活动、旅游、战争等因素造成传播失控，还可随气候、生态变化、自然灾害而蔓延扩散；很多传染病感染后还存在较长潜伏期，带毒或带菌者可逃避过海关、边卡和各种现有的检测手段。

更令人担忧的是：目前我国很多省市卫生防疫机构，还缺乏有效识别许多新的传染病病原因子的检测条件和技术设备；群众还缺乏防范一些传染病的相应知识；国内流动人口中，不少人尚未享受到起码的初级保健卫生服务；我国东西部、城乡间在传染病防治投入方面差距还很大……新的传染病病原因子不断发现，其危害触目惊心。

（3）最猖獗的世界10大传染病

依次是：急性呼吸道传染病、感染性腹泻（包括霍乱、痢疾、伤寒及病毒性腹泻)、结核病、疟疾、乙型肝炎、艾滋病、麻疹、新生儿破伤风、百日咳、肠道寄生虫病。而各种性传播的疾病如淋病、衣原体、支原体感染、尖锐湿疣、生殖器疱疹、梅毒、滴虫病、丙型肝炎等，会伴随艾滋病，在吸毒和性乱人群中逐年增加，并将构成目前及今后一段时间的最大公共卫生威胁。

(4) 侵袭患者的传染病发生的 3 个基本条件

传染源、传播途径和易感人群。

传染源常见。只要人群中有肠道传染病如痢疾、霍乱或副霍乱、伤寒或肠道病毒如轮状病毒感染、甲型、戊型病毒性肝炎的患者或带菌者，则周围的水源将会被污染，传染源就有了；另外一些动物间的传染病，如鼠疫、狂犬病等，也可传给人引起严重疾病；再有一些传染病如血吸虫病，动物储存宿主只是传染源中的一部分；还有一些人兽共患病如鼠疫、钩端螺旋体病、流行性出血热等。

传播的机会增多。人群活动，再加上城市人群密度较大，农村城市化趋势，居住密集造成呼吸道传染病，如流行性感冒等；水源污染，不严格消毒饮用造成消化道传播，如患霍乱或副霍乱、伤寒、副伤寒、痢疾等感染性腹泻病；蚊虫叮咬会发生虫媒传播的疾病，如疟疾、流行性乙型脑炎、斑疹伤寒、恙虫病等；人口密集同样为生活密切接触传播造成了机会，如流行性感冒、流行性乙型脑炎、白喉、急性出血性结膜炎、霍乱、痢疾、伤寒、副伤寒、病毒性肝炎……

易感人群增多。患者生活失去了原有的规律，身体疲惫，免疫功能下降。人群的流动也会使患者对当地流行的传染病缺乏免疫力，成为新的易感者。

一旦以上传染病发生的 3 个基本条件均已具备，侵袭人的传染病，就由容易发生转变为发生，成为现实。

一旦感染上传染病再采取相应措施，为时已晚。应未雨绸缪。预防威胁患者的传染病的原则：针对构成传染病流行过程 3 个基本环节，采取综合性措施，根据各个传染病的特点，针对主导环节，重点采取适当措施。

管理传染源。应早期发现传染病。对接触传染病的人，应分别按具体情况采取检疫措施、密切临床观察措施、药物预防或预防接种。要在人群中检出带菌者，进行治疗、教育、随访观察。对动物传染源，应治疗或消毒，必要时杀灭。

切断传播途径。消毒是切断传播途径的重要措施。消毒有疫源地消毒包括随时消毒与终末消毒，及预防性消毒两大类。方法有物理法和化学法两种。

保护易感人群。提高患者的免疫力，可以从两个方面进行：改善营养、锻炼身体等措施，可以提高机体非特异性免疫力；通过预防接种，提高患者的主动或被动特异性免疫力。

[忌]

1. 忌忽视，"四早"点。不要忽视做到"四早"。防治呼吸道传染病关键要对疾病早发现、早报告、早隔离、早治疗。

早发现是指当自己或周围人出现发热、咳嗽、呼吸急促、全身疼痛等症状时，应立即去医院就医。

早报告是指发现人感染病例或类似病例，及时报告当地医疗机构和疾病预防控制机构。

早隔离是指对人感染病例和疑似病例要及时隔离，对密切接触者，要按照情况进行隔离或医学观察，以防止疫情扩散。

早治疗是指确诊为感染的患者，应积极开展救治，特别是对有其他慢性疾病的人要及早治疗，经过抗病毒药物治疗以及使用支持疗法和对症疗法，绝大部分患者可以康复出院。

2. 忌忽视，病传染。不要忽视传染病防治。没有健康安全，一切都只是零。

八、性事宜忌

[宜] **性魅力，自诊断**。性魅力是男女一见面就触动的最根本的东西，是社会进步的产物之一。不花钱自测一下，自己自信有性魅力吗？

女性

性吸引力：体味，鼻子，嘴唇，耳朵，下巴，胸部或乳房，眼睛的外观，面颊/颧骨，性要求，性器官，性活动，体毛，脸。

对体重的担心：食欲，腰部，大腿，体型，臀部，髋部，腿，身材或体格，腹部外形，体重。

身体状况：身体耐力，反应能力，肌肉力量，精力水平，二头肌，身体协调性，敏捷，健康，身体状况。

男性

身体魅力：鼻子，嘴唇，耳朵，下巴，臀部，眼睛的外观，面颊/颧骨，髋部，脚，性器官，脸。

体力：肌肉力量，二头肌，体型，肩宽，手臂，胸部，身体或体格，性要求。

身体状况：食欲，身体耐力，反应能力，腰部，精力水平，大腿，身体协调性，敏捷，身材或体格，腹部外形，健康，身体状况，体重。

所有的条目都在下列表中评分：

答案	很不满意	比较不满意	满意与不满意相等	比较满意	很满意
评分	1	2	3	4	5

（一）真相大白

总分范围为 32~160 分。分值越高，意味着对自己躯体的各个部分或生理过程越满意，相貌尚可，身体健美，行为语言准确、丰富，感情丰富，性征明显，健康和活力横溢，越自信有性魅力，易得到他人的好感，旁人愿与之接触，婚姻前景也趋于美满，在这种良好状态下容易释放人的潜能，摆脱了健康道路上的一些羁绊，清除了健康道路上的一些障碍，较易健康；分值越低，行为语言模糊、匮乏，缺少情调，性征不明显，缺乏活力，很难得到异性的爱慕，很难引起异性的兴趣和性趣，很难达到婚姻的美满，很难提高婚姻的质量，很易招致第三者插足，很易受到外界的诱惑而致感情破裂，直至婚姻失败。籍此找出性魅力不自信的症结，通过在找出的相关条目内容方面培养锻炼，有限度地修饰，后天弥补先天的缺憾，增强自信，跻于社会之中，走向健康之路，以求自身生活的美满及生命的完美。

（二）追本溯源

量表的科学性、可行性。Franzoi，S. L.，& Shields，S. A. 于 1984 年的研究表明，以上男女各有 32 个条目最能反映性魅力，用来评定不同性别自我概念中可能与自尊有重要联系的特殊一面，即一个人对自己的身体及外貌有什么感受，对自己身体的各个部分或生理过程满意或不满意的程度。不同性别均有 3 个性别特异性的分量表，在女性为性吸引力、对体重的担心、身体状况；在男性为身体魅力、体力、身体状况。该量表具有合理的、稳定的因子结构。对"体重的担心"分量表还可区分患神经性厌食症的人与正常人群。

[忌]

1. **自评判，忌不验**。不要忽视该自评量表的重要性。

2. **有依据，忌当赝**。不要不相信该自评量表。该自评量表有上述科学性的充分依据。

[宜] **性角色，自诊断**。婚姻质量是影响成年男女心身健康、生活质量和人的潜能释放的一个重要因素，而性生活作为多维因素之一影响着婚姻幸福。不花钱自测一下，自己对性角色的状况满意吗？请于 2 分钟内完成。

（1）我完全满意配偶对我的感情

（2）为了使性关系保持乐趣，我和配偶尝试找一些新的办法

（3）我担心配偶可能在性方面对我不感兴趣

（4）与配偶谈论性问题，对我来说是很容易和轻松的

（5）有时，我担心配偶会有寻求婚外性关系的想法

（6）对我来说，我和配偶的性关系是满意与完美的

（7）我不愿对配偶表现出很温柔，因为它经常被误认为是一种性的表示

（8）有时，我很在意配偶的性兴趣与我不一致

（9）我很满意关于家庭计划和生育子女数的决定

（10）配偶应用不公平的方式同意或拒绝性生活，使我很烦恼

试题	测验答案记分				
	确实是这样	可能是这样	不同意也不反对	可能不是这样	确实不是这样
（1）	5	4	3	2	1
（2）	5	4	3	2	1
（3）	1	2	3	4	5

（续表）

试题	测验答案记分				
	确实是这样	可能是这样	不同意也不反对	可能不是这样	确实不是这样
（4）	5	4	3	2	1
（5）	1	2	3	4	5
（6）	5	4	3	2	1
（7）	1	2	3	4	5
（8）	1	2	3	4	5
（9）	5	4	3	2	1
（10）	1	2	3	4	5

（一）真相大白

答案分数在 10～23 分：自己对性角色的状况不满意，分数愈低，愈对夫妻间情感表达不满意，愈对性问题交流的程度不满意，愈对性行为与性交的态度以及是否生育子女不满意。籍此找出性生活在婚姻中存在的症结和需要解决的问题，及时针对性地进行婚姻治疗，以便排除不良因素影响，促进人的身心健康。

答案分数在 37～50 分：自己对性角色的状况满意，分数愈高，愈对夫妻间情感表达满意，愈对性角色的状况满意。此时，倘若自己仍对婚姻不满意，就需要从婚际因素中性生活以外的因素如个体因素、外界因素等方面找原因，个体因素包括文化背景、价值观、对婚姻的期望、在婚姻中承担的义务、个性等；外界因素包括经济状态，与子女、父母的关系，与亲友的关系等。

（二）追本溯源

量表的科学性、可行性。美国明尼苏达大学 Olson，DH. 教授等人于 1981 年编制了以上问卷，控制了背景因素干扰，可以发现性生活在婚姻中可能存在和需要解决的问题。

[忌]

1. **自评判，忌不验**。不要忽视该自评量表的重要性。

2. **有依据，忌当赝**。不要不相信该自评量表。该自评量表有上述科学性的充分依据。

3. **答题时，忌拖延**。不要答题不考虑完成时间的限制。

[宜] **"性"福感，自诊断**。不花钱自测一下，自己的"性"福感怎样？

（1）我常常在性活动中采取主动

（2）假如我的性关系不令人满意，我对改善这种状况无能为力

（3）我与伴侣的性关系保持着我希望的频率

（4）我有进行性接触的打算，它能使我与我的伴侣产生愉快的性体验

（5）我感到很难让我的伴侣在性交中做那些使我感觉美妙的事

（6）我觉得我与我的伴侣间的性接触通常早于我的希望结束

（7）当我对性活动没兴趣时，我能拒绝伴侣的性邀请

（8）我想让我的伴侣主导我们的性接触

（9）我发现在性活动中有时我充当主动角色而让我的伴侣处于被动地位很有乐趣

（10）假如我的伴侣所给予的性刺激不充分的话，我会觉得达到性高潮并不舒服

（11）在有些性接触中，我发现我的伴侣主动，我被动会很有乐趣

试题	测验答案记分						
	很赞成	比较赞成	稍微赞成	赞成与不赞成相等	稍微不赞成	比较不赞成	很不赞成
（1）	7	6	5	4	3	2	1
（2）	1	2	3	4	5	6	7
（3）	7	6	5	4	3	2	1
（4）	7	6	5	4	3	2	1
（5）	1	2	3	4	5	6	7
（6）	1	2	3	4	5	6	7
（7）	7	6	5	4	3	2	1
（8）	1	2	3	4	5	6	7
（9）	7	6	5	4	3	2	1
（10）	1	2	3	4	5	6	7
（11）	7	6	5	4	3	2	1

（一）真相大白

答案分数在 11～44 分：自己缺乏"性"福感。分数愈低，愈难以应付紧张的夫妻性关系；性调节愈差；愈出于个人的原因，不想办法改善令人不快的夫妻性关系、在面临压力时不采取行动、不努力争取好的结果，面临来自配偶性行为的挑战，愈有可能不采取行动。认为"性"福主要受外部因素影响；愈存在着焦虑、抑郁的情绪。籍此找出缺乏"性"福感的原因，及时消

除焦虑、抑郁的情绪，调整性行为的控制观念，不怨天尤人，加强性调节，自己的"性"福感会油然而生。

答案分数在 45～77 分：自己有"性"福感。分数愈高，愈有较高频率的性行为、口交性活动、性高潮、性爱抚、亲昵行为及高的性满意度；愈会认为"性"福感与个人付出的努力相一致；愈会相信自己应对有无"性"福感负责，即个人的行为、个性和能力是有无"性"福感的决定因素；愈会积极、主动地应付夫妻性紧张关系的困难处境；愈积极地追求有价值的目标；愈较多地投身社会交往活动；求知欲愈强；愈有灵活性；愈有主见；幸福感愈多，性调节得愈好。由此，"性"福感愈多，愈能释放人的潜能，促进人的身心健康。

（二）追本溯源

量表的科学性、可行性。人人都希望自己能够健康、生活幸福，更期望享有"性"福感。但不同人的"性"福感迥然相异，如何客观、定量地评定"性"福感的程度呢？Catania, J. A., MeDermott, L. V., & Wood, J. A. 于 1984 年的研究表明，"性"福感来源于自己与配偶间性行为的控制观念，来源于夫妻双方性调节的好坏。自己与配偶间性行为即指相对于自慰行为而言的。

［忌］

1. **自评判，忌不验**。不要忽视该自评量表的重要性。

2. **有依据，忌当赝**。不要不相信该自评量表。该自评量表有上述科学性的充分依据。

3. **误理解，忌错联**。不要错误认为与智力等因素有关联。大量研究证实，量表分数的低数值与智力测验分数无关，与性别亦无关。

［宜］ **那件事，宜慎干**。心脏病、高血压和身体衰弱者节制性活动。

（1）性生活时生命指标的变化

房事活动时，除生殖器外，身体其他部位和生命指标如呼吸、心率以及血压等，也有着明显的反应。心肺、血管、肌肉、神经等，都有较剧烈的反应。

呼吸的变化。过度换气一般出现于性高潮时，男性则在性高潮前、持续期末出现。呼吸次数可以从每分钟的 16 次，增快到每分钟 40 次。其强度和深度与性张力程度成正比。

心率的变化。性活动开始，心率即逐渐增快，其增加的频率与性紧张度相平行，而与刺激方式无关。至性高潮时，心率可以达到每分钟 180 次以上，女性比男性性高潮强度变化更大，因此心率增加更明显。

血压的变化。性活动开始，血压即逐渐上升，其上升情形与性紧张度相平行，而与刺激方式无关。至性高潮时，血压进一步升高，女性收缩压升高30～80毫米汞柱，舒张压升高20～40毫米汞柱。男性则增加更多，比女性高10～20毫米汞柱。

（2）严格而有规律地节制性生活，是健康长寿的必要保证

养血固精。"男子贵在清心寡欲以养其精，女子应平心定志以养其血"也就是男子以精为主，女子以血为用。节欲保精有其重要性，不但有利健康，而且是优生优育的首要保证。

[忌]

1. **那时间，忌过延**。不要性爱时间过长。完整的性爱过程应包括前戏、性交和性交后爱抚3个阶段。性爱时间因人、因时不一样，一般在数分钟至数十分钟，30分钟已经很长了，但很少超过1小时。毕竟，性爱不仅是体力劳动，而且也是一种包含兴奋与紧张的情感活动，是一项体力和脑力消耗都很大的综合运动，因而时间过长，很可能带来身心的负面影响，甚至危及健康。

比如，体力消耗过大，性爱时间过长，可能会导致射精延迟或不射精，出现性高潮缺失；或者生殖器官充血刺激过度，可能诱发相关疾病，如前列腺炎、精囊炎、阴道炎和宫颈炎；还可能诱发某些严重的心脑血管疾病，如心肌梗死和脑血管意外等。

2. **忌纵欲，即使仙**。不要纵欲。身体状况允许，那事也要谨慎。"生病起于过用"（中国传统医学四大经典著作之一《黄帝内经·素问》）。人体的产生必先从精始，精是人体的起源；同时，在形体已成之后，也是以精作为生命基础的。精盈则生命力强，不但能适应四时气候的变化，抗御外邪的侵袭，还能推迟衰老。"冬不藏精，春必病温"（中国传统医学四大经典著作之一《黄帝内经》）。"欲固寿命之原，莫先于色欲之戒也"（唐朝医药学家孙思邈（581～682））。没有世俗欲望，性能量升华成生命能量、生命力、人体自我修复能力。

"乐不可极，欲不可纵"（《饮膳正要》）。要根据自身实际情况节制房事。性生活过度，常常出现腰膝酸软、头晕耳鸣、健忘乏力、面色晦暗、思维迟钝、小便频数，男子阳痿遗精、滑精早泄，女子出现月经不调、腹痛带多等症状，会导致内分泌失调，免疫防御功能减退，对各种疾病抵抗力减弱，致使代谢功能反常，容易引起各种疾病，间接导致肿瘤患病率增高。

肾为先天之本，肾精充足，五脏六腑皆旺，抗病能力强，身体健壮则人能长寿；反之，肾精匮乏耗竭，生命能量用得过多，则五脏虚衰，多病早夭。

纵欲催人老，房劳促短命。

不能超脱年龄和实际精力而恣意行事，否则青年折腾、中年闹腾、老年扑腾，就容易耗干"人油"，缩短寿命。天天过年，夜夜结婚，时时灭亡。妻妾成群的皇帝长寿的少。元气有限，人欲无涯。"火生于木，祸发必克；尾闾不禁，沧海以竭"（元朝医学家李鹏飞《三元参赞延寿书》）。"恣意情欲，则命同朝霞也"（唐朝医药学家孙思邈（581～682））。"伤生之事非一，而好色者必死"（北宋文学家、书画家苏轼（1037～1101）《代张方平谏用兵书》）。"折腾死了"，真就折腾死了。健康"分居"。

3. 壮阳药，忌为欢。不要为了欢愉用所谓的壮阳药。有些人本身并没有性功能障碍等方面的问题，但仍喜欢使用一些所谓的壮阳药，以延长性爱时间。

药物虽然能使身体条件不适宜性爱的人完成性生活，就像被赶的小马虽然拉动了大车跑了起来，但如此做，势必会增加病情恶化的危险。情多思少，等同愚人；情少思多，等同智人；情多智低，等同畜牲；情少智高，等同超人。

4. 患性病，忌隐瞒。不要隐瞒性方面病情。丑病不瞒医，瞒医害自己。别以为收红包是美事，这是小姐送的红包——红色的疙瘩。要把自觉症状毫不隐瞒地告诉医生，以便医生诊断。

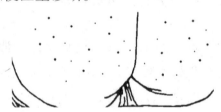

图　这是小姐送的红包

5. 忌异况，不择选。不要在以下情况进行性生活。病情稳定如恢复性生活后，近期内心绞痛发作频繁，或疼痛规律改变；当天心绞痛发作过，或近期内心绞痛频繁，症状明显，心功能差；有严重心律失常者；有症状风湿性心脏病患者；已有明显心力衰竭者；心肌炎后遗心率每分钟20～30次者；高血压患者；房事后心悸，呼吸急促，心率显著加快者；房事后或过程中胸痛者；房事后失眠或第2天极度疲劳者；饱食、喝酒或大量吸烟后；气温过冷、过热时。"大寒大热，且莫贪色欲"（唐朝医药学家孙思邈（581～682）《千金要方》）。"虚弱戒房事，疾病戒房事，衰老戒房事，寒暑戒房事，雷雨戒房事，恼怒戒房事，醉饱戒房事"（清朝医学家石天基《房事有七戒》）。恋爱挑对人儿，那事选对地儿。"天不好，免了吧！"

[宜] 略微试，宜逐渐。性生活宜节不宜竭。

（1）性生活是人类正常活动

正常的性生活是人类天性的需要，是生理和生活情趣上不可缺少的，是健康心理的需要，可以协调体内的各种生理功能，促进性激素的正常分泌。

（2）和谐而有规律的夫妻性生活对健康有好处

可摧毁压力，舒缓紧张，获得性欲的满足，使人心情欢快和激动，身心放松、舒适，给人带来欢乐心境，能驱散和预防抑郁、焦虑、苦闷、惆怅、不安、紧张等负性情绪，不容易发生各种心理疾病，增强心理健康；很明显地有助于休息和睡眠；性生活高潮后可能伴有心理效应——灵感。性高潮后带来的特有的放松、愉悦的良性情绪，使大脑感受敏感，神经活动灵活性增强，灵感容易出现，使人心胸开阔，想象力展翅高飞，很多解决问题的"绝招"、思路往往自然跃出，灵感就突如其来。灵感的产生从本质上来讲，是人脑创造性活动的产物。长期的创造性活动，为大脑皮层与解决问题有关的全部神经联系的接通奠定了基础，在某种刺激诱发下，解决问题的全部神经联系接通了，灵感出现了。许多科学家和艺术家灵感出现的事例表明，灵感的产生往往在经过长期的、紧张的思考之后的暂时松弛状态，此时可保持头脑清醒，引发灵感；可以提高自信心；可以帮助延长寿命，提高生理素质，不论生理上和心理上，对健康有好处。有证据显示婚姻美满的较单身和离婚的更长寿。

（3）和谐而有规律的夫妻性生活的保健疗效

既能使家庭生活美满幸福，而且对夫妻双方身体有一定的保健疗效。可保持头脑清醒，能有效地缓解头痛、背痛、腰痛等各种病痛；能消除经前综合征，可推迟妇女更年期，能预防妇女患阴道炎，可以保持青春，使女性皮肤润滑光亮，燃烧热量有助于保持苗条身材；能增强免疫系统功能；不易发生各种心理疾病；可以提高心率和血压，使心血管系统达到良好的运动量，对心血管系统有好处。

（4）性生活过程中现象变化有一定限度

性生活过程中可有心率加快、血压轻度增高等现象。只要有性活动，血压的剧烈变化就在所难免，这对于正常人是正常的生理反应，是暂时性升高。心率变化是有一定限度的，即使性高潮时，也不会超过日常生活中的最快心率。

（5）药物对性功能有明显影响

心脑血管疾病患者由于常年吃药，或多或少地发生性功能障碍，如阳痿、早泄、性生活不和谐等。

有些药物能够抑制 β - 肾上腺素能神经，阴茎海绵体内血管不能充分扩张，不能大量充血，阴茎就不能勃起，也就阳痿了。有些药物能够刺激或兴奋 α - 肾上腺素能神经，造成阴茎海绵体内血管的收缩，结果阴茎就无法勃起，这样也会造成阳痿。

萝芙木和利血平类降压药物，会破坏神经轴索中的某类物质，从而使患者发生抑郁状态。在情绪低落的心态下，患者自然对性生活的要求不高，甚至会发生阳痿。

胍乙啶是另一种降压药物，能直接对抗交感神经的作用，而阴茎海绵体内的血管，受自主神经系统中的交感神经所支配。所以造成的阳痿和射精困难等症状都比较突出。

可乐定一方面有抗交感神经的作用，另一方面又能引起抑郁状态，因而容易发生性功能障碍。

普萘洛尔是 β - 肾上腺素能神经的阻滞药，能使阴茎海绵体内血管的收缩，血流减少，从而使阴茎不能勃起，也就是发生阳痿，如果长期吃此药，并且同时使用其他降压药，则阳痿的发生率会更高。

氢氯噻嗪也会引起阳痿，但发病的机制不太清楚。

三环类抗抑郁药如阿米替林、丙咪嗪、多虑平等，都有抑制 α - 肾上腺素能神经的作用，使阴茎海绵体的充血消退延缓和推迟，也使排精过程延缓，由于血管普遍收缩的原因，也会使阴茎勃起无力，最终导致阳痿。

（6）应该针对不同情况予以解决

除动脉粥样硬化可以侵犯供应阴茎的动脉而造成阴茎海绵体的供血不足引起血管性阳痿外，心脏病患者的性功能减退都是由于体力差、全身情况不良，因而对性的要求减少，或因为精神负担沉重、害怕性生活会使病情加重。

[忌]

1. **有症状，忌性添**。不要在有症状时进行性生活。性交时出现胸痛、头痛、头晕、气急等现象，立即停止性交，采取服药等措施，严重时送医院救治或呼叫救护车就地急救。

2. **"伟哥"类，忌随咽**。不要随意服用"伟哥"。高血压、心脏病患者不要随意服用"伟哥"，否则可能与已经服用的心血管类药物发生疗效叠加作用，引起血压大降，诱发性猝死。平时总嫌不硬，这回人哪儿都硬了。

3. **忌过分，或不安**。不要在性生活顺利时过分亢奋，也不要偶然性功能障碍时焦虑不安。要保持心情舒畅，尽量减少情绪波动。

4. **性生活，忌出圈**。不要无所顾及地进行性生活。夫妻间的性生活，根据具体情况选择彼此适应的规律和方式。要根据自己的年龄适当减少性生活次数。整个妊娠期间，"老实点儿"好。

5. 忌顾虑，太过算。不要有过多的顾虑。能否性生活，根据病情轻重和全身情况而定，心绞痛症状不严重，3个月之后没有发作，能从事中等程度体力活动，休息时心电图无异常，病变较轻、心功能良好的风湿性心脏病患者，以及平时血压平稳，没有波动的高血压患者，与健康人同样地过性生活；冠心病患者病情稳定后，可适度进行性生活；无心力衰竭或心律失常等合并症急性心肌梗死患者，康复后6个月才可恢复性生活；心绞痛发作者，房事前服硝酸甘油预防。

6. 忌放弃，此锻炼。不要放弃这种特殊的运动和锻炼。"用进废退"（法国博物学家拉马克（1744～1829））。任何器官都一样，如果一点都不使用，或很少使用，就会萎缩。在身体条件允许的情况下，不该放弃这种特殊的运动和锻炼。"人的尾巴，真～没有！"

7. 性压抑，忌常现。不要长期性压抑。如果人为的长期性压抑，对人的生理、心理发展和工作学习，都会产生消极影响，直至损害心身健康。由于婚姻问题或性生活不满足，而产生的矛盾和心理冲突，可以出现种种神经官能症的症状，如睡眠障碍、神经衰弱、焦虑状态、抑郁情绪等表现；还可导致性变态。大量精神病患者的患病诱因在于在某种条件的性压抑下，人的正常的性满足欲望被剥夺了。独身生活易使人孤僻、抑郁、烦躁、多疑、敏感、嫉妒等，产生不健康的心理，容易增加患病率，容易衰老早逝，对健康长寿不利。"至于因为不得已而过着独身生活者，则无论男女，精神常不免发生变化，有着执拗猜疑阴险的性质者居多。欧洲中世纪的教士，日本维新前的御殿女中（女内士），中国历代的宦官，那冷酷险狠，都超出常人许多倍。别的独身者也一样，生活既不合自然，心忧也就大变，觉得世事都无味，人物都可憎，看见有些天真欢乐的人，便生恨恶，尤其是由于压抑性欲之故，所以于别人的性的事件就敏感，多疑；欣羡，因而嫉妒"（中国现代伟大的文学家、思想家、革命家鲁迅（1881～1936）《寡妇主义》）。该走哪步就走哪步。

［宜］性生活，形式换。由疾病引起的心理因素或体力降低或肢体活动障碍造成性交不便或性欲减退时，夫妻间可采取热烈拥抱、肌肤温柔抚摸、深情叙谈、认真倾听等性情感交流方式进行性生活。

性交不是性生活惟一形式。心脑血管疾病患者因疾病、药物、身体、心理等多方面原因，性前戏需要更多的时间。这意味着夫妻双方都需要更多的温存和想象。少年夫妻老来伴。

[忌]

1. **忌异况，不择选**。不要在任何情况进行性生活。

2. **有症状，忌性添**。不要在身体不适有症状时进行性生活。

3. **忌过分，或不安**。不要在性生活顺利时过分亢奋，也不要因偶然性功能障碍而焦虑不安。

4. **性生活，忌出圈**。不要无所顾及地进行性生活。

妊娠日历

第1月 忌XX	第2月 忌XX	第3月 忌XX	第4月 忌XX
第5月 忌XX	第6月 忌XX	第7月 忌XX	第8月 忌XX
第9月 忌XX	第10月 忌XX		

图　每月都有不可以的事

5. **忌放弃，此锻炼**。不要放弃这种特殊的运动和锻炼。

6. **性压抑，忌常现**。不要长期性压抑。

[宜]　**动作上，宜少玩**。性生活采用"女上男下"位、坐位或立位等适当性交体位，用充分接吻、拥抱及抚摸等方式部分代替剧烈运动。

（1）性生活是一项剧烈活动

对健康人来说，并没有多大的影响；但对本身患有高血压、冠心病的患者来说，此时则最容易诱发心律失常、脑出血、心肌梗死而导致性猝死。

性猝死是指在性生活时，因为姿势太花哨、动作难度太大、行为激烈太过、性爱频率太快、性爱时间太长、体力消耗太大，导致发生昏厥甚至突然死亡。性猝死的患者多见于冠心病、高血压等心脑血管疾病的男性患者。

（2）欲将取之，必先予之

平时可以在监测和指导下进行运动锻炼，增加对性活动的耐受力，减少心绞痛发作的次数或减轻疼痛的程度。

[忌]

1. **性方式，忌玩倩**。不要一味地追求性交方式的新、奇、特。否则，增加了体力的消耗，提高了神经的兴奋性，容易使血压骤升，诱发心律失常、脑出血、心肌梗死而导致性猝死。

2. **性生活，忌出圈**。不要无所顾及进行性生活。不要动作过猛、时间过长。夫妻间的性生活，要考虑心脑血管疾病患者的性生活安全性和质量的提高来选择性交方式。

[宜] **避孕套，替优选**。处在生育期的心脑血管疾病患者，性生活时最好采用纯物理的体外屏障方式避孕，如戴男或女用避孕套。

最好采用避孕套避孕。虽然避孕的方法有很多，如口服避孕药、注射避孕药、宫内避孕器、外用避孕药、避孕套等，但采用戴男或女用避孕套的方式避孕，可以避免避孕药与心脑血管疾病药物的相互作用，产生对抗作用或协同作用等不良反应；可以避免因放置或取出宫内避孕器可能发生的细菌感染；可以避免外用避孕药使用时的不舒服感，如刺激、过敏等。

口服或注射避孕药可以增加血液的凝固性，并且能够升高血压，使某些血栓性疾病增加，可以诱发血栓性静脉炎、肺栓塞或脑血管栓塞等；但对大多数健康人来说，它的绝对危险性还是很低的。而对于患有高血压、高脂血症、糖尿病和偏头痛的女性而言，由于其血液粘稠度本来就比一般人高，若再用口服或注射避孕药，就可能增加发生卒中的危险性。

[忌]

1. **重症病，忌负担**。不要因妊娠增加重症患者心脏负担。重度二尖瓣狭窄、严重心律失常患者避孕十分重要。

2. **性疾病，忌感染**。不要患性传播疾病。避孕套又是安全套，预防性传播疾病，如淋病、尖锐湿疣、生殖器疱疹、非淋菌性尿道炎、生殖器念珠菌病、阴道毛滴虫病、细菌性阴道炎、阴虱、梅毒、艾滋病等。

3. **戴套套，忌嫌烦**。不要嫌戴避孕套麻烦。

九、用药前宜忌

[宜] **烟要戒，酒要限**。彻底与香烟、烈性酒断绝关系。

吸烟、酗酒是常见不良嗜好。它与高血压、冠心病、心律失常、心力衰竭、肿瘤等疾病，尤其与猝死性冠心病密切相关，戒除后发病危险性明显减小。

[忌]

1. **减危险，忌吸烟**。不要吸烟。吸烟可以引起很多种疾病，比如慢性阻塞性呼吸道疾病、心血管疾病、肿瘤等，其危害是众所周知的。烟草中的有害物质可以刺激心脏和血管，使血管痉挛收缩，心跳加快，血压升高，还可以干扰血脂代谢，使血脂升高，加速全身动脉硬化，包括肾动脉硬化的形成，并促进血小板凝集，使血液凝固性和粘稠度增高，以致血液流动缓慢，为卒中的发生提供条件，是卒中发病的因素之一。

饭后一支烟，害处大无边。吸烟犹如吃砒霜，分期付款买死亡。烟酒是瘟神，自己请上门。烟酒并用，危害加重。烟酒不尝，身体必强；吸烟酗酒，易长癌瘤；戒烟限酒，健康长久。不抽烟、不喝酒，病魔绕着走，活过九十九。饭后人体功能代谢旺盛，许多脏器处于吸收物质的最佳状态，假如饭后立即吸 1 支烟，比平时吸数支的中毒量还要大。

2. **忌酗酒，减危险**。不要酗酒。不要喝烈性酒。酗酒使人食欲下降、食物摄入量减少、多种营养素缺乏。长期喝酒对人体各种组织细胞都有损害作用。酒精引起中枢神经兴奋，血压升高，是高血压的致病因素；使心率加快，心肌耗氧增多，诱发心律失常；干扰血脂代谢，血液中低密度脂蛋白增高，导致高脂血症、动脉粥样硬化等，诱发动脉硬化斑块破裂；增加患高血压、脑卒中等疾病的危险，是诱发卒中的因素之一；容易引起急慢性酒精中毒、酒精性脂肪肝，严重时造成酒精性肝硬化；增加患某些肿瘤的危险。饮酒过量能降低人各系统的功能，从而导致衰老。"过饮不节，杀人片刻"（明代大医药学家李时珍《本草纲目》）。"谁说我 70 多了，今年是我四轮的本命年！"

[宜] **酒依赖，自诊断**。以下所有的问题均是指自己一年来的实际情况，单选必答题，限 10 分钟内答完。自测时应该是清醒的，若处于醉酒或处于戒断反应时，自测结果无意义。不花钱自测一下，自己对酒精依赖的程度如何？

（1）最近一次喝酒

a. 未过量或刚够量

b. 喝醉了

c. 喝得烂醉

（2）经常节假日宿醉。喝醉后次日早晨仍头痛、恶心、全身不适

a. 没有

b. 是的

（3）醒酒后手抖

a. 没有

b. 有时有

c. 几乎每次都有

（4）酒后不舒服。如恶心、胃痛

a. 没有

b. 有时有

c. 几乎每次都有

（5）震颤谵妄。听到不存在的声音，看到不存在的东西，感到非常不安、焦虑、激动、手抖等

a. 没有

b. 仅有一次

c. 有过一次以上

（6）酒后动作不稳，步履蹒跚，说话不清

a. 没有

b. 有时有

c. 经常

（7）酒后全身潮热、出汗

a. 没有

b. 仅有一次

c. 有过一次以上

（8）酒后看见不存在的东西

a. 没有

b. 仅有一次

c. 有过一次以上

（9）想喝酒，但因没酒喝而惊慌不安

a. 没有

b. 是的

（10）酒后丧失了一段记忆。当时并没有喝得烂醉不醒

a. 没有

b. 有时有

c. 经常

d. 几乎每次都是

（11）外出时带着酒瓶或把酒放在近处

a. 没有

b. 有时有

c. 几乎每次都是

（12）戒酒后以再次大量饮酒而以失败告终

a. 没有

b. 有时有

c. 几乎每次都是

（13）在过去的 1 年里，喝得烂醉

a. 没有

b. 有时有

c. 有过一次以上

（14）酒后抽搐

a. 没有

b. 仅有一次

c. 有过一次以上

（15）总想喝酒

a. 没有

b. 是的

（16）大量饮酒后，大脑思维变得不清楚

a. 没有

b. 仅有几小时

c. 有一两天

d. 有好几天

（17）酒后心跳得很快

a. 没有

b. 是的

（18）总想喝酒

a. 没有

b. 是的

（19）酒后"听"到过实际不存在的声音

a. 没有

b. 仅有一次

c. 有过一次以上

（20）酒后有惊异和惊恐的感觉

a. 没有

b. 有一两次

c. 经常有

（21）酒后有蚂蚁或小虫在身上爬的感觉

a. 没有

b. 仅有一次

c. 有过一次以上

（22）酒后丧失一段记忆

a. 从来没有

b. 有，不超过1小时

c. 有，超过1小时

d. 有，一天以上

（23）有想少喝酒，但以失败而告终的经历

a. 没有

b. 仅有一次

c. 有过一次以上

（24）酒喝得很快，连续几杯一饮而尽

a. 没有

b. 是的

（25）喝几杯后，能够停止不喝

a. 不能

b. 能

所有的条目都在下列表中评分

答案	a	b	c	d
评分	0	1	2	3

（一）真相大白

所有项目分数的总和为0：无酒精依赖的表现。

所有项目分数的总和为 1 ~ 13：对酒精依赖的水平较低，主要表现为心理的依赖，而非躯体的。

所有项目分数的总和为 14 ~ 21：对酒精依赖属中等水平，可能有与饮酒有关的社会心理问题，但以心理依赖为主，继续发展可能出现躯体依赖，戒断症状。

所有项目分数的总和为 22 ~ 30：对酒精的依赖已发展到相当的程度，可能出现了躯体依赖，可能存在与饮酒有关的躯体障碍和社会心理问题。应该认真考虑彻底戒酒，这是惟一解决问题的办法。

所有项目分数的总和为 31 ~ 46：对酒精的依赖已发展到了严重的程度，躯体依赖肯定已出现，说明饮酒已导致生理、人际关系、社会功能等损害。一般见于男性，社会阶层较低，并可能出现了与饮酒有关的躯体障碍，有内科疾病，如肝脏疾病，具有冲动性，较内向，有焦虑抑郁情绪；常因饮酒而导致人际冲突、工作问题、法律问题，常在社会中及工作单位里遇到矛盾、冲突；多有婚姻、家庭的矛盾与冲突。提示象这样的饮酒属严重危害性饮酒，彻底戒酒是惟一的治疗方案。

（二）追本溯源

量表的科学性、可行性。饮酒是一种常见嗜好，有酒瘾者也不乏其人，女性亦不例外。以上量表能提供酒精依赖严重程度的量化指标，可用来识别早期酒精依赖问题，有良好的一致性和真实性，简洁、方便、省时。量表编制的基础为酒精依赖综合征的概念，并与饮酒及酒滥用的多因素理论相关联。一个酒精相关障碍的诊断应该建立在饮酒史、所表现出来的症状和体征、以及实验室资料比如肝酶异常等。

［忌］

1. **自评判，忌不验**。不要忽视该自评量表的重要性。

2. **有依据，忌当赝**。不要不相信该自评量表。该自评量表有上述科学性的充分依据。

3. **两概念，忌混谈**。不要把筛选等同评估。筛选本身只是识别、诊断、治疗的第一步。经自测对酒精有依赖时，应该进行较为彻底的评估。这一评估应由非常熟悉酒精所致各类身心障碍的有经验的专业人员来做。

［宜］ **测血压，常分辨**。高血压患者每周固定时间测量血压至少 1 次。测血压前 30 分钟内不喝咖啡或酒，不剧烈活动，心情平稳，排空膀胱；安静休息 15 分钟左右，禁语，坐在有靠背的椅子上，放松身体，两腿平放；室内保持适当空间，适宜温度，环境安静，无噪音。裸露上臂，被测量左手臂放在

与右心房同一水平的位置，外展 45°。展平袖带，气袋中部对着肱动脉，缠绕在上臂中部，袖带气囊至少应覆盖 80% 的上臂周径，袖带下缘距离肘窝 2～3 厘米。松紧适度，以刚好能插入一手指为宜。

准确地测量血压。血压是人体重要的生命体征。而准确地测量血压则是了解血压水平、诊断高血压、指导治疗、评估降压疗效以及观察病情变化的第一步。

让血压平稳。血压波动对脑卒中影响较大。血压过高会增加潜在出血危险性，血压过低会降低脑灌注，而导致脑卒中的恶化。心血管疾病血压监测十分重要。高血压患者更应重视，复诊要定时。

[忌]

1. **测血压，忌无间**。不要连续测量血压。连续测量时，要有 1 分钟以上的间隔。否则增加心脏的压力，对心脏不利。

2. **测血压，忌判难**。不要测量血压无记录。要掌握动态血压变化，注意血压的昼夜及生理性变化规律，尽量定时、定人测量，学会正确的测量方法及测量结果的判断，并做好血压及相应病情变化的记录。

[宜] **量体重，常分辨**。每月晚上睡觉前固定时间测量体重 1 次。保持不胖不瘦。

（1）要保持不胖不瘦

"肥人多湿，瘦人多火"（元朝医学家朱震亨（1281～1358）《格致馀论》）。体胖与体瘦皆为病态，容易患多种疾病，使寿命缩短。过胖可以增加机体额外负担，因其耗氧量比正常人增加，大量的脂肪组织在腹腔内沉积，使横膈抬高，使心脏和肺脏的活动范围都受到限制，所以肥胖者往往有胸前区压迫感，呼吸短促；超重和肥胖是心脑血管疾病、某些肿瘤和糖尿病发病率增加的主要原因之一。过瘦一方面可能是由于机体营养不足，或者是消耗太大，储存太少；另一方面，过瘦常常是某些疾病带来的后果。

（2）改变不良的体质状态

人体发病的主要原因，取决于体质的不同，也就是说体质决定着对某些致病因素的易感性。体质不是固定不变的，即使在同一环境中，只要我们本着积极的生活态度，采取积极的养生措施，改变不良的体质状态，是可以纠正体质上的偏颇，达到健康长寿的目的的。胖瘦中和一下才健康。

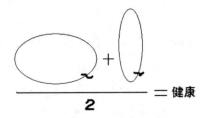

图 中和一下才健康

（3）要自我饮食管理

［忌］

1. 胖与富，忌误联。不要认为胖是富态。

2. 老来瘦，忌错算。不要认为有钱难买老来瘦。

［宜］控体重，自诊断。不花钱自测一下，自己实行减肥计划难还是易？

（1）我体重增加、减少还是不变，完全取决于我

（2）体重合适多半是件走运的事

（3）不管我打算做什么，假如不久我的体重增加、减少或不变，它总会发生

（4）假如我进食得当、锻炼与休息充分，我就能按我所期望的方式控制我的体重

试题	测验答案记分					
	很不赞成	不赞成	也许不赞成	也许赞成	赞成	很赞成
（1）	6	5	4	3	2	1
（2）	1	2	3	4	5	6
（3）	1	2	3	4	5	6
（4）	6	5	4	3	2	1

（一）真相大白

答案分数在 10～24 分：实行减肥计划难。分数越高，自己的行为方式越受社会上流行的观念所左右，今天用这种流行的减肥方式，明天按那种时尚的减肥计划；减肥效果越差。藉此找出减肥效果差的症结，走出减肥的误区。

答案分数在 4～9 分：能够坚持实行减肥计划。分数越低，自己的行为方式越受个人的态度影响；越易坚持实行减肥计划；对自身的容貌和健康的评价也越高；减肥效果越好；越容易按自己所期望的目标控制自己的体重。

（二）追本溯源

量表的科学性、可行性。常言道：爱美之心人皆有之。控制体重似乎已成为全球众多人关注的事情。实行减肥计划之前，很有可能想了解对于自己来说是难还是易。近年国外研究表明，只有 4 个条目就能得出结论，简短易评，且条目的内部一致性、重测信度、效度良好。

［忌］

1. **自评判，忌不验**。不要忽视该自评量表的重要性。

2. **有依据，忌当赝**。不要不相信该自评量表。该自评量表有上述科学性的充分依据。

［宜］**改一改，坏习惯**。改改引起心脑血管疾病的坏习惯。比如：缺乏体力活动、长期静坐的不良工作和生活方式；高血压患者血压长期得不到控制；高脂肪、高胆固醇饮食导致高脂血症；吸烟、酗酒容易导致血管痉挛，过早患心脑血管疾病；以时间紧迫感为主要特征行为类型，容易动脉硬化，引起心脑血管疾病；长期处于焦虑、抑郁、多疑等情绪状态；对人际关系紧张、失业、离婚等适应能力差。

具体到改变不良生活方式做到：个人卫生、生活规律、膳食平衡、二便通畅、戒烟限酒、充分睡眠、适量运动、良好心境、注意安全。对照一下，符合几条。

（1）冠心病又称冠状动脉硬化性心脏病

冠心病就是冠状动脉血管变硬，管壁出现粥样的斑块，导致血管变窄、堵塞，最终引发心肌缺血和梗死，影响心脏的正常功能。

（2）要养成良好的生活方式和行为习惯

（3）"接一次吻胜于通 100 封信"

读书是学习，实践应用是更重要的学习。实践出真知，是人健康长寿的必由之路。不仅要吸取前人总结的养生保健经验，而且要直接从实践中，重复验证前人的知识，变成自己的技术和才能，在实践中不断地提高自己的综合知识能力。学习的目的是为了创造，在创造中学习，在学习中创造，创造发现又会给学习增添动力，这是一种重要的自我心理调节技术。互相强化，良性循环，这样才能建立起独特的属于自己的健康智能。

（4）看看自己的行为是否促进身体倍儿棒

什么是行为呢？行为是综合个体思想、情绪、智能等内在精神过程后，所表露于外的整体性活动。促进身体倍儿棒的行为，是表现出的客观上有利于自身和他人身体倍儿棒的一组行为。

促进身体倍儿棒的行为有 5 项特征：一是有利性：行为表现有益于自己、他人和全社会，如不随地吐痰等；二是规律性：行为表现有恒常的规律，如按时定量进餐等；三是和谐性：个体的行为表现既有自己的鲜明个性，又能根据环境随时调整自身行为，使行为有益于他人的、自身的健康；四是一致性：外在的表现行为和内在思维动机与能力的协调一致，即外显与心理情绪没有冲突；五是适应性：行为强度有理性控制，对健康有利，表现出忍耐和适应，无明显冲动。

不良行为对身体倍儿棒的影响特点：广泛性，无特异定位，影响面广，常超出某一脏器系统范围而致病；累积性，不发生急性危害，而一旦形成，危害不易消失；威胁的潜在性，即不易为人知晓，发觉时已晚。

只有积极的情感与意志，才能使健康长寿的认知，顺利转化为健康长寿的行为。"理想的人是品德、健康、才能三位一体的人"（日本心理学家和教育学家木村久一（1883 ～ 1977））。

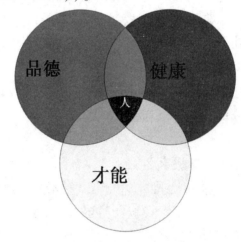

图　人是三位一体的

[忌]

1. **忌忽视，8 方面**。不要不当回事。心脑血管疾病患者饮食、睡眠、房事、起居、心理、身体、四时、环境等方面 8 怕：一怕性子急，冲动发脾气。二怕有苦衷，心情受压抑。三怕灾祸至，精神遭刺激。四怕嗜酒肉，体肥血管细。五怕事忙乱，烦扰多难题。六怕头猛震，抬举用过力。七怕连失眠，熬夜不节欲。八怕烈日晒，风寒也需避。

2. **侥幸心，忌隐显**。不要抱有侥幸心理。有冠心病家族史，尤其是父母或祖父母有患脑血管病史的心脑血管疾病患者，更要特别注意保健。

[宜] C 性格，宜改变。用认知、疏泄、烹饪、艺术、音乐、运动、娱乐、动物、社会支持等多种综合疗法，将 C 性格矫治。

（1）认知疗法

首先要识别消极的自动性思想；然后要检验信念的真实性，信念只是预测、推论、假设，并非事实；最后要对信念系统中起主要作用的基本假设，进行发掘和诘难。解决各种疑虑，克服不良行为，重建心理适应能力，调整人际关系，减少负性情绪。

（2）疏泄疗法

找出自己情感、个性、行为及心理症结，将心中积郁的苦闷或思想矛盾倾诉出来，宣泄内心深处的压抑，以减轻或消除心理压力，避免引起精神崩溃，并能够较好地适应社会环境。

（3）烹饪疗法

利用做饭、做菜等建设性的体力劳动，表达和解除自己的紧张、焦虑、愤怒和抑郁情绪，从而改变对己、对外界的看法，增强自尊、自信和自我价值感。

（4）艺术疗法

艺术创作不但可以带来成功的满足感，使人认识到自己的能力，而且艺术实践可以让自己疏泄情感，消除自卑感或攻击性，起到镇静、安抚的作用。形式可采取多种多样，因人、因地而异。

（5）音乐疗法

音乐使人的情感得到疏泄，调整心境，获得自信，了解和接受自己，帮助矫正不良行为、态度，增强适应能力。运用音乐来调节自己的情绪和行为。不同的节奏、旋律、音调、音色等可对人的心身产生不同的影响。最常用的音乐感受疗法，乐曲选择应适合自己的优势情绪及欣赏水平。还可用音乐色光疗法等。

（6）运动疗法

各项体育活动，都需要较高的自我控制能力、坚定的信心、勇敢果断和坚韧刚毅的意志等心理品质为基础。有针对性地进行体育锻炼，对培养健全性格有特殊的功效，同样可帮助自己恢复身心健康和劳动能力。

（7）娱乐疗法

通过各种娱乐活动，如看电影、游戏、唱歌、跳舞等，陶冶性情，增进身心健康。其主要作用在于转移自己的注意力，使病态情绪减轻，病态行为得以纠正，保证机体的完整统一，并与外界环境保持密切联系。

娱乐疗法不仅较明显改善生理功能，比如增强肺的呼吸功能，清洁呼吸道，使肌肉放松，有助于发散多余的精力，而且较明显改善心理功能，比如有益于抒发健康的情感，消除神经紧张，帮助驱散愁闷，减轻"社会束缚感"，有助于克服羞怯的情绪，乐观地对待现实。

娱乐疗法应遵循"3自1个"即自愿、自动、自然、个性化的原则进行。

（8）动物疗法

饲养动物对孤独、忧郁、情感淡漠、焦虑状态的人，都有很好的激励生活乐趣及改善个人心境的作用。

（9）社会支持疗法

社会支持的多少，可以预测个体身心健康的水平。C型性格的人应克服性格缺陷，主动与外界沟通，走出封闭的心理及社交圈子，主动寻求同事、朋友、家庭成员的帮助。

有了良好的社会支持，有利于身心健康，对应激状态下的自己提供保护，即对应激起缓冲作用，有益于维持一般的良好情绪体验，提高生活质量与生命质量。这对鼓励和维持自己进行C型行为改造，有独特的意义。这种支持能够给自己提供行为矫正的反馈信息，从而有利于矫治程序的顺利进行。

（10）身心"有福同享，有难共担"

"疾病不仅在于身体的故障，往往在于心的故障"（艾迪夫人）。要学会完善个性。

[忌] **肿瘤类，忌罹患**。不要为肿瘤的发生埋下伏笔。

[宜] **要及时，自查检**。"检修零件"，铲除小恙，及时预防常见病、多发病，及时发现早期症状，及时治疗疾病初发期。

（1）要及时预防常见病、多发病

在节气前后，更要注意调养，重视感冒，往往能起到预防和化险为夷的作用。即使体质再好，没有病，也应该注意做好各种预防工作。要想不得什么病，就按照已得了什么病的注意事项去做即可预防。旱天未到先修塘，疾病未到先预防。防患于未然。有病早医，无病早防。吃药不如戒烟，治病不如防病。只忙治病不忙防，没有忙到点子上。

（2）要及时发现早期症状

心脑血管疾病是心血管疾病和脑血管疾病的统称，泛指由于高脂血症、血液黏稠、动脉硬化、高血压等所导致的心脏、大脑及全身组织发生缺血性或出血性疾病的通称。发生在心脏动脉血管的病变称为心血管病，主要有冠心病、心绞痛、心肌梗死等；发生在脑动脉血管的病变称为脑血管病，主要有脑出血、脑血栓、脑栓塞等。

如突然头晕、头痛、肢体麻木、偏瘫、一过性黑蒙、哈欠连续不断等脑卒中预兆时，应立即去医院就诊。心脑血管疾病患者表现很不典型，往往症状轻而病情重。

（3）要及时治疗疾病初发期

把小病消灭，以防酿大病，把大病扼杀在摇篮里。衣服早补补丁少，有病早治痛苦少。生了病，应该及早治疗，以便去除病因，消除症状，纠正机体功能的失调，恢复机体的生理功能，还可以减少并发症。大病要养，小病要抗，无病要防。

（4）三字经，要记牢

人到老，莫烦恼，忧愁多，催人老。常锻炼，抗衰老，量力行，误过劳。经常笑，变化少，心胸宽，寿自高。善交往，广爱好，心情畅，睡眠好。遇事忍，不急躁，多谦让，少烦恼。调饮食，莫过饱，身体健，疾病少。心不顺，尝花草，听音乐，怒气消。勤动笔，读书报，常用脑，记忆好。三字经，要记牢，保健康，乐陶陶。

[忌]

1. **忌擅自，下诊断**。不要擅自下诊断。不舒服时，非医学专业的人不要一知半解，自以为是，擅自下诊断，应立即去医院就诊。否则容易误诊、误治，轻则越治越重，重则出现生命危险。

2. **忌忽视，预防患**。不要忽视及时预防常见病、多发病。

3. **忌忽视，异表现**。不要忽视及时发现不典型早期症状。

4. **忌忽视，小恙铲**。不要忽视及时治疗疾病初发期。

[宜] **心身病，自诊断**。根据最近一星期以内下述情况影响自己的实际感觉，不花钱自测一下，自己的自觉症状及其严重程度如何？

（1）头痛

（2）神经过敏，心中不踏实

（3）头脑中有不必要的想法或字句盘旋

（4）头昏或昏倒

（5）对异性的兴趣减退

（6）对旁人责备求全

（7）感到别人能控制自己的思想

（8）责怪别人制造麻烦

（9）忘记性大

（10）担心自己的衣饰整齐及仪态的端正

（11）容易烦恼和激动

（12）胸痛

（13）害怕空旷的场所或街道

（14）感到自己的精力下降，活动减慢

（15）想结束自己的生命

（16）听到旁人听不到的声音

（17）发抖

（18）感到大多数人都不可信任

（19）胃口不好

（20）容易哭泣

（21）同异性相处时感到害羞不自在

（22）感到受骗，中了圈套或有人想抓住自己

（23）无缘无故地突然感到害怕

（24）自己不能控制地大发脾气

（25）怕单独出门

（26）经常责怪自己

（27）腰痛

（28）感到难以完成任务

（29）感到孤独

（30）感到苦闷

（31）过分担忧

（32）对事物不感兴趣

（33）感到害怕

（34）自己的感情容易受到伤害

（35）旁人能知道自己的私下想法

（36）感到别人不理解自己、不同情自己

（37）感到人们对自己不友好、不喜欢自己

（38）做事必须做得很慢以保证做得正确

（39）心跳得很厉害

（40）恶心或胃部不舒服

（41）感到比不上他人

（42）肌肉酸痛

（43）感到有人在监视自己、谈论自己

（44）难以入睡

（45）做事必须反复检查

（46）难以作出决定

（47）怕乘电车、公共汽车、地铁或火车

（48）呼吸有困难

（49）一阵阵发冷或发热

（50）因为感到害怕而避开某些东西、场合或活动

（51）脑子变空了

（52）身体发麻或刺痛

（53）喉咙有梗塞感

（54）感到前途没有希望

（55）不能集中注意

（56）感到身体的某一部分软弱无力

（57）感到紧张或容易紧张

（58）感到手或脚发重

（59）想到死亡的事

（60）吃得太多

（61）当别人看着自己或谈论自己时感到不自在

（62）有一些不属于自己的想法

（63）有想打人或伤害他人的冲动

（64）醒得太早

（65）必须反复洗手、点数目或触摸某些东西

（66）睡得不稳不深

（67）有想摔坏或破坏东西的冲动

（68）有一些别人没有的想法或念头

（69）感到对别人神经过敏

（70）在商店或电影院等人多的地方感到不自在

（71）感到任何事情都很困难

（72）一阵阵恐惧或惊恐

（73）感到在公共场合吃东西很不舒服

（74）经常与人争论

（75）单独一人时神经很紧张

（76）别人对自己的成绩没有作出恰当的评价

（77）即使和别人在一起也感到孤单

（78）感到坐立不安、心神不定

（79）感到自己没有什么价值

（80）感到熟悉的东西变成陌生或不象是真的

（81）大叫或摔东西

（82）害怕会在公共场合昏倒

（83）感到别人想占自己的便宜

（84）为一些有关"性"的想法而很苦恼

（85）认为应该因为自己的过错而受到惩罚

（86）感到要赶快把事情做完

（87）感到自己的身体有严重问题

（88）从未感到和其他人员很亲近

（89）感到自己有罪

（90）感到自己的脑子有毛病

（一）真相大白

测验答案记分方法：每一个项目均采取5级评分制，无记1分，即指自觉无该项症状或问题；轻度记2分，即指自觉有该项症状或问题，但发生得并不频繁、严重；中度记3分，即指自觉有该项症状或问题，其严重程度为轻到中度；偏重记4分，即指自觉常有该项症状或问题，其程度为中到严重；重度记5分，即指自觉常有该项症状或问题，频度和程度都十分严重。

总分即指90个项目所得分之和：反映病情严重度，总分变化能反映其病情演变。若总分－90在44分以上时，自己有某方面症状痛苦情况，数值越高，病情严重度越重，对自己的心身影响越大。若总分－90在44分以下时，自己没有某方面症状痛苦情况，数值越低，对自己的心身影响越小。

因子分：此量表包括10个因子，每一个因子反映出自己某方面症状痛苦情况，通过因子分可了解症状分布特点及严重程度。

因子分评分方法：按下列方法计算因子分得分（Sx 表示第"x"条项目的得分）。

躯体化因子分 ＝ （S1 ＋ S4 ＋ S12 ＋ S27 ＋ S40 ＋ S42 ＋ S48 ＋ S49 ＋ S52 ＋ S53 ＋ S56 ＋ S58）÷12

若该因子分数值越接近5，越反映出自己在心血管、胃肠道、呼吸等系统的主诉不适，以及头痛、背痛、肌肉酸痛、焦虑等其他躯体表现，病情严重度越重；反之，若该因子分数值越接近1，越反映出自己自觉无该项症状或问题。

强迫症状因子分 ＝ （S3 ＋ S9 ＋ S10 ＋ S28 ＋ S38 ＋ S45 ＋ S46 ＋ S51 ＋ S55 ＋ S65）÷10

若该因子分数值越接近5，越反映出自己有那些明知没有必要，但又无法摆脱的无意义的思想、冲动和行为等表现，或有一些比较一般的认识障碍的行为征象、感知障碍，病情严重度越重；反之，若该因子分数值越接近1，越反映出自己自觉无该项症状或问题。

人际关系敏感因子分 = （S6 + S21 + S34 + S36 + S37 + S41 + S61 + S69 + S73） ÷9

若该因子分数值越接近5，越反映出自己个人心神不安、明显不自在、人际交往中的自卑感、人际交流中的自我意识、消极的期待，在人事关系中明显相处不好，特别是与其他人相比较时更加突出，病情严重度越重；反之，若该因子分数值越接近1，越反映出自己自觉无该项症状或问题。

抑郁因子分 = （S5 + S14 + S15 + S20 + S22 + S26 + S29 + S30 + S31 + S32 + S54 + S71 + S79） ÷13

若该因子分数值越接近5，越反映出自己有忧郁苦闷的情感与心境、生活兴趣的减退、动力缺乏、活力丧失等，还反映出自己有失望、悲观以及与抑郁相联系的认知和躯体方面的感受，或反映出有关死亡的思想和自杀观念，病情严重度越重；反之，若该因子分数值越接近1，越反映出自己自觉无该项症状或问题。

焦虑因子分 = （S2 + S17 + S23 + S33 + S39 + S57 + S72 + S78 + S80 + S86） ÷10

若该因子分数值越接近5，越反映出自己有游离不定的焦虑及惊恐发作，无法静息、烦躁、坐立不安、神经过敏、紧张以及由此产生的躯体征象如震颤等，病情严重度越重；反之，若该因子分数值越接近1，越反映出自己自觉无该项症状或问题。

敌对因子分 = （S11 + S24 + S63 + S67 + S74 + S81） ÷6

若该因子分数值越接近5，越反映出自己在思想、感情及行为3个方面有敌对的表现，比如有厌烦的感觉、争论、摔物，直至争斗和不可抑制的冲动暴发等表现，病情严重度越重；反之，若该因子分数值越接近1，越反映出自己自觉无该项症状或问题。

恐怖因子分 = （S13 + S25 + S47 + S50 + S70 + S75 + S82） ÷7

若该因子分数值越接近5，越反映出自己对出门旅行、空旷场地、人群、公共场所和交通工具等有恐惧感受，或有社交恐怖，病情严重度越重；反之，若该因子分数值越接近1，越反映出自己自觉无该项症状或问题。

偏执因子分 = （S8 + S18 + S43 + S68 + S76 + S83） ÷6

若该因子分数值越接近5，越反映出自己有偏执性思维，主要指投射性思维、敌对、猜疑、关系妄想、妄想、被动体验和夸大等，病情严重度越重；反之，若该因子分数值越接近1，越反映出自己自觉无该项症状或问题。

精神病性因子分 =（S7 + S16 + S35 + S62 + S77 + S84 + S85 + S87 + S88 + S90）÷10

若该因子分数值越接近5，越反映出自己有各式各样的急性症状和行为，或有幻听、思维播散、被控制感、思维被插入等反映精神分裂样症状，或有代表性地视为较隐讳、限定不严的精神病性过程的指征，或有精神病性行为的继发征兆和分裂性生活方式的指征，病情严重度越重；反之，若该因子分数值越接近1，越反映出自己自觉无该项症状或问题。

（二）追本溯源

量表的科学性、可行性。近数十年来的实践证明，人的心理活动是可以测量的。Derogatis，L. R. 于1975年编制、以 Hopkin's 症状清单为基础制订的。在其90个评定项目中，包含有比较广泛的症状，从感觉、思维、情感、意识、行为，直至人际关系、生活习惯、饮食睡眠等均有涉及。它是根据症状出现频率和强度评分的，用来衡量人的自觉症状及其严重程度。

根据研究结果，各症状效度系数在 0.77 ~ 0.99，表明该量表的评定结果有较高的真实性，同时与其他自评量表相比，它具有内容量大，反映症状丰富，更能准确刻画人的自觉症状等优点，能较好地反映病情的严重程度及其变化，是应用最多的一种自评量表，在国内外已广泛应用。

［忌］

1. 自评判，忌不验。不要忽视该自评量表的重要性。

2. 有依据，忌当赝。不要不相信该自评量表。该自评量表有上述科学性的充分依据。

［宜］ **按要求，药增减**。确诊为高血压、冠心病、心力衰竭等心脑血管疾病的患者，应在医生指导下，长期甚至终生预防和治疗。遵医嘱，按照说明书注明方法，坚持并按时服药。

药物养生以固先天之本、护后天之气为主，补偏救弊。老年人药物养生以固护脾、肾为重点。用药原则遵循：多补少泻；药宜平和，药量宜小；注重脾肾，兼顾五脏；分类论补，调整阴阳；掌握时令，观察规律；多以丸散膏丹，少用水煎汤剂；药食并举，因势利导。

（1）要服药适时

严格按照说明书注明的方法用药，提高药物的效果，减少药物的不良反应；如果不按照要求服用药物，不按照服药对象调整剂量，不按时服用药物，或是不按规定的用法和用途服用药物，都有可能适得其反，不但达不到预防、治病的目的，反而会延长治疗期限或是使病情加重，反而会致病。

比如，有的药品要求饭前服用，有的药品要求饭后或是饭时服用。一般饭前服用指餐前半小时，饭后指用餐后 15～30 分钟，饭时服则是指用餐的同时服用药物。遵守这些服用药物规定，有利于药物的吸收利用，可以减少不良反应。有些规定饭后服用的药品，提前服用了，可能会刺激肠胃引起不舒服；糖尿病药物应在饭前或开始进食时服用，如服用时间过迟，会降低对血糖的调节作用。

（2）非药物治疗也非常重要

控制心脑血管疾病除药物治疗外，适当运动、合理膳食、控制体重、戒烟限酒等非药物治疗，可以有效预防和控制病情的进展。

（3）是药三分毒

能不用药就不用药，该用药就一定要用药，遵从医嘱。要把饭当药吃，别把药当饭吃。药物养生用药方要补偏救弊，防病延年；药补太过则会发生阴阳的偏盛偏衰，使机体新陈代谢产生失调，反而会影响健康，事与愿违。"愚医类能杀人，而不服药者未必死"（北宋散文家苏辙（1039～1112）《宇文融》）。"凡欲饵药，但须精审，不可轻服"（北齐文学家颜之推（531～约590 以后）《颜氏家训》）。药症相符，大黄也补；药不对症，参茸也毒。

[忌]

1. 遵医言，忌自减。不要忘记遵医嘱按时服药。不要自行停药或减量。老年患者记忆力较差，往往忘记遵医嘱按时服药，碰到医生开给的药物品种较多时，还会发生错服药物及搞错剂量的情况。自己服用的药物要放置在一个固定的地方，以免要临时服用时，由于记忆不清，到处乱找，贻误服用时间。常吃的和吃剩的药，要注明购配日期，以免误服失效、变质的药物。

已经戴上"心脑血管疾病"帽子的患者，就需要在医生指导下，进行长期甚至终生的预防和治疗。遵医嘱，严格按照说明书注明的方法，坚持并按时服药，经常监测血压，避免因药物所致的直立性低血压引起意外摔伤。出院后治疗是疾病整个治疗方案的一个重要部分，特别是高血压患者，血压控制正常后，仍要坚持用药治疗，突然停药导致停药综合征，使病情恶化。忠言逆耳利于行，良药苦口利于病。

2. 内、外药，忌不辨。不要把外用药和内服药放一起。明显标记分开放外用、内服药，特殊标记含毒药物。

3. 利和弊，忌不辨。不要不清楚食物和药物的适应证和禁忌证。"不知食宜者，不足以存生也；不明药忌者，不能以除病也"（战国时医学家扁鹊（公元前 407 ~ 前 310))。要了解食物和药物的适应证和禁忌证,才能充分利用它对人有帮助的一面,减少对人不利的另一方面。"杖起弱者,药治人病"(西晋史学家陈寿(233~297)《三国志·魏书·周宣传》)。

4. **吃药时,忌乱餐**。不要不忌口。吃药不忌口,枉费医生手;吃药不忌嘴,跑断医生腿。若不注意讲究忌口,会加重病情,影响药物的疗效。

5. **相同病,忌同算**。不要同病同方。心血管系统疾病的定期复诊非常重要,医生将依据病情对用药的剂量和种类给予相应的调整,个性化治疗。心血管内科疾病用药复杂,专业性强,最好到心血管病专科医院和具有心血管病专科门诊的医院定期复诊。

6. **药疗法,忌包揽**。不要指望单靠药治好病。

[宜] **急病犯,呼救传**。心脑血管疾病急性期发作时应就地抢救,同时拨打急救电话999 或 120 呼救,拿起话筒直接拨号。拨通急救电话确认后,说清楚联系人姓名和电话号码;患者病情、姓名、性别、年龄、病情发生原因和明显症状;要求急救车到达具体地点和该地点附近明显标志;等接听者说可以挂电话时再挂断,立即迎候急救车,保持联系人电话畅通。表达要简明、扼要、清楚、准确。以下情况必须立即得到就地急救:胸骨下发作性绞痛,可放射到左肩、左臂,与活动有关;突然严重心前区痛,伴有大汗、气促,可伴有心律失常、心力衰竭、休克等;呼吸困难,咯泡沫痰;安静休息或睡眠时,头痛、头晕、手脚发麻、单瘫、偏瘫、失语等,多数没有意识障碍;过劳、精神紧张等诱发因素下,头痛、头晕、肢体麻木直至昏迷;突然剧烈头痛、恶心、呕吐,可有头晕、烦躁不安,严重者有意识障碍、精神症状,甚至昏迷等。

家属应该掌握心脑血管疾病基本知识。急症时,家属要冷静、安静,让患者平卧休息,避免与人交谈,有义齿(假牙)者取出义齿,及时清除口鼻中呕吐物及痰液,解开衣领,保持呼吸道通畅。心绞痛发作时,让患者舌下含服硝酸酯类药物,如硝酸甘油0.3 ~ 0.6 毫克舌下含服,症状没有明显缓解时,同时拨打急救电话999 或 120 呼救;卒中时,先量血压,让患者平卧休息,头偏向一侧,便于呕吐物从口腔中流出,以免误入气管内发生窒息,抽搐时,将小毛巾垫于口中,防止舌被咬伤,同时拨打急救电话999 或 120 呼救。

家属平时应掌握现场急救操作方法。心搏骤停等危症,迅速抢救,才能挽救患者生命。除了患者心脏、呼吸骤停,立即心肺复苏抢救以外,其他人不要接触患者,等候急救医生就地急救。

［忌］

1. **打急电，忌随便**。不要随便拨打急救电话。时间就是生命，不是急、重症，不要拨打急救电话，以免占用急救号码资源。

2. **打急电，忌用乱**。不要插卡等其他操作拨打急救电话。拨打急救电话999或120是不花钱的，拿起话筒直接拨号。

3. **忌企图，弄醒唤**。不要摇动患者身体、头部，或搬动、用力拉拽、背患者。避免卒中部位出血量增加或猝死。患者头位不要过高。

4. **发病时，忌乱办**。不要一不舒服就去医院。有的病必须立即去医院，有的病则必须立即就地急救。

［宜］ **相克物，宜避免**。避免应用相克的药物与食物，比如阿司匹林与维生素C或酒、肝素和华法林与维生素C、维生素K与黑木耳、降压药与西柚汁或食盐与钠或含碱或苏打等食物、单胺氧化酶抑制剂与富含酪胺食物、烟酸或辛伐他汀等与维生素C、利尿药与香蕉或橘子、氢氯噻嗪与胡萝卜、抗生素与牛奶或果汁、红霉素或螺旋霉素或白霉素或链霉素或庆大霉素或卡那霉素与醋或维生素C、磺胺类药物与醋或维生素C、四环素或土霉素与牛奶或黄豆、小檗碱与茶、呋喃唑酮与富含酪胺的食物、多酶片或胃蛋白酶合剂等酶（蛋白质）制剂与茶、氢氧化铝或氢氧化镁或三硅酸镁或碳酸氢钠或碳酸钙等碱性药物与醋或维生素C、止泻药与牛奶、钙片与菠菜、人参与萝卜、解表类中药与醋、布洛芬与咖啡或可乐、异烟肼与富含组胺的鱼、抗过敏药与富含组氨酸的食物。

（1）联合用药的利弊

不恰当的联合用药往往由于药物相互作用，而使预期的疗效降低，或出现意外的毒性反应。联合用药、吃药与一日三餐食物配合合理，可以收到药半功倍的作用；配合不当，吃药与三餐中的食物容易发生冲突，则阻碍药物吸收，降低药效，产生对抗作用等不良反应，甚至置人于死地。

（2）阿司匹林与维生素C相克

两者合用会减少维生素C在肠道的吸收，但维生素C不影响阿司匹林的药效。当两种药物都要吃时，应先吃维生素C，至少间隔1小时以上才可以再吃阿司匹林。

（3）阿司匹林与酒相克

酒在体内先被氧化成乙醛，然后成为乙酸，而阿司匹林会妨碍乙醛氧化成乙酸，造成体内乙醛蓄积，加重发热和全身疼痛等症状，还容易引起肝损害。

（4）肝素和华法林与维生素 C 相克

维生素 C 具有对抗抗凝血药肝素和华法林的抗凝作用。

（5）维生素 K 与黑木耳相克

应用维生素 K 治疗出血时，同时吃黑木耳会降低其促凝血作用。

（6）降压药与西柚汁相克

西柚汁的柚皮素会影响肝脏某种酶的功能，而这种酶和降压药的代谢有关，容易造成血液中药物浓度过高，增加不良反应。

（7）降压药与食盐与钠或含碱、苏打等食物相克

吃降压药时，不限制食盐与钠或含碱、苏打等食物，会影响降压效果。

（8）单胺氧化酶抑制剂与富含酪胺的食物相克

高血压患者吃单胺氧化酶抑制剂时，同时进食富含酪胺的食物如奶酪、酸奶、啤酒、葡萄酒、鸡肝、牛肉、腊肠、腌鱼、香蕉、菠萝、扁豆、蚕豆等，因为单胺氧化酶抑制剂能抑制单胺氧化酶活力，使多巴胺与酪胺含量增加，从而使去甲肾上腺素量增加，血压骤升，出现高血压危象而死亡。

（9）烟酸或辛伐他汀等与维生素 C 相克

维生素 C 具有抗氧化作用，可以抵消降胆固醇药如烟酸、辛伐他汀等的作用。

（10）利尿药与香蕉、橘子相克

吃利尿药期间，钾会在血液中滞留，如果吃含钾多的香蕉、橘子等，体内钾蓄积过量，容易诱发心脏、血压方面的并发症。

（11）氢氯噻嗪与胡萝卜相克

吃氢氯噻嗪后，可以使尿中排钾明显增多，应该吃含钾的食物，而胡萝卜中所含的琥珀酸钾盐的成分具有排钾作用。二者同用，可以导致低钾血症，出现全身不舒服等症状。

（12）抗生素与牛奶、果汁相克

吃抗生素前后 2 小时不要喝牛奶或果汁。因为牛奶会降低抗生素活性，使药效无法充分发挥，而果汁，尤其是新鲜的果汁，富含的果酸会加速抗生素溶解，不仅降低药效，还可能增加不良反应。

（13）红霉素、螺旋霉素、白霉素、链霉素、庆大霉素、卡那霉素与醋或维生素 C 相克

两者合用，会使这些抗生素在酸性环境下降低药物作用。

（14）磺胺类药物与醋或维生素 C 相克

两者合用时，磺胺类药物及其代谢产物在酸性环境中，容易形成磺胺结晶盐，沉积在泌尿系统，在肾脏结晶，损坏肾小管，形成泌尿系结石。

（15）四环素或土霉素与牛奶或黄豆相克

用牛奶吞服四环素或土霉素片，或者服用四环素或土霉素时同时进食黄豆，会阻碍药物的吸收，降低药效。

（16）小檗碱与茶相克

茶水中含有鞣质，在体内容易被分解成为鞣酸，而鞣酸会沉淀小檗碱中的生物碱，降低其药效。因此，吃小檗碱前后 2 小时内不能喝茶。

（17）呋喃唑酮与富含酪胺的食物相克

高血压患者吃呋喃唑酮时，同时进食富含酪胺的食物如奶酪、酸奶、啤酒、葡萄酒、鸡肝、牛肉、腊肠、腌鱼、香蕉、菠萝、扁豆、蚕豆等，会使血压骤升，出现高血压危象而死亡。

（18）多酶片、胃蛋白酶合剂等酶（蛋白质）制剂与茶相克

茶叶中鞣质与蛋白质发生作用，会降低多酶片、胃蛋白酶合剂等酶（蛋白质）制剂的助消化功能。

（19）氢氧化铝、氢氧化镁、三硅酸镁、碳酸氢钠、碳酸钙等碱性药物与醋或维生素 C 相克

两者合用，会因酸碱中和而使药物失去疗效。

（20）止泻药与牛奶相克

牛奶不仅降低止泻药的药效，其含有的乳糖还容易加重腹泻。

（21）钙片与菠菜相克

菠菜含有大量草酸钾，进入体内后分解的草酸根离子会沉淀钙离子，妨碍人体吸收钙。吃钙片前后 2 小时内不要吃菠菜，或将菠菜先焯一下再吃。

（22）人参与萝卜相克

吃人参时吃萝卜，会影响补气效能。

（23）解表类中药与醋相克

两者合用时，醋酸会影响中药的发汗解表功效等。

（24）布洛芬与咖啡、可乐相克

布洛芬对胃黏膜有刺激，咖啡中的咖啡因和可乐中的古柯碱，则会刺激胃酸分泌，加重布洛芬对胃黏膜的不良反应，甚至诱发胃出血、穿孔。

（25）异烟肼与富含组胺的鱼相克

吃异烟肼的结核患者，吃富含组胺的鱼，如不新鲜的鲐鱼与鲣鱼，可出现心悸、面红、头痛、皮肤痒疹等过敏性中毒症状。

（26）抗过敏药与富含组氨酸的食物相克

吃抗过敏药期间忌食富含组氨酸的食物如奶酪、肉制品等。因为组氨酸在体内会转化为组织胺，而抗过敏药抑制组织胺分解，造成组织胺蓄积，诱

发头晕、头痛、心悸等不舒服症状。

［忌］

1. **月经期，忌凝反**。不要在月经期使用抗凝药物。女性月经期避免使用抗凝药物，以免月经增多，出血不止。

2. **饮酒后，忌药伴**。不要酒后吃某些药。比如：安眠药、阿司匹林、硝酸甘油、降压药、抗抑郁药苯乙肼、抗菌药呋喃唑酮等。酒后吃安眠药，会使人昏睡不醒；酒后吃阿司匹林，会加重胃出血；酒后吃硝酸甘油，会加重头痛与低血压；酒后吃降压药，会使血压骤降；酒后吃抗抑郁药苯乙肼、抗菌药呋喃唑酮，会引起高血压危象。

3. **药类多，忌片面**。不要认为吃药种类越多越好得快。

［宜］**自然法，综合选**。治疗上采取综合措施。正确认识疾病，树立乐观主义人生观，增强与疾病作斗争的决心与信心。

（1）不是什么病都需要去医院去治

"七情之病也，看书解闷，听曲消愁，有胜于服药者矣"（清代医学家吴师机（1806～1886）《理瀹骈文》）。服药治疗前，可先用以下无任何不良反应的办法自我解决：要让阳光围绕着你；运动能改善不良情绪；琴棋书画易情法。此法有益于人之身心健康。并不是医生治愈了疾病，而是人体自身战胜了疾病。

（2）病来如山倒，病去如抽丝

慢性疾病，病程较长，可出现多种并发症，对生活质量有不同程度的影响。在治疗上要采取综合措施，自然疗法简便易行，可进行安全无不良反应的自我治疗。

［忌］

1. **急降压，忌蛮干**。不要把太高的血压一下子降到正常。血压太高，应该根据患者的实际情况，逐步降低。否则，血压一下子正常了，身体别的地方却一下子不正常了。

2. **单一法，忌包揽**。不要指望某种治疗。当心治病也致病。

3. **忌紧张，或悲观**。不要焦躁、紧张、悲观。

十、四季宜忌

[宜] 春风邪，宜防范。春天防止风邪伤人，当心春天里的"冬天"。春季容易得温病，重点要防的病：支气管炎、肺炎、流行性感冒、肺结核、白喉、百日咳、麻疹、猩红热、伤寒、流行性脑脊髓膜炎、流行性腮腺炎、病毒性肝炎、心血管疾病、2月份重点要防脑血管病、3月份重点要防过敏性疾病、3月份慢性病易复发、4月份重点要防红眼病、4月份精神病易复发。

（1）风气的二重性

"风气虽能生万物，亦能害万物，如水能浮舟，亦能覆舟"（汉末著名医学家张机（150或154~215或219）等《金匮要略》）。任何事物都要一分为二地看待。

（2）风邪是主要致病因素

"风者，百病之长也"（中国传统医学四大经典著作之一《黄帝内经》）。一年之气候中，风无时不有，四季都有风。而四季中的温热寒凉之气，多依此而侵袭人体，发生疾病。风邪既可单独作为致病因子，也常与其他邪气兼夹为病。风病之病种较多，而病变复杂。在众多引起疾病的外感因素中，风邪是主要致病因素。

（3）风邪以春季为主

需要注意春天是风气为主气，风邪虽然一年四季皆有，但主要以春季为主。我国的风多发于春天。春天是气候由寒转暖的季节，气温变化较大，细菌、病毒等微生物开始繁殖，活力增强，容易侵犯人体致病。

（4）春季保健的关键是要防风

气流即风。气流的变化可影响人的呼吸、能量消耗、新陈代谢和精神状态。适度气流使空气清洁、新鲜、对健康有益；而反常的气流，则有害于人体健康。

风加剧了空气与皮肤的热量交换，使体内的热量过多散失，造成人的抗病能力下降；风使空气湿度极大地减少，这会使人鼻腔黏膜变得干燥、弹性减少，防病功能随之降低，使许多病菌乘虚而入，导致呼吸系统疾病的发生或流行，如支气管炎、流行性感冒、肺结核等；当汗出当风时，毛孔张开，风邪乘虚从外表侵入人体；而过度寒冷可使体表皮肤血管收缩，可直接诱发某些风湿性疾病；在户外若受强冷的大风吹袭时间过长，容易引起面神经麻痹；春风使花粉容易扩散，也带来了花粉过敏症，可表现为支气管哮喘、鼻炎、紫癜、多种皮肤病等。

（5）春天除了防止风邪伤人，还需要防寒，尤其是在早春时节

"未吃端午粽，寒衣不要送；吃了端午粽，还要冻三冻"，就是提醒人们当心春天里的"冬天"。春季早晚温差较大和冷暖多变，对血管舒缩调节功能要求较高，所以心脑血管病变在春季容易发作，如高血压、冠心病、脑卒中等。就拿脑血管病来说，脑血管病的患病率和病死率高峰，皆在每年 1~2 月份，这与月平均气温、气压和相对湿度的变化关系密切。大气中温度和相对湿度低，气压高，气候干燥，体表蒸发快，体内的红细胞积压和血液粘稠度就增高，血流速度减慢，血管收缩的时间相对延长，所以容易诱发脑血管疾病，如高血压、脑出血、脑血栓等。

冠心病突发心肌梗死的患病率和病死率高峰，都在每年 1~2 月份，尤其在持续 4~5 天的降温、大风以及寒潮控制的气候中。由于血管遇冷则收缩，寒冷刺激可以使供养心肌的冠状动脉，发生收缩与痉挛，在血管痉挛处容易发生血小板聚集及引起血栓，这就会使冠状动脉闭塞不通，导致心肌缺血与坏死；特别是老年人，血管弹性差，多数伴有血管硬化和血管狭窄，气候的突然变化常常会刺激血管痉挛，引起心肌供血减少，严重的会诱发心绞痛、心肌梗死；寒冷还能促使体内儿茶酚胺分泌增多，引起自主神经功能亢进等一系列连锁反应；除此之外，寒冷季节容易使年老体弱者呼吸道感染，暴露的机体对热量的需求会剧增，都会加重心脏的负担而并发心肌梗死。

当寒潮袭来时，会使人体交感神经兴奋，血管收缩，小动脉持续痉挛，血压进一步升高，脑血管硬脆处容易破裂，导致出血性卒中；寒冷还会使血液的理化性质发生改变，血液粘性增加，容易使脑动脉硬化患者的脑血管狭窄处，发生血液堵塞和形成脑血栓，导致缺血性卒中。

"虚邪贼风，避之有时"（中国传统医学四大经典著作之一《黄帝内经》）。不正常的气候变化和有害于人体的外来致病因素，须及时地躲避它，顺应自然界的变化，避免外邪侵袭，别和自然较劲。时刻注意外界气候的变化，尤其是谨慎节气变化，因为一般常见病发病都有较为明显的季节性。人们要经常保养精神，锻炼身体，增强体质，才能适应气候的变化，抵御外邪，保持或恢复健康。

（6）患有宿疾者要当心春天旧病复发

尤其在春分前后，慢性病患者最容易复发，如偏头痛、胃疼、慢性咽炎、过敏性疾病、哮喘、高血压、冠心病、心肌梗死、精神病、皮肤病等最为常见。胃、十二指肠溃疡病的患者因饮食不当而导致胃出血。

疾病的发生，关系到正气与邪气两个方面的因素。邪气是导致疾病发生的重要条件，而人体的正气不足，则是疾病发生的内在原因和根据，但不否定外界致病因素在特殊情况下的主导作用。

[忌] **春季病，忌罹患**。不要忽视春季每月重点要防的病。

[宜] **夏暑湿，宜防范**。夏日应"早卧早起"。午饭后适当午睡，盖好腹部。外出时戴草帽或打晴雨伞。湿衣汗衫勤洗勤换。饮食原则清淡、少油腻，温食为主，稍热一点，少吃多餐。少吃点辣。居住环境通风、防潮、隔热。夏至是一阴初生，宜温养，在至日"闭关"，清净，不增不减，顺其自然。

盛夏防暑邪，长夏防湿邪。夏季重点要防的病：5～6月容易得暑病，心血管疾病，6月份重点要防食物中毒、急性胃肠炎、口腔疾病，夏至～7月容易得湿病，食物中毒、急性胃肠炎、细菌性痢疾、中暑、流行性乙型脑炎，7月份冬病夏治。

(1) 夏季容易得暑病，要防暑邪

需要注意夏天是暑湿气为主气，昼长夜短，暑气逼人。气候炎热而生机旺盛，此时是人新陈代谢旺盛的时期，气血运行亦相应地旺盛起来，并且活跃于机体表面。为适应炎热的气候，皮肤毛孔开泄，而使汗液排出，通过出汗以调节体温，适应暑热的气候。

暑邪侵入人体，常见毛孔开放而多汗，机体最易受风寒湿邪侵袭；汗出过多导致体液减少，津伤时，如果不及时救治，开泄太过，则伤津可以进一步发展，超过生理代偿的限度，必然将耗伤元气，甚至死亡。

湿为长夏之主气，这个季节我国炎热、多雨，空气中湿度最大，再加上外伤暴露或汗出沾衣或涉水淋雨或居处潮湿，容易得湿病。冬不坐石，夏不坐木。辐射不只是放射线，小心冷、潮气沾身患病。

湿是指空气中的含水量。物体潮湿的程度，用湿度来表示。空气的湿度是气候变化的一个重要因素，对人体有直接的影响。一般来说，对人体适宜的湿度是40%～60%；当气温高于25℃时，适宜的相关湿度为30%。

夏季三伏时节，高温、低压、高湿度的作用，人体汗液不易排出，出汗后不容易被蒸发掉，因而会使人烦躁、疲倦、食欲缺乏，容易发生胃肠炎、痢疾等。若湿度太低，上呼吸道黏膜的水分可大量散失，从而使抵抗力下降，容易引起感冒。长夏时节天气闷热，阴雨连绵，空气潮湿，衣物和食品都容易返潮，甚至发霉、长毛，人也会感到不舒服。若穿着返潮的衣物，容易感冒或诱发关节疼痛；吃了霉烂变质的食物，就会引起胃肠炎，甚至导致中毒。

(2) "3高"患病的时节

仲夏是一年四季中"阳气"最盛的时节，按"天人合一""阴阳平衡"

的观点，这自然是一个容易患病的时节。心血管疾病患者，尤其是老年心血管疾病患者有"3 高"，即：中暑发病高，脑卒中发病高，冠心病发病高。流行病学研究表明：心脑血管病每年有数九隆冬和仲夏酷暑的两个发病高峰。

正常人体有完善的体温调节功能。天冷时，通过肌肉张力增加使产热增多，体表血管收缩使散热减少；天热时，通过出汗蒸发散热，又通过心跳加快，皮肤血管扩张使体表血液循环加快，辐射散热增多。因此，不论外界温度怎样变化，人体体温在一定条件下是恒定的，当然还需要配合衣帽的增减。

老年人，尤其患有心脑血管疾病的老年人，由于体温中枢调节，自主神经功能、心脏功能、肌肉张力、毛细血管及汗腺功能的调节减慢，在外界温度变化过大、过快时，难以及时调整到位。当外界气温高热或过高热时，体温随之升高，极易发生中暑。在高温伴高湿情况下即天气闷热时，空气湿度大，汗液的蒸发散热作用受限，体温升高更快，不仅人体感觉胸闷不舒服，而且更容易发生中暑。这种中暑的预防主要在于减少外出，减少体力活动和调控好室内的小气候。

火烧七月半，八月木樨蒸。夏季的天气炎热，人体皮下血管扩张，皮肤血流量比平时增加 3～5 倍，回到心脏的血流量也显著增多，这样势必加重心脏的负担。人体为散热会自动扩张体表血管，血液集于体表，心脏、大脑的血液供应就减少，就加重了心脑血管患者的缺血、缺氧反应。如果出汗多，血液黏稠，容易形成血栓。

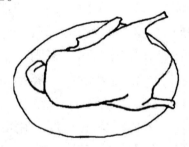

图　大暑，什么都快"熟"了

（3）好心情胜过保健品

酷暑季节人们心情容易烦躁，更需注意保持好心情，即好心加好情。好心是爱心、善心、真心；好情是友情、亲情、爱情。有了好心情，会感到阳光更明媚，天空更湛蓝，什么病都少，一切更美好。"春有百花秋有月，夏有凉风冬有雪，若无闲事在心头，人生都是好季节。"

［忌］

1. **夏季病，忌罹患。**不要忽视夏季每月重点要防的病。

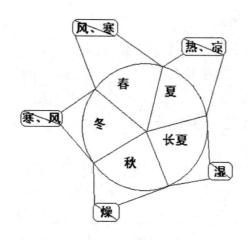

图　五季重点防范的外邪

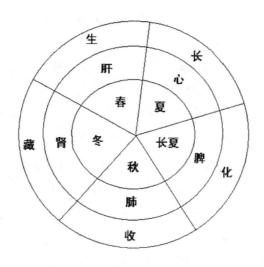

图　五季与五脏的对应关系

2. 凉爽事，忌过贪。 不要过分贪凉。不要大量喝冰啤、冰水，吃冷饮。即使是在炎热的夏天，也要注意保护人体阳气，防止因避酷暑而过分贪凉，从而伤害了体内的阳气。不能只顾眼前舒服，过于避热趋凉，如在露天乘凉过夜，或过食冷饮，致使中气内虚，从而导致暑热与风寒之邪乘虚而入，诱发或加重疾病。

在乘凉时，要特别注意盖好腹部。晚上，不要贪凉而卧，睡于露天、屋檐下、走廊及窗前等处，更不要迎风而卧或久吹电风扇，避免外邪侵入人体，引起头痛、头晕、腹痛、腹泻、关节酸痛和面神经麻痹等症，甚至诱发卒中。

食管位于心脏后壁，胃底位于心脏下壁，喝大量冰啤、冰水，吃冷饮，可诱使心脏表面冠状动脉痉挛，导致急性心肌缺血。这是夏日防暑降温时常被忽略的急性心肌梗死诱因。

3. 持续热，忌超限。不要持续处在高温环境中。高血压病患者持续处在高温环境中，会诱发心肌梗死、卒中、心力衰竭；闷热的天气下，人们容易急躁，心脑血管疾病的患者更是如此，自主神经紊乱容易引发心律失常。缺乏睡眠休息的心脑血管患者更容易发病。

[宜] **秋燥邪，宜防范。**饮食清润，适当多喝温开水、淡茶和汤，以水解燥；适当多吃水果、蔬菜，少吃辛辣食物，以润清燥；心平气和，睡眠充足，以静化燥；加强耐寒锻炼，以动御燥；早睡早起，室内空气流通，开窗而居、露头而睡，空气湿润，根据天气变化，及时增减衣服，预防外感风寒，注意保暖，以解秋燥。

秋季容易得燥病，防燥邪，重点要防的病：霍乱、伤寒、支气管哮喘、心血管疾病、关节炎、肠道传染病、疟疾、流行性乙型脑炎，胃病、慢性支气管炎、支气管哮喘等旧病易复发，10月份重点要防消化性溃疡、感冒。

（1）秋季容易得燥病，要防燥邪

需要注意秋天是燥气为主气。秋季的气候是处于由热转寒的过渡阶段，早秋气温仍然高，为温燥；晚秋气温下降，为凉燥。无论温凉，总是以皮肤干燥、体液缺乏为特征。秋季气温逐渐下降，昼夜温差加大，空气湿度减小，天气变化快，气候寒热多变，会给人体带来不舒服。若不谨慎起居，便会容易伤风感冒，许多旧病也易复发，为"多事之秋"。秋季保健的关键是要防燥邪。燥邪伤人，易伤人体津液，肺失津润，功能必然受到影响。

由于人体的生理活动与自然环境变化相适应，体内也随之相应发生改变。在调摄养生中不可脱离自然环境变化的轨迹，通过人体内部的调节，使体内生理变化的内环境与外界自然环境的外环境的变化相适应，保持正常的生理功能。人生于天地之间，自然界中的变化，必然会直接或间接地对人体的内环境产生影响，保持内、外环境的平衡协调是避免、减少发生疾病的基础。因此在调摄养生时要考虑节气的因素，针对其气候特点有选择地进行调养。

早秋后，"一场秋雨一场寒"。应循序渐进地加强御寒锻炼，可增强心肺功能，提高机体适应自然气候变化的抗寒能力，有利于预防呼吸系统感染性疾病的发生。

深秋时，遇天气骤变，若仍"秋冻"，非常容易受到寒冷的刺激，导致机体免疫力下降，引发感冒等病，特别是患有慢性支气管炎、哮喘、慢性阻塞性肺部疾病、心脑血管疾病、糖尿病等的中老年人，若不注意天气变化，没有及时防寒保暖，一旦受凉感冒，非常容易导致旧病复发。因此，要顺应秋天的气候变化，适时地增减衣服，做到与气候变化相适应。

（2）秋季及初冬气候特点与疾病

光照减少，日短夜长；气温下降，温差增大；空气干燥，湿度偏低。自然的变化使人体也发生相应变化：万物凋零，秋风肃杀，让人徒生悲凉，抑郁之感；气温下降，冷空气对人体产生不良刺激，四肢，尤其足部远端毛细血管收缩，皮肤温度下降；血压升高，血黏稠度增高，代谢增高，心脏耗氧增多，容易促发心脑血管疾病；气温下降及空气干燥，会降低呼吸道黏膜抵抗力，细小支气管阻力增加，黏膜纤毛运动减少，使感冒、支气管炎、哮喘增多；同时腹部及背部受寒也会诱使胃炎、溃疡发作。

总之，人体功能发生全面相应变化：血管收缩、痉挛，血流速度减慢，血液黏稠度增加，容易诱发血栓形成，并使交感神经兴奋，血压增高。血管遇冷还会变硬变脆，容易破裂出血。所以，天气转凉时，更容易发生心绞痛、心肌梗死、脑卒中等。

秋冬气温下降后，为维持体温，一面使四肢小血管收缩，减少散热，一面增高体内代谢率，增加产热，因此需要更多食物和热量供给。秋补的营养应当是七种营养素全面均衡才能提高体质、体能及免疫力。

（3）"若要身体安，三分饥和寒"

通过"冷适应"，使机体从大脑皮层到交感、副交感神经，代谢、内分泌系统充分调动、协调起来，和谐运行，提高耐寒力。不仅产热增多、散热减少，而且免疫力增强，代偿力增强。

具体来说，冷空气使鼻、咽、口腔黏膜毛细血管收缩，气管黏膜纤毛运动减弱，抵抗力下降，很容易感染细菌、病毒。但冷适应后，这种应激反应减弱或不明显。一旦真正着凉，也可用热水泡手、脚、面部，吃热汤面或中药，使鼻咽部无毛细血管扩张，这样血液循环也得到了改善。保持口腔清洁，是防止秋冬上呼吸道感染的一大关键。

（4）秋补最关键是心补

多晒太阳，多到户外活动。有阳光的抚慰，有自然的熏陶，会心胸开阔，志存高远。有了阳光的心态，就有阳光的表情、阳光的世界和阳光的未来。

［忌］

1. **秋季病，忌罹患**。不要忽视秋季每月重点要防的病。

2. **忌过早，衣多穿**。不要过早地"多穿衣"。

3. **秋真冻，忌受寒**。不要秋冻真冻着。

［宜］ **冬寒邪，宜保暖**。冬天早睡、晚起，起床时间在太阳出来后。室温

18℃~25℃。外出穿纯棉布棉衣，松软轻便、贴身保暖。暖头、背、足，多晒太阳。空气清洁时，10 点~15 点开窗换气通风。多参与室外活动。晨起服羊肉粥、糯米红枣百合粥、八宝粥等热粥，晚餐节食。被褥厚薄根据室温变化调整，以人体感觉温暖而不出汗为度。冬至是一阳初生，宜温养，在至日"闭关"，清净，不增不减，顺其自然。

冬季容易得寒病，防寒邪，重点要防的病：脑血管疾病、心血管疾病、呼吸系统疾病、感冒、流行性感冒、脑脊髓膜炎、麻疹、白喉、腮腺炎、12 月~次年 1 月份重点要防肺炎，1 月份重点要防肺心病、风疹、消化性溃疡。夏病冬治。寒冷是"死神"帮手，冷空气过境后，心血管病多在 2 天内病死率达到高峰，脑血管病多在 1 天和 5 天病死率达到高峰，呼吸系统疾病多在 3 天病死率达到高峰。

（1）冬季容易得寒病，要防寒邪、心脑血管疾病

需要注意冬天是寒气为主气。其他季节并不是一点寒气也没有，平时如汗出当风、淋雨涉水、多嗜生冷及从事某些特殊工种者如冷藏工人等，也经常能够受寒邪而患寒病。

冬季是自然界万物闭藏的季节，人体的阳气也要潜藏于内，新陈代谢水平相应较低，要依靠生命的原动力肾功能来发挥作用，以保证生命活动适应自然界变化。人体能量和热量的总来源在于肾功能。肾功能正常，则可调节机体适应严冬的变化。否则，将会使新陈代谢失调而发病。

冬季保健的关键是要防寒邪。寒邪是以空气温度较低或气温骤降为特点的。寒邪伤人。寒邪入侵血脉后，造成血流不畅，血液的供应发生障碍，产生疼痛。冬季的气候特点是温差变化较大，冷暖不定。这时候，长期高血压、动脉粥样硬化患者和脑血栓、脑梗死、冠心病患者，遇到冷空气刺激时，生理反应使血管骤然收缩，血管的内壁较厚，管腔狭窄，加之有大量的脂类沉积与硬化斑块，导致血液流通受阻，从而非常容易引起心脑血管疾病的发作和复发。

寒冷的气候，会使许多疾病比平常更容易侵袭人体，特别是那些严重威胁生命的疾病，如脑卒中、心肌梗死等，不仅患病率明显增高，而且病死率也急剧上升。要注意避寒保暖。室温以 18℃~25℃最合适，过高或过低都对健康不利。穿的衣服里层与皮肤间的温度，应始终保持在 32℃~33℃，可以缓冲外界寒冷气候对人体的侵袭。

（2）暖头、背、足，多晒太阳

日光不照临，医生便上门。日照可以增加大脑中神经介质 5-羟色胺的合成与分泌，对提高人体的愉快情绪、改善睡眠都非常有好处；可杀死多种病

菌，减少疾病的发生。植物有趋光性，人也需要仿生，要做"向日葵"。地下室不适合"贮藏"人。

[忌]

1. **冬季病，忌罹患**。不要忽视冬季每月重点要防的病。

2. **温差大，忌身陷**。不要室内外温差过大。室内温度过高，会造成室内外温差过大，容易引发感冒；室内温度过低，人体长期生活在低温环境中，容易引发呼吸系统疾病和心脑血管疾病。

3. **不暴暖，忌大汗**。不要穿厚重衣服、烘烤腹背、暴暖出大汗。否则，容易感冒，诱发或加重疾病。

4. **忌生冷，或硬粘**。不要吃粘硬生冷食物。否则，容易使血液凝滞，诱发或加重疾病。

5. **寒冷时，忌贪眠**。不要因寒冷而贪眠。多参与室外活动，使身体受到适当的寒冷刺激，可以使心脏跳动加快，呼吸加深，体内新陈代谢加强，身体产生的热量增加，提高御寒及抗病能力，预防呼吸系统疾病发生，有益健康。

附录 A　常用穴位"地图"及作用

一、手太阴肺经（共11穴，介绍最常用4穴）——主气、主宣发、主肃降的大脉

1. 中府：胸前壁外上部的第1肋间隙外侧距胸骨中线6寸处——清宣上焦，疏调肺气。

2. 云门：锁骨下缘，前正中线旁开6寸处。

3. 天府：肱二头肌外侧，腋前纹下3寸处。

4. 侠白：肱二头肌外侧，天府下1寸处。

5. 尺泽：前臂稍曲正当肘窝横纹外侧凹陷处——止肺热咳穴。清泄肺热，利咽止痛。

6. 孔最：尺泽与太渊连线上，距太渊七寸、尺泽5寸，桡骨内缘处。

7. 列缺：桡侧腕横纹上1寸5分处——祛头项痛穴。宣通肺气，疏调经络。

8. 经渠：腕横纹上1寸，桡动脉外侧处。

9. 太渊：手掌后靠桡侧大多角骨的桡侧下缘，掌后第1横纹上脉搏跳动处。

10. 鱼际：第1掌骨掌侧中点赤白肉际处。

11. 少商：拇指桡侧距指甲角约1分处——止秋燥咳穴。清肺利咽，醒脑开窍。

二、手阳明大肠经（共20穴，介绍最常用6穴）——保护胳膊的排泄大脉

1. 商阳：食指桡侧距指甲角1分处——解表退热，清肺利咽。

2. 二间：食指掌指关节的前方桡侧，食指第1节指骨小头的前方处。

3. 三间：食指掌指关节的后方桡侧，第2掌骨小头的后方处。

4. 合谷：拇食两指伸张时第1、2掌骨之中点，并合时的最高点处——止痛急救穴。祛邪解表，调气和血。＋大椎＋曲池＝治感冒发热。＋曲池＋血海＝治荨麻疹。＋历兑＝治齿痛恶风。＋太冲＝治头晕、小儿惊风。

5. 阳溪：腕背横纹桡侧端凹陷处。

6. 偏历：阳溪直上3寸，阳溪与曲池的连线上处。

7. 温溜：阳溪直上5寸，阳溪与曲池的连线上处。

8. 下廉：曲池下 4 寸处。

9. 上廉：曲池下 3 寸处。

10. 手三里：曲池下 2 寸处。

11. 曲池：屈肘时在肘横纹外侧尽端处——降压止痒穴。清气退热，利节止痛。

12. 肘髎：曲池外上方 1 寸肱骨旁处。

13. 手五里：曲池上 3 寸处。

14. 臂臑：肱骨外侧三角肌下端处——调气和血，通经止痛。

15. 肩髃：肩峰与肱骨大结节之间，三角肌上部中央处——保护肩周穴。通经活络，利节止痛。

16. 巨骨：锁骨肩峰端与肩胛冈之间凹陷处。

17. 天鼎：扶突下约 1 寸，胸锁乳突肌后缘处。

18. 扶突：喉结旁开 3 寸，胸锁乳突肌的锁骨头与胸骨头之间处。

19. 口禾髎：水沟旁 5 分，当鼻孔外缘下处。

20. 迎香：鼻唇沟内，平对鼻翼中部处——防治鼻炎穴。清火散风，宣通鼻窍。＋合谷＝治面痒肿。

三、足阳明胃经（共 45 穴，介绍最常用 12 穴）——生成气血的康体大脉

1. 承泣：目正视时，瞳孔直下方，眼球与眶下缘之间处——防治眼病穴。清泄风热，驱邪明目。＋肝俞（shù）＋瞳子髎＝治目昏暗。

2. 四白：目正视时，瞳孔直下 1 寸稍内，眶下孔凹陷处。

3. 巨髎：目正视时，瞳孔直下与鼻翼下缘水平线交点处。

4. 地仓：口角外侧旁开 4 分，鼻唇沟内侧处——纠口齿病穴。调和经脉，疏通气血。＋颊车＝治嘴歪。

5. 大迎：下颌角前，咬肌停止部前缘，面动脉后处。

6. 颊车：下颌角前上方，咬肌中处——防齿松动穴。通调经气，开关启闭。＋承浆＋合谷＝治口噤不开。＋合谷＋翳（yì）风＝治急性咽喉痛。

7. 下关：闭口，下颌小头前方，颧弓后下缘凹陷处。

8. 头维：两眉头正中直上入发际约 5 分横线，与耳前鬓角前直上线的交叉处。

9. 人迎：喉结旁，颈动脉后处（慎用）。

10. 水突：人迎与气舍之间处。

11. 气舍：锁骨内侧端上缘，当胸锁乳突肌起端两头之间处。

12. 缺盆：锁骨上缘中点，下对乳头中线处。

13. 气户：锁骨中点下与第 1 肋之间处（胸肋部各穴禁深刺）。

14. 库房：乳中线第 1 肋下处。

15. 屋翳（yì）：乳中线第 2 肋下处。

16. 膺窗：乳中线第 3 肋下处。

17. 乳中：乳头正中处（不针灸）。

18. 乳根：乳下第 1 肋，当第 5 肋间处（禁深刺）。

19. 不容：脐上 6 寸，巨阙（què）旁开 2 寸处。

20. 承满：脐上 5 寸，上脘旁开 2 寸处。

21. 梁门：脐上 4 寸，正中线旁开 2 寸处——防治胃病穴。理气健脾，和胃调中。+中脘+足三里=治胃病。

22. 关门：脐上 3 寸，建里旁开 2 寸处。

23. 太乙：脐上 2 寸，下脘旁开 2 寸处。

24. 滑肉门：脐上 1 寸，水分旁开 2 寸处。

25. 天枢：脐窝旁开 2 寸处——防治便秘穴。调益脾气，通化积滞。+支沟=治呕吐。+水泉=月经不调。

26. 外陵：天枢直下 1 寸处。

27. 大巨：天枢直下 2 寸处。

28. 水道：脐下 3 寸，关元旁开 2 寸处。

29. 归来：脐下 4 寸，中极旁开 2 寸处。

30. 气冲：脐下 5 寸，曲骨旁开 2 寸处。

31. 髀关：髂前上棘下，缝匠肌外缘与筋膜张肌内缘之间的凹陷中处——通调经络，舒筋利节。

32. 伏兔：膝髌上缘上 6 寸，当髌骨外缘与髂前上棘连线上处。

33. 阴市：正坐屈膝垂足，膝髌外上缘直上 3 寸处。

34. 梁丘：髌骨外上缘上 2 寸凹陷处——止胃急痛穴。通降胃气，和血止痛。+昆仑+中髎=治下痢。

35. 犊鼻：屈膝，髌韧带外侧凹陷中，外膝眼处。

36. 足三里：膝下 3 寸，于胫骨前缘旁开 1 寸处——第一保健穴。健脾和胃，扶正培元。+中脘+间使=治呕吐。+内关+合谷+中脘=治呃逆。

37. 上巨虚：足三里下 3 寸处。

38. 条口：上巨虚下 2 寸处——和血通经，散寒止痛。

39. 下巨虚：上巨虚下 3 寸处。

40. 丰隆：外踝前上 8 寸，胫骨前缘外侧正中处——降脂祛痰穴。和胃化痰，清气宁神。+肺俞（shù）=治痰多喘咳。+垆墟=治胸痛如刺。

41. 解溪：踝关节前横纹上中央，两筋之间，与外踝尖平齐处——扶脾化湿，清热安神。

42. 冲阳：足背第 2、3 跖骨间，趾长伸肌腱外侧足背最高处。

43. 陷谷：第 2、3 跖骨结合部前方凹陷处。

44. 内庭：足背第 2、3 趾缝间，趾蹼缘后 5 分处——止痛消食穴。通降胃气，和肠化滞。＋足三里＋三阴交＝治小腹胀满。＋三阴交＝治月经期腹痛。＋合谷＝治风火牙痛、牙龈肿痛。

45. 厉兑：第 2 趾甲外侧，距趾甲角 1 分处。

四、足太阴脾经（共 21 穴，介绍最常用 6 穴）——主运化、主统血、主肌肉和四肢的大脉

1. 隐白：拇趾内侧，距趾甲角后 1 分处——调月经病穴。扶脾回阳，养血宁神。＋商丘＝治慢脾风。＋脾俞（shù）＋胃俞（shù）＝治黄疸。

2. 大都：拇趾根部胫侧，第 1 趾跖关节前处。

3. 太白：第 1 跖骨小头的后下方，距跖骨小头约 1 寸处。

4. 公孙：第 1 跖骨与第 1 楔状骨关节之内下缘，第 1 跖趾关节后约 1 寸处——调胃肠病穴。健运脾胃，通调腑气。＋内关＝治呃逆、呕吐、胃痛。

5. 商丘：内踝前下方，胫骨与距骨间凹陷处——治小腹病穴。通调肠胃，疏经止痛。＋三阴交＝治脾虚不便。

6. 三阴交：内踝尖上 3 寸，胫骨内后缘处——长寿养生穴。调和脾胃，分利湿热。＋合谷＋太冲＝治难产。＋关元＝治遗尿。＋气海＋关元＝治月经不调。

7. 漏谷：内踝尖上 6 寸、胫骨内后缘处。

8. 地机：阴陵泉下 3 寸，胫骨内后缘处。

9. 阴陵泉：胫骨内髁下缘凹陷处，平齐胫骨粗隆下缘，缝匠肌之附着部处——消肿利尿穴。健运化湿，疏调下焦。＋阳陵泉＝治膝肿痛。＋气海＋三阴交＝治小便不利。＋列缺＋少府＝治阴痛。

10. 血海：髌骨内侧上 2 寸，股内侧肌隆起处——祛湿止痒穴。活血去瘀，理气调经。＋风市＋三阴交＝治风疹。

11. 箕门：髌骨内上缘直上 8 寸处。

12. 冲门：耻骨联合上缘，正中旁开 3.5 寸处。

13. 府舍：冲门上 0.7 寸，大横下 4 寸，距正中线 4 寸处。

14. 腹结：大横下 1.3 寸，前正中线旁开 4 寸处。

15. 大横：脐中旁开 4 寸处。

16. 腹哀：大横上 3 寸，平建里处。

17. 食窦：胸正中线旁开 6 寸，第 5 肋间处。

18. 天溪：胸正中线旁开 6 寸，第 4 肋间处。

19. 胸乡：胸正中线旁开 6 寸，第 3 肋间处。

20. 周荣：胸正中线旁开 6 寸，第 2 肋间处。

21. 大包：腋中线上第 6 肋间处。

五、手少阴心经（共 9 穴，介绍最常用 5 穴）──主血脉、主神志、主汗液的大脉

1. 极泉：腋窝正中，腋动脉内侧处。

2. 青灵：肘内侧纹头（少海）上 3 寸处。

3. 少海：屈肘时，在肘横纹内侧端处──治网球肘穴。调理心气，疏通经络。

4. 灵道：手心向上，手掌尺侧，由掌后第 1 横纹上的豌豆骨，顺着尺侧腕屈肌腱直下 1.5 寸，与尺骨小头后缘平齐处。

5. 通里：尺侧屈腕肌桡侧缘，距腕横纹上 1 寸处──静心益智穴。宁心安神，熄风和营。＋心俞（shù）＝治心悸。

6. 阴郄（xì）：手心向上，手掌尺侧，由掌后第 1 横纹上的豌豆骨，顺着尺侧腕屈肌腱直下 5 分，与尺骨小头前缘平齐处。

7. 神门：掌后尺骨端之凹陷处──安神愉悦穴。清心泄热，镇惊宁神。＋内关＋三阴交＝治失眠、健忘。

8. 少府：小指本节后第 4、5 掌骨间处──排心热毒穴。清泄心热，调气利尿。＋足三里＝治小便不利。

9. 少冲：小指指甲角桡侧，距甲根 1 分处──开心退热穴。清心开窍，泄热宁神。＋曲池＝治发热。

六、手太阳小肠经（共 19 穴，介绍最常用 7 穴）──疏通经气的护肩大脉

1. 少泽：小指尺侧指甲根后 1 分处──治乳房病穴。清心泄热，解郁通乳。＋合谷＋膻（shān）中＝治妇人无乳。

2. 前谷：小指尺侧本节前处。

3. 后溪：手小指外侧，第 5 掌骨小头后处──防治落枕穴。通调督脉，清神祛热。＋环跳＝治腿痛。

4. 腕骨：手背尺侧，第 5 掌骨与钩骨之间凹陷处。

5. 阳谷：腕骨直上，相隔三角骨的凹窝，三角骨与尺骨小头之间处。

6. 养老：尺骨小头上方，腕后 1 寸处──防治眼病穴。泄热明目，通经

活络。+内关=治呃逆。

7. 支正：手上举，阳谷上5寸，阳谷与小海的连线上，尺骨里侧边上处。

8. 小海：肘关节后，屈肘，尺骨鹰嘴与肱骨内上髁之间凹陷处。

9. 肩贞：肩关节后下方，腋缝纹头上处——治肩周病穴。疏通经络，散寒止痛。+天宗+肩外俞（shù）=治肩痛。

10. 臑俞（shù）：由腋窝后面的竖纹用手往上推，一直推到肩胛岗下缘，到推不动处。

11. 天宗：肩胛岗下窝中处——治肩酸痛穴。宣通经气，宽胸解郁。+膻（shān）中=治乳房痛。

12. 秉风：肩胛岗上窝中央，天宗直上，举臂时呈凹陷处。

13. 曲垣：肩胛岗上窝之内侧端处。

14. 肩外俞（shù）：第1胸椎棘突下旁开3寸处。

15. 肩中俞（shù）：大椎穴旁开2寸处。

16. 天窗：颈侧，平喉结、胸锁乳突肌后缘处。

17. 天容：下颌角后，胸锁乳突肌前缘凹陷处。

18. 颧髎：颧骨下缘中央，平迎香并在目外眦直下处——祛风清火，驱邪镇痉。

19. 听宫：耳屏正中与下颌关节之间，开口时有凹陷处——治耳聋鸣穴。宣通耳窍，止鸣复聪。+听会+翳（yì）风=治耳聋气闭。

七、足太阳膀胱经（共67穴，介绍最常用18穴）——护佑全身的通调大脉

1. 睛明：内眼角，近眼眶骨内缘处——疏风泄火，滋阴明目。

2. 攒竹：眉毛内侧端，眶上切迹处——平熄风阳，清热明目。

3. 眉冲：眉头直上入发际、神庭、曲差之间处。

4. 曲差：入发际0.5寸，神庭至头维间内1/3处。

5. 五处：曲差上，入发际1寸处。

6. 承光：五处后1.5寸处。

7. 通天：承光后1.5寸处。

8. 络却：通天后1.5寸处。

9. 玉枕：枕骨粗隆上缘外侧下对天柱处。

10. 天柱：哑门旁开1.3寸，入后发际5分凹陷处。

11. 大杼（zhù）：第1胸椎棘突下，脊正中线外侧1.5寸处——防治骨病穴。祛风解表，和血舒筋。+膻（shān）中+丰隆=治哮喘。

12. 风门：第2胸椎棘突下，正中旁开各1.5寸处——防治感冒穴。祛风

宣肺，疏经解表。＋身柱＋尺泽＝治感冒。

13. 肺俞（shù）：第3胸椎棘突下，正中旁开各1.5寸处——防治肺病穴。宣通肺气，清热和营。＋天突＝治咳嗽。＋迎香＝治流涕不止。

14. 厥阴俞（shù）：第4胸椎棘突下，正中旁开各1.5寸处。

15. 心俞（shù）：第5胸椎棘突下，正中旁开各1.5寸处——防治失眠穴。养心和营，安神宁志。＋肾俞（shù）＝治梦遗。＋大杼（zhù）＝治胸中郁热。

16. 督俞（shù）：第6胸椎棘突下，正中旁开各1.5寸处。

17. 膈俞（shù）：第7胸椎棘突下，正中旁开各1.5寸处——膈肌止痉穴。和血理气，祛瘀开膈。＋脾俞（shù）＋膏肓＝治反胃。

18. 肝俞（shù）：第9胸椎棘突下，正中旁开各1.5寸处——治肝、眼病穴。舒肝解郁，和血安神。＋命门＝治目不明。＋委中＝治雀目。

19. 胆俞（shù）：第10胸椎棘突下，正中旁开各1.5寸处——治胆道病穴。清泄湿热，健运中阳。＋阳纲＝治目黄。＋膈俞（shù）＝治噎膈。

20. 脾俞（shù）：第11胸椎棘突下，正中旁开各1.5寸处——治脾胃病穴。健脾利湿，和胃调中。＋胃俞（shù）＝治食多身瘦。＋大肠俞（shù）＝治腹中胀气、引脊痛、食饮多而身赢（léi）瘦。

21. 胃俞（shù）：第12胸椎棘突下，正中旁开各1.5寸处——防治胃痛穴。补益中气，化湿导滞。＋脾俞（shù）＝治腹痛不嗜食。＋中脘＋足三里＝治肠胃诸般病证。

22. 三焦俞（shù）：第1腰椎棘突下，正中旁开各1.5寸处。

23. 肾俞（shù）：第2腰椎棘突下，正中旁开各1.5寸处——防治肾病穴。培补肾气，强健腰脊。＋关元＋三阴交＝治遗精、白浊。＋合谷＋足三里＝治耳内虚鸣。＋委中＝治腰腿痛。

24. 气海俞（shù）：第3腰椎棘突下，正中旁开各1.5寸处。

25. 大肠俞（shù）：第4腰椎棘突下，正中旁开各1.5寸处——防治肠炎穴。疏调二肠，理气化滞。＋次髎＝治大、小便失禁。

26. 关元俞（shù）：第5腰椎棘突下，正中旁开各1.5寸处。

27. 小肠俞（shù）：第1骶椎棘突下，正中旁开各1.5寸处。

28. 膀胱俞（shù）：平第2骶后孔，后正中线旁开1.5寸处。

29. 中膂（lǚ3声，读"旅"音）俞（shù）：第3骶椎棘突下，正中旁开各1.5寸处。

30. 白环俞（shù）：平骶裂孔，正中旁开各1.5寸处。

31. 上髎：第1骶后孔中处，左右各一个。

32. 次髎：第 2 骶后孔中处，左右各一个——治生殖病穴。强健腰脊，调经止带。＋肾俞（shù）＋三阴交＝治月经不调。＋环跳＝治腰痛。

33. 中髎：第 3 骶后孔中处，左右各一个。

34. 下髎：第 4 骶后孔中处，左右各一个。

35. 会阳：尾骨下端距正中线旁开约 5 分处。

36. 承扶：臀下横纹中央处。

37. 殷门：承扶与委中连线中点上 1.5 寸处。

38. 浮郄（xì）：腘窝外侧，委阳上 1 寸处。

39. 委阳：腘窝外侧，股二头肌腱内侧缘处。

40. 委中：腘窝横纹中央处——治腰背痛穴。清泄瘀热，舒筋利节。＋膈俞（shù）＝治丹毒。

41. 附分：第 2 胸椎棘突下，正中旁开各 3 寸处。

42. 魄户：第 3 胸椎棘突下，正中旁开各 3 寸处。

43. 膏肓：第 4 胸椎棘突下，正中旁开各 3 寸处。

44. 神堂：第 5 胸椎棘突下，正中旁开各 3 寸处。

45. 譩嘻：第 6 胸椎棘突下，正中旁开各 3 寸处。

46. 隔关：第 7 胸椎棘突下，正中旁开各 3 寸处。

47. 魂门：第 9 胸椎棘突下，正中旁开各 3 寸处。

48. 阳纲：第 10 胸椎棘突下，正中旁开各 3 寸处。

49. 意舍：第 11 胸椎棘突下，正中旁开各 3 寸处。

50. 胃仓：第 12 胸椎棘突下，正中旁开各 3 寸处。

51. 肓门：第 1 腰椎棘突下，正中旁开各 3 寸处。

52. 志室：第 2 腰椎棘突下，正中旁开各 3 寸处。

53. 胞肓：第 2 骶椎棘突下，正中旁开各 3 寸处。

54. 秩边：第 4 骶椎棘突下，正中旁开各 3 寸处。

55. 合阳：委中直下 2 寸，委中与承山连线处。

56. 承筋：委中直下 2 寸的合阳与承山连线的中点，腓肠肌肌腹中处。

57. 承山：腓肠肌肌腹之下，用力伸足，小腿后面正中出现"人"字形的凹陷处——防腿抽筋穴。舒筋活络，和肠疗痔。＋长强＝治脱肛。＋昆仑＝治足跟痛。

58. 飞扬：昆仑直上 7 寸，与承山下 1 寸平齐处。

59. 跗阳：昆仑直上 3 寸处。

60. 昆仑：外踝尖与跟腱连线中点处——疏导经气，健腰强肾。

61. 仆参：昆仑直下，跟骨下陷凹处。

62. 申脉：外踝尖直下，距外踝下缘5分陷凹处。

63. 金门：申脉穴与第5跖骨粗隆后缘连线的中点，骰骨内下缘凹陷处。

64. 京骨：足外侧缘，第5跖骨粗隆下方处。

65. 束骨：足外侧缘，第5跖骨小头后外侧凹陷处。

66. 足通谷：足小趾外侧，第5趾跖关节前，趾骨底的外侧缘处。

67. 至阴：足小趾外侧，甲根旁开1分处——矫正胎位穴。宣通清阳，理血下胎。+太阳+列缺=治偏头痛。

八、足少阴肾经（共27穴，介绍最常用4穴）——藏精、主发育与生殖、主水、主纳气、主骨生髓通脑的大脉

1. 涌泉：足掌心中央，约在足底（去趾）前1/3，举足时呈凹陷处——滋润脏腑穴。滋阴降火，宁神苏厥。+关元+丰隆=治虚劳咳嗽。

2. 然谷：足内踝前下方，舟状骨前下凹陷处。

3. 太溪：内踝尖与跟腱连线的中点处——治足底痛穴。滋阴清热，益肾补虚。+昆仑+申脉=治足肿难行。+中渚=治咽肿。+少泽=治咽干。

4. 大钟：与内踝下缘平齐而靠跟腱处。

5. 水泉：内踝后缘直下，足跟骨结节之前上部凹陷中处。

6. 照海：内踝正下端与距骨关节之间处——滋阴补肾穴。疏调经气，清热利咽。+鸠尾+心俞（shù）=治癫痫。+申脉=治足踝痛。

7. 复溜：胫骨内侧缘与跟腱之间中点处——调汗消肿穴。滋阴润燥，利导膀胱。+合谷=止汗。+劳宫=治善怒。

8. 交信：复溜前5分，胫骨后处。

9. 筑宾：太溪直上5寸，胫骨内侧缘后约2寸处。

10. 阴谷：胫骨内侧髁后方，膝弯横纹内侧头上，两条大筋之间，与委中同高处。

11. 横骨：脐下5寸，曲骨旁开5分处。

12. 大赫：脐下4寸，中极旁开5分处。

13. 气穴：脐下3寸，关元旁开5分处。

14. 四满：脐下2寸，石门旁开5分处。

15. 中注：脐下1寸，阴交旁开5分处。

16. 肓俞（shù）：脐中旁开5分处。

17. 商曲：脐上2寸，下脘旁开5分处。

18. 石关：脐上3寸，建里旁开5分处。

19. 阴都：脐上4寸，中脘旁开5分处。

20. 腹通谷：脐上5寸，上脘旁开5分处。

21. 幽门：脐上 6 寸，巨阙（què）旁开 5 分处。

22. 步廊：中庭旁开 2 寸，第 6 肋间处。

23. 神封：膻（shān）中旁开 2 寸，第 5 肋间处。

24. 灵墟：玉堂旁开 2 寸，第 4 肋间处。

25. 神藏：紫宫旁开 2 寸，第 3 肋间处。

26. 彧（yù）中：华盖旁开 2 寸，第 2 肋间处。

27. 俞（shù）府：锁骨内端下缘凹陷处。

九、手厥阴心包经（共 9 穴，介绍最常用 5 穴）——保护心主的安心大脉

1. 天池：乳头外侧 1 寸，第 4 肋间处。

2. 天泉：腋前纹头下 2 寸，肱二头肌二头之间处。

3. 曲泽：肘横纹正中，肱二头肌腱尺侧缘处——疏降逆气，泄热开闭。

4. 郄（xì）门：腕横纹直上 5 寸，两筋之间处。

5. 间使：前臂掌侧面，腕横纹上 3 寸两筋间处——清心安神，开郁除烦。

6. 内关：前臂掌侧面，腕横纹上 2 寸两筋间处——治肠胃病穴。宁神和胃，宽胸理气。＋中脘＋足三里＝治脘腹痛。＋公孙＝治急性胃痛。＋天突＝治呃逆。

7. 大陵：腕关节掌侧第 1 横纹正中，两筋之间处。

8. 劳宫：掌中央第 2、3 指掌关节之后掌骨间，握拳时当中指指处——清泄心火，凉血熄风。

9. 中冲：手中指之端中央处——开窍苏厥，清心退热。

十、手少阳三焦经（共 23 穴，介绍最常用 10 穴）——环绕耳周的视听大脉

1. 关冲：无名指尺侧，距指甲角 1 分处——清泄郁热，宣达三焦。

2. 液门：手背部，第 4、5 指缝间的后方，掌指关节的前方处。

3. 中渚：手背第 4、5 掌骨间，距指蹼缘 1 寸处——治耳聋鸣穴。疏导经气，清解邪热。＋太溪＝治咽肿。＋外关＋听宫＝治耳聋、耳鸣。

4. 阳池：腕背横纹中央稍偏尺侧凹陷中处。

5. 外关：腕背横纹直上 2 寸，尺桡骨间处——感冒退热穴。疏解表邪，祛风清火。＋合谷＋列缺＋百会＝治感冒。＋曲池＝治手麻。＋听宫＋听会＝治耳聋。

6. 支沟：腕背横纹直上 3 寸，自肘至腕下 1/4，正当尺桡骨间处——便秘润燥穴。疏解少阳，通调肠胃。＋章门＋外关＝治胁肋疼痛。＋照海＝治

便秘。

7. 会宗：支沟尺侧旁开约一横指，尺骨的桡侧缘处。

8. 三阳络：腕背横纹直上 4 寸，尺桡两骨间处——防治落枕穴。疏泄经气，活络止痛。+ 支沟 + 通里 = 治暴喑。

9. 四渎：肘尖下 5 寸，尺桡两骨间处。

10. 天井：肘尖后上方 1 寸凹陷中处——治肘周病穴。疏散结滞，清泄风热。+ 少海 = 治瘰（luǒ）疬（lì）。

11. 清冷渊：天井上 1 寸处。

12. 消泺：清冷渊与臑会之间处。

13. 臑会：腋下 3 寸，肩髎与尺骨鹰嘴的连线上，三角肌后缘处。

14. 肩髎：肩峰后下方，肩髃后 1 寸处——祛风散寒，活血止痛。

15. 天髎：肩胛骨上角，肩井与曲恒之间处。

16. 天牖（yǒu）：平下颌角后上方，胸锁乳突肌后缘，近发际处。

17. 翳（yì）风：耳垂后，下颌角与乳突之间凹陷中处——治腮腺炎穴。宣散壅滞，疏解邪热。+ 通里 = 治暴喑不能言。+ 颊车 + 合谷 = 治疟腮。

18. 瘛（chì）脉：耳廓根后，翳（yì）风与角孙间分 3 等分，下一折点处。

19. 颅息：耳廓根后，翳（yì）风与角孙间分 3 等分，上一折点处。

20. 角孙：耳尖上方发际内处。

21. 耳门：耳屏上切迹前方，近骨边，开口时呈凹陷处——防治耳病穴。宣达气机，开窍聪耳。+ 丝竹空 = 治牙痛。

22. 耳和髎：平耳廓根上缘，颞浅动脉旁处。

23. 丝竹空：眉梢外侧陷凹处——治颞头痛穴。散风止痛，清火泄热。+ 攒竹 = 治目内红肿。

十一、足少阳胆经（共 44 穴，介绍最常用 10 穴）——输送气血的固体大脉

1. 瞳子髎：外眼角纹之终止处，眼眶外缘凹陷中处——治颞头痛穴。祛风泄热，止痛明目。+ 丘墟 = 治目中翳膜。

2. 听会：耳屏间切迹前，下颌髁状突后缘，张口有凹陷处——治耳聋鸣穴。疏通经气，聪耳开窍。+ 翳风 = 治耳聋气闭。

3. 上关：颧弓上缘，下关正上方处。

4. 颌厌：鬓发上，头维与曲鬓连线的上 1/4 与下 3/4 交点处。

5. 悬颅：鬓发边缘向前突出，头维与曲鬓之中间处。

6. 悬厘：鬓角下际，头维与曲鬓连线的上 3/4 与下 1/4 交点处。

7. 曲鬓：平耳尖前方鬓发内，角孙前约 1 寸处。

8. 率谷：耳廓尖上方，入发际两横指处。

9. 天冲：耳廓后上方，率谷后约 5 分处。

10. 浮白：耳后乳突后上方，天冲与头窍阴之间处。

11. 头窍阴：乳突后方，浮白与完骨之间处。

12. 完骨：俯首，乳突后下方凹陷处。

13. 本神：前额外侧入发际 5 分，正中至发角间外部 1/3 处。

14. 阳白：眉中上 1 寸，眉弓上微凹，直瞳子处——防治眼病穴。祛风泄火，宣气明目。＋风池＝治头额疼痛。

15. 头临泣：前发际，神庭与头维之间入发际 5 分处。

16. 目窗：头临泣后 1 寸处。

17. 正营：目窗后 1 寸处。

18. 承灵：正营后 1 寸 5 分处。

19. 脑空：枕外粗隆外侧，脑户平开 2.25 寸，下对风池处。

20. 风池：乳突后方，项肌隆起外侧缘凹陷，与耳垂相平处——治头晕痛穴。疏解表邪，祛风清热。＋合谷＋丝竹空＝治偏正头风。＋绝骨＝治落枕。＋风府＋合谷＋曲池＝治高热头痛。＋承泣＋睛明＝治近视。

21. 肩井：第 7 颈椎棘突与肩峰连线中点处（禁深刺）——治肩周病穴。通调经气，解郁散结。＋曲池＋足三里＝治半身不遂。

22. 渊腋：腋下 3 寸，腋中线第 4 肋间处。

23. 辄筋：渊腋前 1 寸，平乳头，第 4 肋间处。

24. 日月：期门直下 1 肋，第 7 肋间处。

25. 京门：第 12 肋端前下方处。

26. 带脉：腋中线直下与脐平行连线的交点处。

27. 五枢：腹侧，髂前上棘前方，平关元处。

28. 维道：髂前上棘前下方，五枢前下 5 分处。

29. 居髎：侧卧，髂前上棘与大转子最高点连线中点处。

30. 环跳：股骨大转子最高点与骶管裂孔的连线外 1/3 与内 2/3 的交叉处——治腰腿痛穴。调和经脉，疏通气血。

31. 风市：大腿外侧，直立，两手自然下垂，中指尖所到之处。

32. 中渎：腘横纹上 5 寸，风市下 2 寸处。

33. 膝阳关：股骨外髁之上方凹陷处。

34. 阳陵泉：腓骨小头最高点的前下缘凹陷处——利胆消石穴。清泄肝热，强筋健步。＋曲池＋环跳＝治偏风半身不遂。＋支沟＝治胁肋痛。

35. 阳交：外踝尖直上 7 寸，腓骨后缘处。

36. 外丘：外踝尖直上 7 寸，腓骨前缘处。

37. 光明：外踝尖直上 5 寸，腓骨前缘处。

38. 阳辅：外踝尖直上 4 寸，腓骨前缘处。

39. 悬钟（绝骨）：外踝尖直上 3 寸处——防治落枕穴。清泄胆火，强筋坚骨。＋内庭＝治心腹胀满。

40. 丘墟：外踝前下方凹陷中处——治胸胁痛穴。疏肝利胆，化湿清热。＋外关＝治胸胁痛。

41. 足临泣：第 4、5 跖骨之间处——疏肝退乳穴。清火熄风，明目聪耳。＋三阴交＋中极＝治月经不调。＋膈俞（shù）＝治心痛、周痹。

42. 地五会：第 4、5 跖骨之间，靠小趾伸肌腱内侧缘，侠溪后 1 寸处。

43. 侠溪：第 4、5 趾蹼缘后 5 分处。

44. 足窍阴：第 4 趾外侧，距趾甲角约 1 分处。

十二、足厥阴肝经（共 14 穴，介绍最常用 5 穴）——主疏泄、主藏血、主筋的大脉

1. 大敦：足大趾角根，外侧角后 1 分处——养肝顺气穴。调经和血，清神回厥。＋照海＝治寒疝。＋至阴＝治逆产。

2. 行间：足拇趾、次趾缝间，趾蹼缘后约 5 分处。

3. 太冲：足背第 1、2 趾缝间上 2 寸，第 1、2 跖趾关节后方凹陷处——降压顺气穴。疏肝解郁，降逆熄风。

4. 中封：与内踝尖平齐的内踝前缘，与脚弯前面靠内踝侧一条大筋的中间处。

5. 蠡（lí）沟：内踝尖直上 5 寸，胫骨内缘处。

6. 中都：内踝尖直上 7 寸，胫骨边缘处。

7. 膝关：胫骨内踝后下方，阴陵泉后 1 寸处。

8. 曲泉：屈膝内侧横纹头，股骨下半膜肌前处——止遗助勃穴。泄肝清热，通利膀胱。＋行间＝癃闭。

9. 阴包：股骨内上髁上 4 寸，股内侧肌与缝匠肌之间处。

10. 足五里：大腿内侧阴廉下 1 寸处。

11. 阴廉：大腿内侧，气冲下 2 寸处。

12. 急脉：耻骨结节外下方，正中旁 2 寸 5 分处。

13. 章门：腋中线，第 11 浮肋游离端之下际处——防治肝炎穴。理气舒肝，和胃定痛。＋支沟＋阳陵泉＝治胁痛。

14. 期门：乳下 2 肋，第 6 肋间处——治胸胁痛穴。平肝降逆，通调经

气。＋足三里＝治呃逆。

十三、督脉（共28穴，介绍最常用9穴）——监督健康的升阳大脉

1. 长强：尾骨尖端与肛门间正中处——防治痔疮穴。通调督脉，理肠疗痔。＋承山＝治肠风下血。＋百会＋承山＋气海＝治脱肛。

2. 腰俞（shù）：骶骨裂孔正中处。

3. 腰阳关：第4、5腰椎棘突间，约平髂嵴处——防治腰痛穴。调益肾气，强壮腰脊。＋环跳＝治腰痛。

4. 命门：第2腰椎棘突下处——壮阳温体穴。培补真阳，固经止带。＋肾俞（shù）＝治老年尿频。

5. 悬枢：第1腰椎棘突下处。

6. 脊中：第11胸椎棘突下处。

7. 中枢：第10胸椎棘突下处。

8. 筋缩：第9胸椎棘突下处。

9. 至阳：第7胸椎棘突下处——急救"宽心"穴。

10. 灵台：第6胸椎棘突下处。

11. 神道：第5胸椎棘突下处。

12. 身柱：第3胸椎棘突下处。

13. 陶道：第1胸椎棘突下处。

14. 大椎：第7颈椎棘突下处——清除内热穴。疏表解热，宣通诸阳。＋丰隆＝治哮喘。＋间使＋后溪＝治疟疾。

15. 哑门：后项正中，枕骨下发际上处——神经、精神穴。清神宁志，通窍增音。

16. 风府：头项正中线，枕外粗隆凹陷处——祛头痛风穴。清泄气火，醒脑开窍。＋百会＝治风疾。

17. 脑户：风府前1寸5分处。

18. 强间：脑户前1寸5分处。

19. 后顶：强间前1寸5分处。

20. 百会：两耳尖连线之中点处——升提胃、肛穴。升阳举陷，平肝熄风。＋长强＝治脱肛。

21. 前顶：百会前1寸5分处。

22. 囟会：两耳尖连线之中点前3寸处。

23. 上星：头部正中线入发际后1寸处——祛脑疲劳穴。镇惊安神，宣通鼻窍。＋风池＋天柱＝治头眩。

24. 神庭：前发际正中后5分处。

25. 素髎：鼻尖端正中处。

26. 水沟（人中）：鼻唇沟上 1/3 与下 2/3 交点处——急救突昏穴。通调督脉，开窍苏厥。＋委中＝治腰脊闪痛。＋足临泣＋合谷＝治昏不识人。＋中脘＋气海＝治癔病。

27. 兑端：鼻唇沟之尖端处。

28. 龈交：上唇系带与齿龈相接处。

十四、任脉（共 24 穴，介绍最常用 11 穴）——掌管生殖的妊养大脉

1. 会阴：男性在阴囊与肛门之间处，女性在大阴唇后联合与肛门之间处。

2. 曲骨：前正中线，脐下 5 寸，耻骨联合之上方处——利前列腺穴。

3. 中极：腹白线上，距耻骨联合上 1 寸处——调理月经穴。通调冲任，清利膀胱。＋肾俞（shù）＋阴陵泉＝治小便频数。＋三阴交＝治胎衣不下。

4. 关元：耻骨联合上 2 寸处——补益肾虚穴。培补真元，回阳救逆。＋大敦＝治疝气。＋太溪＝治泄痢不止。

5. 石门：脐下 2 寸处。

6. 气海：脐下 1.5 寸处——有利排尿穴。通调任脉，温固下元。＋肾俞（shù）＋合谷＋复溜＝治盗汗。

7. 阴交：脐下 1 寸处。

8. 神阙（què）：脐窝正中处（禁针）——防治腹疾穴。温通元阳，苏厥固脱。＋气海＝治绕脐痛。＋三阴交＝治溏泄。

9. 水分：前正中线，脐上 1 寸处。

10. 下脘：前正中线，脐上 2 寸处。

11. 建里：中脘下 1 寸处——温补体虚穴。健脾理气，和胃宽中。＋内关＝治胸中苦闷。

12. 中脘：脐上 4 寸，脐与肋隔角之间正中处——治肠胃病穴。温通腑气，升清降浊。＋气海＋膻（shān）中＝呕吐。＋天枢＋足三里＝治痢疾。＋内关＋梁丘＝治胃急痛。

13. 上脘：前正中线，脐上 5 寸处。

14. 巨阙（què）：前正中线，剑突下 1 寸处。

15. 鸠尾：胸骨剑突下正中 5 分处——"舒心"清醒穴。宽胸利膈，开窍醒神。＋后溪＋神门＝治癫痫。＋巨厥＋中脘＝治狂证。

16. 中庭：平第 5 肋间隙之间正中处。

17. 膻（shān）中：胸正中线，两乳之间正中，平第 4 肋间角处——强效救心穴。调气降逆，解郁宽胸。＋少泽＋乳根＝治乳少。＋天井＝治胸痹心痛。

18. 玉堂：平第 3 肋间隙之间正中处。

19. 紫宫：平第 2 肋间隙之间正中处。

20. 华盖：璇玑下 1 寸，平第 1 肋间处。

21. 璇玑：天突下 1 寸，胸骨柄上处。

22. 天突：胸骨切迹上缘凹陷处（于气管之前进针）——祛喘利咽穴。理气化痰，利咽增音。＋膻（shān）中＝治喘咳。＋列缺＋照海＝治梅核气。

23. 廉泉：颈部正中线上，甲状软骨上方，舌骨下缘处——清利言语穴。清降逆火，启闭增音。

24. 承浆：下颌正中线，下唇缘下方凹陷，颏唇沟正中处——止牙肿痛穴。调气降逆，疏风定痛。＋地仓＋历兑＝口唇泡疹。

十五、经外奇穴及新穴位

（一）头颈部

1. 四神聪：百会前后左右各 1 寸处。

2. 当阳：患者直视时，在瞳孔直上入发际 1 寸处。

3. 印堂：两眉头的中间处。——治鼻、脑病穴。

4. 鱼腰：眉毛的中点处。——治眉棱痛穴。

5. 太阳：外眼角斜上方，眉梢与外眼角中央，向后约一横指处。——治颞头痛穴。

6. 耳尖：摺耳向前，在耳尖上取穴。

7. 球后：眼眶下缘外侧，外 1/4 与内 3/4 交点处。——防治眼病穴。

8. 上迎香：鼻骨下，鼻唇沟上端凹陷处。——防治鼻病穴。

9. 内迎香：鼻孔内上端处。

10. 聚泉：舌正中央处。

11. 海泉：口腔内，舌下系带中点处。

12. 金津：舌下系带左旁静脉上处。

13. 玉液：舌下系带右旁静脉上处。

14. 翳（yì）明：乳突下缘，翳（yì）风后 1 寸处。——治眼、失眠穴。

15. 颈百劳：大椎穴直上 2 寸，左右旁开各 1 寸处。

16. 安眠 1：耳后处。

17. 安眠 2：耳后发际内处。

18. 增音：结喉旁，甲状软骨两侧凹陷中处。

19. 颈中：风池与翳（yì）明连线中点下 2 寸，胸锁乳突肌后缘处。

20. 颈根：肩井前 2 寸凹陷处。

21. 喘息：大椎穴左右旁开各 1 寸处。——防治哮喘穴。

（二）胸腹部

1. 子宫：中极旁开 3 寸处（男性不显示）。——治妇科病穴。

2. 胃上穴：脐上 2 寸，旁开 4 寸处。

3. 维胞：下腹两侧关元旁开约 4 寸处。

（三）背部

1. 定喘：第 1 椎下旁开 5 分处。——防治哮喘穴。

2. 夹脊：脊柱两侧，背正中线每椎棘突下旁开 5 分处，自第 1 胸椎至第 5 腰椎，左右各 34 穴。——治内脏病穴。

3. 胃脘下俞（shù）：第 8 胸椎棘突下旁开 1.5 寸处。

4. 痞根：第 1 腰椎棘突下左右旁开 3.5 寸处。

5. 下级俞（shù）：第 3 腰椎棘突下处。

6. 腰宜：第 4 腰椎棘突下旁开 3 寸处。

7. 腰眼：第 4 腰椎棘突下旁开 4 寸凹陷处。

8. 十七椎：第 5 腰椎棘突下处。——治腰骶病穴。

9. 腰奇：尾骨尖端直上 2 寸处。

10. 环中：环跳与腰俞（shù）中间处——治股臀痛穴。

（四）上肢部

1. 肘尖：尺骨鹰嘴突起之尖端处——主治瘰（luǒ）疬（lì）、痈疔恶疮。

2. 二白：掌侧腕横纹正中直上 4 寸，以桡侧腕屈肌腱为界，筋里筋外各 1 穴。

3. 中泉：手腕背侧，当阳溪与阳池之间凹陷中处。

4. 中魁：手中指背侧近端指关节横纹的中点处。

5. 大骨空：拇指背侧指关节横纹的中点处。

6. 小骨空：小指背侧近端指关节横纹的中点处。

7. 腰痛点：手背指伸肌腱的两侧，腕横纹前 1 寸处，一手二穴。

8. 外劳宫：手背第 2、3 掌骨间，距掌指关节后约 5 分处。

9. 八邪：手背第 1～5 指间指蹼缘上 5 分处，两手共 8 穴——主治手背红肿、头风痛、牙痛。

10. 四缝：手第 2、3、4、5 指的掌面近端指关节横纹的中点处，两手共 8 穴——主治小儿疳积、百日咳。

11. 十宣：手十指尖端去指甲 1 分处，两手共 10 穴——主治咽喉肿痛、发热、中风及一切急性昏迷症状。

12. 落零五：手背部第 2、3 掌骨间掌指关节后约 10 分处。

13. 落枕：手背部第 2、3 掌骨小头后凹窝中处。

14. 臂中：腕横纹与肘横纹中点的连线中点，两骨之间处。

15. 扭伤穴：稍屈肘，半握拳，拳心向内，阳池与曲池连线的上 1/4 与下 3/4 交界处。

16. 抬肩：肩峰前下 1.5 寸处。

（五）下肢部

1. 髋骨：梁丘两旁 1.5 寸处，双侧共 4 穴。

2. 鹤顶：膝髌骨上缘正中凹陷处。

3. 百虫窠（kē）：膝内上 3 寸处——主治虫积、风湿痒疹、下部生疮。

4. 内膝眼：膝髌骨韧带的内侧凹陷中处。——主治膝关节病。

5. 膝眼：膝髌骨韧带两侧凹陷中处，双侧共 4 穴。——主治膝关节病。

6. 胆囊：阳陵泉下 1~2 寸处。——主治胆道疾病、膝关节病。

7. 阑尾：足三里下 2 寸处。——治阑尾炎穴。

8. 内踝尖：足内踝尖端处。

9. 外踝尖：足外踝尖端处。

10. 八风：足背面五趾趾蹼缘上约 5 分处，两足共 8 穴。——治足部病穴。

11. 独阴：足跖面，当第 2 趾远端趾关节横纹的中点处。

12. 气端：足十趾尖端，距趾甲约 1 分处，两足共 10 穴。

13. 腹痛穴：阴陵泉下 1 寸处。

14. 脑清：解溪上两横指，胫骨外缘处。

15. 调经穴：足底部，与足背临泣相对处。

别弄错呦：以上说的几寸，并不是使用一定的度量工具的刻度单位，而是将人体不同的部位，分别规定出一定的长度或宽度，再折成若干等分，每一等分为 1 寸。不论成人、儿童，或者男女、高矮、胖瘦，都是折成同样的长度或宽度。比如：头部的穴位，根据前发际到眉心折作 3 寸、由前发际正中到后发际正中折作 12 寸等的方法折量定位；面部的穴位，根据前发际正中到下颌骨正中折作 10 寸、两颧骨最高点之间折作 7 寸等的方法折量定位；胸腹部的穴位，根据胸骨体下缘到脐中折作 8 寸、脐中到耻骨联合上缘折作 5 寸、两乳头之间折作 8 寸等的方法折量定位；背腰部的穴位，根据肩胛骨内缘到背正中线折作 3 寸等的方法折量定位；上肢部的穴位，根据腋前横纹到肘横纹折作 9 寸、肘横纹到腕横纹折作 12 寸等的方法折量定位；下肢部的穴位，根据股骨大粗隆到膝中折作 19 寸、膝中到外踝尖折作 16 寸、耻骨联合上缘到股骨内上髁上缘折作 18 寸、胫骨内侧髁下缘到内踝尖折作 13 寸等的方法折量定位。

附录 B　每个月享寿、食尚、神养、行养、形养、病养、备药、特日等通用要点

1 月：

享寿：重点养肾，少咸添苦。宜滋补，苦、温。忌粘硬、生冷

食尚：谷薯豆杂粮：燕麦、糯米、大麦米、高粱米、黑米、红薯、薏米、黄米、小米、粳米、玉米、小麦、苦荞麦、莜麦、红豆、黄豆、黑豆、绿豆、豌豆、芸豆、淮山药、芋头、芡实

鱼畜禽蛋奶：海鱼、甲鱼、鸡肉、鸡蛋、鸽肉、鸭肉、鹅肉、羊肉（禁与南瓜同食）、狗肉（禁与绿豆、杏仁、菱角同食）、海参、牛肉、牛奶、虾皮

蔬菜副食类：大白菜、胡萝卜、白萝卜、大萝卜、小萝卜、南瓜、大油菜、芹菜、生菜、土豆、蘑菇（包括香菇、草菇及平菇等）、藕、绿豆芽、黄豆芽、豆制品、紫菜、海带、黑木耳、百合、姜、蒜（禁与蜂蜜同食）、葱、香菜

水果坚果类：柑、橙、橘、桔、猕猴桃、苹果、甘蔗、山楂、枣、黑芝麻、核桃、杏仁、栗子、南瓜子、松子、莲子、枸杞子、龙眼肉、茯苓、银耳、桂圆

饮品其他类：蜂蜜、红茶

神养：冬应肾而养藏。宜调摄不良情绪

行养：宜早睡晚起，暖头、背、足，多晒太阳

形养：滑冰、打太极拳、大步健行

病养：容易患寒病，防寒邪，脑血管疾病、心血管疾病、呼吸系统疾病、感冒、流行性感冒、肺炎、肺心病、脑脊髓膜炎、麻疹、风疹、白喉、腮腺炎、消化性溃疡。夏病冬治

备药：感冒清热冲剂、感冒软胶囊、板蓝根冲剂、止咳橘红丸、复方丹参片、人参健脾丸、六味地黄丸、气滞胃痛冲剂、通宣理肺丸、京万红软膏、伤湿止痛膏、跌打活血散

特日：1 日（元旦）

27 日（国际大屠杀纪念日，2005 年定，2006 年起）

第一个周日（黑人日）

最后一个周日（世界防治麻风病日，1954 年起）

阴历十二月初八（腊八节）

5～7 日小寒交节，冷气积久，天气寒冷但还没有到极点

20～21 日大寒交节，一年中最冷的时期

2 月：

享寿：重点养肝，少酸添甘。宜升补，辛、甘、温。忌酸涩、油腻、生冷、粘硬、刺激性、发物

食尚：谷薯豆杂粮：陈粳米、玉米、大麦米、小米、薏米、黑米、黄米、高粱米、糯米、黄豆、红豆、黑豆、绿豆、豌豆、芸豆、淮山药、芡实、锅巴、燕麦、小麦、苦荞麦、莜麦

鱼畜禽蛋奶：鲫鱼、鲢鱼、海鱼、甲鱼、乌骨鸡、鸡肉、鸡蛋、鹌鹑、鹌鹑蛋、猪肉、动物肝（禁与黄豆、豆腐、鱼同食）、牛奶、虾皮

蔬菜副食类：小萝卜、香菜、蘑菇（包括香菇、草菇及平菇等）、韭菜、菠菜、荠菜、芹菜、小油菜、春笋、香椿芽、黄豆芽、绿豆芽、豆制品、海带、紫菜、黑木耳、百合、黄花菜、豆豉、蒜（不宜生食，禁与蜂蜜同食）、葱（不宜生食）

水果坚果类：猕猴桃、苹果、柑橘、枣、花生（宜煮不宜炒）、枸杞子、荔枝、芝麻、桑堪、核桃

饮品其他类：蜂蜜、茉莉花茶

神养：春应肝而养生，宜制怒疏泄

行养：宜夜卧早起，穿宽松保暖的衣服忌大汗，衣着宜渐减、减衣不减裤"下厚上薄"、"Ｖ"字型装和"H"型运动装，室内宜栽吊兰

形养：跳舞、打太极拳、大步健行

病养：容易患温病，防风邪，支气管炎、肺炎、流行性感冒、肺结核、白喉、百日咳、麻疹、猩红热、伤寒、流行性脑脊髓膜炎、流行性腮腺炎、病毒性肝炎等、心血管疾病、脑血管病

备药：羚翘解毒丸、板蓝根冲剂、双黄连口服液、感冒清热冲剂、感冒软胶囊、川贝枇杷露、复方丹参片、乳酶生、酵母片、跌打活血散

特日：2 日（世界湿地日，1996 年定，1997 年起）

4 日（世界抗癌日，2000 年起）

10 日（国际气象节，1991 年起）

13 日（世界无线电日，2013 年起）

14 日（西方情人节）

20 日（世界社会公正日，2007 年定，2008 年起）

21 日（国际母语日，1999 年 11 月定，2000 年起）

24 日（第三世界青年日，1975 年起）

最后一天（国际罕见病日，2008 年起）

第一个星期（世界不同信仰间和谐周，2010 年 10 月定，2011 年起）

阴历正月初一（春节）

阴历正月十五（元宵节）

3 ~ 5 日立春交节，大地回春，春天开始，植物开始有生气

18 ~ 20 日雨水交节，春雨时节开始和降雨量增加，天气变化不定，是全年寒潮过程出现最多的时节之一，忽冷忽热，乍暖还寒

3 月：

享寿：重点养肝，少酸添甘。宜升补，辛、甘、温。忌酸涩、油腻、生冷、粘硬、刺激性、发物

食尚：谷薯豆杂粮：陈粳米、玉米、大麦米、小米、薏米、黑米、黄米、高粱米、糯米、黄豆、红豆、黑豆、绿豆、豌豆、芸豆、淮山药、芡实、锅巴、燕麦、小麦、苦荞麦、莜麦

鱼畜禽蛋奶：鲫鱼、鲤鱼、海鱼、甲鱼、乌骨鸡、鸡肉、鸡蛋、鹌鹑、鹌鹑蛋、羊肉（禁与南瓜同食）、猪肉、动物肝（禁与黄豆、豆腐、鱼同食）、牛奶、虾皮

蔬菜副食类：小萝卜、香菜、蘑菇（包括香菇、草菇及平菇等）、韭菜、菠菜、荠菜、芥菜、芹菜、小油菜、小白菜、生菜、春笋、香椿芽、黄豆芽、绿豆芽、豆制品、海带、紫菜、黑木耳、百合、黄花菜、豆豉、蒜（禁与蜂蜜同食）、小葱

水果坚果类：猕猴桃、苹果、柑橘、枣、花生、枸杞子、荔枝、芝麻、桑堪、核桃

饮品其他类：蜂蜜、茉莉花茶

神养：春应肝而养生，宜制怒疏泄

行养：宜夜卧早起，穿宽松保暖的衣服忌大汗，衣着宜渐减、"下厚上薄"、"V"字型装和"H"型运动装，室内宜栽吊兰

形养：踏青、打太极拳、大步健行

病养：容易患温病，防风邪，支气管炎、肺炎、流行性感冒、肺结核、白喉、百日咳、麻疹、猩红热、伤寒、流行性脑脊髓膜炎、流行性腮腺炎、病毒性肝炎、心血管疾病、过敏性疾病，慢性病患者最容易复发

备药：羚翘解毒丸、板蓝根冲剂、双黄连口服液、感冒清热冲剂、感冒软胶囊、川贝枇杷露、蜜炼川贝枇杷膏、复方丹参片、乳酶生、酵母片、气滞胃痛冲剂、跌打活血散

特日：1日（世界艾滋病零歧视日，2014年起。国际海豹日，1983年起）

3日（世界野生动植物日，2013年12月定，2014年起。全国爱耳日，1998年起）

5日（中国志愿者日）

6日（世界青光眼日，2008年起）

8日（国际妇女节，1910年起）

12日（全国植树节，1979年起）

14日（国际警察日，2004年起）

15日（国际消费者权益日，1983年起）

17日（国际航海日。全国国医节，1929年起）

18日（全国爱肝日，2000年起。全国科技人才活动日，1993年起）

20日（国际幸福日，2012年6月定，2013年起）

21日（世界睡眠日，2001年起。世界儿歌日，1976年起。世界诗歌日，1999年起。国际消除种族歧视日，1966年起。世界林业节又称世界森林日，1971年定，1972年起。世界唐氏综合征日，2011年12月定，2012年起）

22日（世界水日，1993年起）

23日（世界气象日，1960年定，1961年起）

24日（世界防治结核病日，1995年定，1996年起）

第二个周四（世界肾脏日，2006年起）

最后一个周一（全国中小学安全教育日，1996年起）

阴历二月初二（龙抬头、中国保护母亲河日）

5~7日惊蛰交节，春雷响动，大地回春，天气变暖，万物复苏，冬春交替时期，气温变化幅度加大

20~22日春分交节，季节变更的转折点，春季三个月的一半，这一天昼夜平分，此后转入白天长、夜间短的天气

4月：

享寿：重点养肝，少酸添甘。宜升补，辛、甘、温。忌酸涩、油腻、生冷、粘硬、刺激性、发物

食尚：谷薯豆杂粮：陈粳米、玉米、大麦米、小米、薏米、黑米、黄米、高粱米、糯米、黄豆、红豆、黑豆、绿豆、豌豆、芸豆、淮山药、芡实、锅

巴、燕麦、小麦、苦荞麦、莜麦

鱼畜禽蛋奶：鲫鱼、海鱼、甲鱼、乌骨鸡、鸡肉、鸡蛋、鹌鹑、鹌鹑蛋、羊肉（禁与南瓜同食）、猪肉、动物肝（禁与黄豆、豆腐、鱼同食）、牛肉、牛奶、虾皮

蔬菜副食类：小萝卜、香菜、蘑菇（包括香菇、草菇及平菇等）、韭菜、菠菜、荠菜、竹笋、芹菜、小油菜、小白菜、生菜、春笋、芥蓝、香椿芽、黄豆芽、绿豆芽、豆制品、海带、紫菜、黑木耳、百合、黄花菜、豆豉、蒜（禁与蜂蜜同食）、小葱

水果坚果类：猕猴桃、草莓、樱桃、苹果、柑橘、枣、花生、枸杞子、荔枝、芝麻、桑堪、核桃

饮品其他类：蜂蜜、茉莉花茶

神养：春应肝而养生，宜制怒疏泄

行养：宜夜卧早起，穿宽松保暖的衣服忌大汗，衣着宜渐减、"下厚上薄"、"Ｖ"字型装和"Ｈ"型运动装，室内宜栽吊兰

形养：春游、打太极拳、大步健行

病养：容易患温病，防风邪，支气管炎、肺炎、流行性感冒、肺结核、白喉、百日咳、麻疹、猩红热、伤寒、流行性脑脊髓膜炎、流行性腮腺炎、病毒性肝炎、心血管疾病、红眼病，精神病容易复发，谷雨节气以后是神经痛的发病期

备药：羚翘解毒丸、板蓝根冲剂、双黄连口服液、感冒清热冲剂、川贝枇杷露、蜜炼川贝枇杷膏、复方丹参片、乳酶生、酵母片、气滞胃痛冲剂、跌打活血散

特日：1 日（西方愚人节）

2 日（国际儿童图书日。世界自闭症日，2007 年 12 月定，2008 年起。西方复活节）

4 日（寒食节）

6 日（体育促进发展与和平国际日，2013 年 8 月定，2014 年起）

7 日（世界卫生日，1948 年定 7 月 22 日，1950 年起改）

11 日（世界帕金森病日，1997 年起）

12 日（载人空间飞行国际日，2011 年起）

15 日起（全国肿瘤防治宣传周，1995 年起）

21 日（全国企业家活动日，1994 年起）

22 日（世界地球日，1970 年起。世界法律日，1963 年起）

23 日（世界图书和版权日又称世界读书日，1995 年起）

25 日（世界疟疾日，2008 年起。中国计划免疫宣传日又称全国儿童预防接种宣传日，1986 年起）

26 日（世界知识产权日，2000 年定，2001 年起。全国疟疾日，2008 年起）

28 日（世界工作安全健康日，2003 年起）

24～30 日（世界免疫周，2015 年起）

第三个周日（世界植树节，1872 年定，1885 年起）

最后一个周三（国际秘书日，1952 年起）

第四个周日（世界儿童日，1986 年起）

阴历清明节气（清明节）

阴历谷雨节气（联合国中文日，2010 年起）

全国爱国卫生宣传月（1989 年起）

4～6 日清明交节，进入春暖花开万物生长时节

19～21 日谷雨交节，雨生百谷，中国寒潮天气基本结束，雨量增多

5 月：

享寿：重点养心，添苦减甜。宜清补，苦、温。忌油腻、厚味、过食生冷，少辛辣

食尚：谷薯豆杂粮：苦荞麦、小米、粳米、玉米、大麦米、小麦、燕麦、莜麦、高粱米、黑米、薏米、红豆、黄豆、黑豆、绿豆、豌豆、芸豆、芡实

鱼畜禽蛋奶：甲鱼、青鱼、兔肉、鸡蛋、酸牛奶、虾皮

蔬菜副食类：苦瓜、丝瓜、南瓜、西葫芦、佛手瓜、金丝瓜、瓠瓜、芹菜、菜花、扁豆、西红柿、黄瓜、茄子、青椒、小白菜、小萝卜、盖菜、莴笋、圆白菜、竹笋、豆制品、海带、紫菜、海藻、蘑菇（包括香菇、草菇及平菇等）、黑木耳、百合、姜、蒜（禁与蜂蜜同食）、葱

水果坚果类：草莓、花生、山楂、杏、哈密瓜、桃、龙眼肉、杨梅、乌梅、核桃

饮品其他类：绿茶、菊花茶

神养：夏应心而养长，宜息火乐观

行养：宜夜卧早起

形养：放风筝、打太极拳、大步健行

病养：容易患暑病，防暑邪，心血管疾病，小满节气是皮肤病的高发期

备药：复方丹参片、蜜炼川贝枇杷膏、风油精、跌打活血散

特日：1 日（国际劳动节，1889 年起）

3 日（世界新闻自由日，1993 年 12 月定，1994 年起）

4 日（中国青年节，1949 年起。"五四"运动纪念日，1919 年起。全国科技传播日，1996 年起）

8 日（世界红十字日，1948 年起。世界微笑日，1948 年起）

12 日（国际护士节，1912 年起。全国防灾减灾日，2009 年起）

15 日（国际家庭日，1993 年定，1994 年起）

17 日（世界电信和信息社会日，1865 年起）

18 日（国际博物馆日，1978 年起）

19 日（世界肝炎日，2008 年起。中国旅游日，2011 年起）

20 日（世界计量日，1999 年定，2000 年起。全国母乳喂养宣传日，1990 年起。全国学生营养日，1990 年起）

21 日（世界文化多样性促进对话和发展日，2011 年 11 月定，2002 年起。国际助残日）

22 日（国际生物多样性日，1994 年定 12 月 29 日，2001 年起改）

25 日（国际失踪儿童日，1983 年起）

26 日（世界向人体条件挑战日）

29 日（世界肠道健康日，2005 年起。联合国维持和平人员国际日，2002 年 12 月定，2003 年起）

31 日（世界无烟日，1988 年 4 月 7 日定，1989 年起）

满月之日（卫塞国际节，1999 年定，2000 年起）

第一个周二（世界哮喘日，1998 年定，2000 年起）

第二个周六（世界高血压日，2005 年起）

第二个周日（母亲节）

第三周（全国科技活动周，2001 年起）

第三个周二（国际牛奶日，1961 年起）

第三个周四（全国防治碘缺乏病日，1994 年定，2001 年起）

第三个周日（全国助残日，1990 年 12 月定，1991 年起）

最后一个周三（世界多发性硬化日，2009 年起）

世界太极拳月（2000 年起）

5～7 日立夏交节，夏天开始，植物逐渐随温暖的气候生长

20～22 日小满交节，麦粒开始饱满，但还没有成熟，炎热夏季的开始

6 月：

享寿：重点养心，添苦减甜。宜清补，苦、温。忌油腻、厚味、过食生

冷，少辛辣。夏至后，重点养脾，添苦少甜。宜清补，苦、温。忌粘硬、油腻、厚味、过食生冷，少辛辣

食尚：谷薯豆杂粮：苦荞麦、小麦、小米、粳米、玉米、大麦米、燕麦、莜麦、高粱米、黑米、薏米、红豆、黄豆、黑豆、绿豆、豌豆、芸豆、芡实

鱼畜禽蛋奶：甲鱼、青鱼、兔肉、鸭蛋、酸牛奶、虾皮

蔬菜副食类：苦瓜、丝瓜、南瓜、西葫芦、佛手瓜、金丝瓜、瓠瓜、芹菜、菜花、洋葱、扁豆、架豆、西红柿、黄瓜、茄子、青椒、马齿苋、小白菜、小萝卜、圆白菜、土豆、豇豆、蚕豆、豆制品、海带、紫菜、海藻、蘑菇（包括香菇、草菇及平菇等）、黑木耳、百合、姜、蒜（禁与蜂蜜同食）、葱

水果坚果类：草莓、花生、山楂、西瓜、杏、哈密瓜、桃、龙眼肉、杨梅、乌梅、核桃

饮品其他类：绿茶、菊花茶

神养：夏应心而养长，宜息火乐观。夏至后，宜静心养神健脾

行养：宜夜卧早起，背心护胸背"兜肚"

形养：海滨和山区旅游、打太极拳、大步健行

病养：容易患暑病，防暑邪，心血管疾病、食物中毒、急性胃肠炎、口腔疾病。夏至后，容易患湿病，防湿邪，食物中毒、急性胃肠炎、细菌性痢疾、中暑、流行性乙型脑炎

备药：复方丹参片、氟哌酸、牛黄解毒丸、银翘解毒丸、蜜炼川贝枇杷膏、气滞胃痛冲剂、风油精。夏至后，氟哌酸、藿香正气软胶囊、银翘解毒丸、蜜炼川贝枇杷膏、气滞胃痛冲剂、金匮肾气丸、人参健脾丸、枳术丸、清凉油、风油精、跌打活血散

特日：1 日（国际儿童节，1949 年起。全球父母节，2012 年定，2013 年起。世界牛奶日，2000 年起）

5 日（世界环境日，1972 年起）

6 日（全国爱眼日，1996 年起）

8 日（世界海洋日，2008 年 12 月定，2009 年起）

9 日（国际档案日，2007 年 11 月定，2008 年起）

11 日（全国人口日）

12 日（世界无童工日，2002 年起）

13 日（国际白化病宣传日，2014 年 12 月定，2015 年起）

14 日（世界无偿献血者日，2004 年起）

15 日（认识虐待老年人问题世界日，2011 年 12 月定，2012 年起）

17 日（世界防止荒漠化和干旱日，1994 年起。全国节能宣传周的第三天，全国低碳日，2013 年起）

20 日（世界难民日，2000 年定，2001 年起）

21 日（国际瑜珈日，2014 年 12 月定，2015 年起。世界运动神经元病日，2000 年起）

22 日（中国儿童慈善活动日，2002 年起）

23 日（国际奥林匹克日，1894 年起。世界手球日）

24 日（世界卒中日，2005 年起）

25 日（全国土地日，1991 年起）

26 日（国际禁毒日，1987 年起）

29 日（全国科普行动日，2003 年起）

30 日（世界青年联欢节，1986 年定，1987 年起）

第二个周六（全国文化遗产日，2000 年起）

第三个周日（父亲节，1910 年起）

阴历五月初五（端午节）

5～7 日芒种交节，小麦、大麦等有芒的作物收获或晚谷、黍、稷播种

21～22 日夏至交节，季节变更的转折点，白昼最长，以后白昼就一天比一天短

7 月：

享寿：重点养脾，添苦少甜。宜淡补，苦、温。忌粘硬、油腻、厚味、过食生冷，少辛辣

食尚：谷薯豆杂粮：糯米、小麦、小米、薏米、大麦米、粳米、玉米、苦荞麦、燕麦、莜麦、高粱米、黑米、淮山药、红豆、黄豆、黑豆、绿豆、豌豆、芸豆、芡实

鱼畜禽蛋奶：甲鱼、青鱼、兔肉、鸭肉、鸡蛋、酸牛奶、虾皮

蔬菜副食类：白扁豆、架豆、苦瓜、丝瓜、冬瓜、南瓜、西葫芦、佛手瓜、金丝瓜、瓠瓜、芹菜、甘蓝、西红柿、黄瓜、茄子、青椒、小白菜、小萝卜、圆白菜、土豆、豇豆、豆制品、海带、紫菜、海藻、蘑菇（包括香菇、草菇及平菇等）、黑木耳、百合、姜、蒜（禁与蜂蜜同食）、葱

水果坚果类：草莓、花生、山楂、枣、西瓜、杏、哈密瓜、桃、荔枝、杨梅、乌梅、莲子、榛子仁、核桃

饮品其他类：绿茶、菊花茶

神养：长夏应脾而养化，宜静心养神健脾

行养：宜夜卧早起，背心护胸背"兜肚"

形养：游泳、海滨和森林旅游、打太极拳、大步健行

病养：容易患湿病，防湿邪，食物中毒、急性胃肠炎、细菌性痢疾、中暑、流行性乙型脑炎。冬病夏治

备药：氟哌酸、藿香正气软胶囊、银翘解毒丸、蜜炼川贝枇杷膏、气滞胃痛冲剂、金匮肾气丸、人参健脾丸、枳术丸、清凉油、风油精、跌打活血散

特日：1 日（世界建筑节，1985 年定，1986 年起。中国共产党成立纪念日，1921 年起。香港回归纪念日，1997 年起）

7 日（中国人民抗日战争纪念日，1937 年起）

8 日（世界过敏性疾病日，2005 年起）

11 日（世界人口日，1987 年定，1990 年起）

15 日（世界青年技能日，2014 年 12 月定，2015 年起）

26 日（世界语（言）创立日，1887 年起）

28 日（世界肝炎日，2010 年起）

30 目（国际友谊日，2011 年定，2012 年起）

第一个周六（国际合作社日，1992 年 12 月定，1993 年起）

6～8 日小暑交节，气候炎热但还没有热到极点

22～24 日大暑交节，炎热到极点

8 月：

享寿：重点养肺，少辛添酸。宜平补，以润清燥。忌辛辣、刺激性、生冷，少食寒凉

食尚：谷薯豆杂粮：新粳米、薏米、糯米、黄米、玉米、大麦米、小麦、小米、燕麦、莜麦、黑米、高粱米、红豆、芸豆、黄豆、黑豆、绿豆、豌豆、芸豆、芡实、淮山药

鱼畜禽蛋奶：鱿鱼、鲋鱼、泥鳅、乌骨鸡、鳖肉、鸭肉、鸭蛋、牛肉、酸牛奶、虾皮

蔬菜副食类：丝瓜、冬瓜、南瓜、架豆、豇豆、白萝卜、圆白菜、茄子、小油菜、小白菜、小萝卜、西红柿、黄瓜、青椒、蘑菇（包括香菇、草菇及平菇等）、藕、豆制品、海带、紫菜、白木耳、黑木耳、百合

水果坚果类：香蕉、苹果、葡萄、橙子、柚子、橘子、芦柑、广柑、金橘、阳桃、芒果、石榴、柠檬、菠萝、荸荠、菱角、杏仁、梨、甘蔗、枣、枸杞子、莲子、银耳、核桃、芝麻、花生、山楂、白果、橄榄

饮品其他类：蜂蜜、豆浆、饴糖、乌龙青茶

神养：秋应肺而养收，宜宁志乐观

行养：宜早睡早起，缓穿缓脱，穿轻薄保暖又不感热的衣服，勤吐纳

形养：打太极拳、大步健行

病养：容易患燥病，防燥邪，霍乱、伤寒、支气管哮喘、心血管疾病、关节炎、肠道传染病、疟疾、流行性乙型脑炎，旧病如胃病、慢性支气管炎、支气管哮喘等病容易复发

备药：口服补液盐、银翘解毒丸、蜜炼川贝枇杷膏、气滞胃痛冲剂、复方丹参片、六味地黄丸、风油精

特日：1 日（中国人民解放军建军节，1927 年起）

1 日～7 日（世界母乳喂养周，1992 年起）

8 日（全国全民健身日，2009 年起）

12 日（国际青年日，1999 年 12 月定，2000 年起）

19 日（世界人道主义日，2008 年 12 月定，2009 年起）

26 日（全国律师咨询日，1980 年起）

阴历七月初七（七夕。中国情人节）

阴历七月十五（鬼节）

7～9 日立秋交节，秋天开始，植物快成熟

22～24 日处暑交节，暑天将终止

9 月：

享寿：重点养肺，少辛添酸。宜平补，以润清燥。忌辛辣、刺激性、生冷，少食寒凉

食尚：谷薯豆杂粮：玉米、新粳米、薏米、糯米、小米、黄米、大麦米、小麦、燕麦、莜麦、黑米、高粱米、红豆、黄豆、黑豆、绿豆、豌豆、芸豆、芡实、淮山药、芋头

鱼畜禽蛋奶：虾、鱿鱼、鲥鱼、泥鳅、乌骨鸡、鳖肉、鸭肉、鸭蛋、牛肉、酸牛奶、虾皮

蔬菜副食类：扁豆、架豆、丝瓜、南瓜、豇豆、豌豆、白萝卜、大萝卜、大白菜、圆白菜、茄子、小油菜、小白菜、小萝卜、西红柿、黄瓜、青椒、蘑菇（包括香菇、草菇及平菇等）、藕、豆制品、海带、紫菜、白木耳、黑木耳、百合、蒜（禁与蜂蜜同食）

水果坚果类：香蕉、苹果、葡萄、橙子、柚子、橘子、芦柑、广柑、金橘、阳桃、芒果、无花果、石榴、柠檬、菠萝、荸荠、菱角、杏仁、梨、甘

蔗、枣、枸杞子、莲子、银耳、核桃、芝麻、花生、山楂、白果、橄榄、桂花

饮品其他类：蜂蜜、豆浆、饴糖、乌龙青茶

神养：秋应肺而养收，宜宁志乐观

行养：宜早睡早起，缓穿缓脱，穿轻薄保暖又不感热的衣服，勤吐纳

形养：秋游、打太极拳、大步健行

病养：容易患燥病，防燥邪，霍乱、伤寒、鼻腔疾病、支气管哮喘、心血管疾病、关节炎、肠道传染病、疟疾、流行性乙型脑炎，旧病如胃病、慢性支气管炎、支气管哮喘等病容易复发

备药：口服补液盐、氟哌酸、银翘解毒丸、感冒软胶囊、气滞胃痛冲剂、复方丹参片、六味地黄丸、跌打活血散

特日：1 日（全民健康生活方式行动日，2007 年起）

3 日（中国人民抗日战争胜利纪念日，1945 年起）

5 日（国际慈善日，2012 年 12 月定，2013 年起）

8 日（世界狂犬病日，2007 年起。国际扫盲日，1966 年起。国际新闻工作者日，1985 年定）

10 日（世界预防自杀日，2003 年起。中国教师节，1985 年起）

14 日（世界清洁地球日，1993 年起）

15 日（世界淋巴癌宣传日，2004 年起。国际民主日，2007 年定，2008 年起）

16 日（保护臭氧层国际日，1994 年 12 月定，1995 年起。中国脑健康日，2000 年起）

20 日（全国爱牙日，1989 年起。全国公民道德宣传日，2003 年起）

21 日（世界老年性痴呆病宣传日，1994 年起）

22 日（国际慢性髓性白血病日，2010 年起。世界无车日，1998 年起）

25 日（全国律师日，2004 年起）

26 日（世界避孕日，2007 年起）

27 日（世界旅游日，1979 年起）

第二周六（世界急救日，2000 年起）

第三个周二（国际和平日，1981 年定，1982 年起）

第三个周六（全民国防教育日，2001 年起）

第三个周六、日（全国科普日，2005 年起）

最后一个周一（世界海事日，1977 年定 3 月 17 日，1978 年起，1979 年起改）

最后一个周日（世界心脏日，1999 年定，2000 年起。国际聋人节，1958 年起）

阴历八月十五（中秋节）

7～9 日白露交节，天气开始转凉，标志着炎热向凉爽的过渡，是全年昼夜温差最大的一个节气

22～24 日秋分交节，季节变更的转折点，秋季三个月的一半，这一天昼夜平分，此后转入白天短夜间长的天气

10 月：

享寿：重点养肺，少辛添酸。宜平补，以润清燥。忌辛辣、刺激性、生冷，少食寒凉

食尚：谷薯豆杂粮：玉米、新粳米、薏米、小米、糯米、黄米、大麦米、高粱米、小麦、黑米、燕麦、莜麦、红薯、红豆、黄豆、黑豆、绿豆、豌豆、芸豆、芡实、淮山药、芋头

鱼畜禽蛋奶：虾、鲫鱼、鱿鱼、鲥鱼、泥鳅、乌骨鸡、鳖肉、鸭肉、鸭蛋、牛肉、酸牛奶、虾皮

蔬菜副食类：白萝卜、胡萝卜、大萝卜、大白菜、莴笋、土豆、丝瓜、南瓜、豌豆、圆白菜、大油菜、茄子、芹菜、小萝卜、蘑菇（包括香菇、草菇及平菇等）、藕、豆制品、海带、紫菜、白木耳、黑木耳、百合、蒜（禁与蜂蜜同食）

水果坚果类：香蕉、苹果、葡萄、橙子、柚子、橘子、芦柑、广柑、金橘、阳桃、芒果、无花果、石榴、柠檬、菠萝、荸荠、菱角、杏仁、梨、甘蔗、枣、枸杞子、莲子、银耳、核桃、芝麻、花生、山楂、白果、橄榄、葵花子

饮品其他类：蜂蜜、豆浆、饴糖、乌龙青茶

神养：秋应肺而养收，宜宁志乐观

行养：宜早睡早起，缓穿缓脱，穿轻薄保暖又不感热的衣服，勤吐纳

形养：爬山、打太极拳、大步健行

病养：容易患燥病，防燥邪，霍乱、伤寒、支气管哮喘、心血管疾病、关节炎、肠道传染病、疟疾、流行性乙型脑炎、消化性溃疡、感冒，旧病如胃病、慢性支气管炎、支气管哮喘等病容易复发

备药：口服补液盐、氟哌酸、银翘解毒丸、感冒软胶囊、气滞胃痛冲剂、养阴清肺膏、复方丹参片、六味地黄丸、跌打活血散

特日：1 日（中华人民共和国国庆节，1949 年起。国际老人节，1990 年

12 月定，1991 年起。国际音乐日，1979 年定，1980 年起）

2 日（国际和平与民主自由斗争日，1949 年起。国际非暴力日，2007 年起）

4 日（世界动物日）

5 日（世界教师日，1994 年起）

7 日（世界造口日，1997 年起）

8 日（全国防治高血压日，1998 年起）

9 日（国际邮政日，1969 年起）

10 日（世界精神卫生日，1992 年起。世界居室卫生日）

11 日（世界爱眼日。世界镇痛日，2004 年起。国际女童日，2011 年 12 月定，2012 年起）

12 日（世界关节炎日，1999 年起）

13 日（世界保健日，1946 年定，1950 年起。世界血栓日，2014 年起。国际教师节）

14 日（世界肺功能日，2010 年起。世界标准日，1969 年定，1970 年起）

15 日（全球洗手日，2008 年起。国际盲人日，1984 年起。国际农村妇女日，2007 年 12 月定，2008 年起）

16 日（世界疼痛日。世界粮食日，1979 年定，1981 年起）

17 日（世界消除贫困日，1992 年定，1993 年起。全国扶贫日，2014 年起）

20 日（世界厨师日，2004 年定。中国厨师节，1999 年定。世界骨质疏松日，1996 年定 6 月 24 日，1998 年起改）

22 日（世界传统医药日，1991 年起。国际口吃日，1998 年起）

24 日（联合国日，1945 年起。世界发展信息日，1972 年起）

26 日（世界足球日，1863 年起）

27 日（世界音像遗产日，2005 年起）

28 日（世界男性健康日，2000 年起）

29 日（世界脑卒中日，2004 年起）

31 日（世界勤俭日，1942 年起。世界城市日，2013 年 12 月定，2014 年起）

4 日～10 日（世界空间周，1999 年 12 月定，2000 年起）

第一个周一（世界人居日，1985 年定，1986 年起。世界建筑日，1996 年起）

第二个周三（减少自然灾害国际日，1989 年 12 月定，1990 年起，2009

年12月定10月13日改为国际减灾日）

第二个周四（世界视觉日）

第三个周五（世界防乳腺癌关爱日，1992年起）

世界乳腺癌防治月，1992年起

阴历九月初九（重阳节）

8～9日寒露交节，气候将逐渐由凉转冷，标志着凉爽向寒冷的转折

23～24日霜降交节，见霜了

11月：

享寿：重点养肾，少咸添苦。宜滋补，苦、温。忌粘硬、生冷

食尚：谷薯豆杂粮：燕麦、糯米、高粱米、黑米、红薯、薏米、黄米、小米、粳米、玉米、大麦米、小麦、苦荞麦、莜麦、红豆、芸豆、黑豆、黄豆、绿豆、豌豆、淮山药、芡实、芋头

鱼畜禽蛋奶：海鱼、甲鱼、鸡肉、鸡蛋、鸽肉、鸭肉、鹅肉、羊肉（禁与南瓜同食）、狗肉（禁与绿豆、杏仁、菱角同食）、牛肉、牛奶、虾皮

蔬菜副食类：大白菜、胡萝卜、白萝卜、大萝卜、黄瓜、南瓜、大油菜、芹菜、土豆、蘑菇（包括香菇、草菇及平菇等）、藕、绿豆芽、黄豆芽、豆制品、紫菜、海带、黑木耳、百合、姜、蒜（禁与蜂蜜同食）、葱、香菜

水果坚果类：柑、橙、橘、桔、甘蔗、山楂、枣、黑芝麻、核桃、杏仁、栗子、南瓜子、松子、莲子、枸杞子、龙眼肉、茯苓

饮品其他类：蜂蜜、红茶

神养：冬应肾而养藏。宜调摄不良情绪

行养：宜早睡晚起，暖头、背、足，多晒太阳

形养：球类运动、打太极拳、大步健行

病养：容易患寒病，防寒邪，脑血管疾病、心血管疾病、呼吸系统疾病、感冒、流行性感冒、脑脊髓膜炎、麻疹、白喉、腮腺炎

备药：感冒清热冲剂、感冒软胶囊、板蓝根冲剂、止咳橘红丸、复方丹参片、人参健脾丸、六味地黄丸、京万红软膏、伤湿止痛膏、跌打活血散

特日：1日（西方万圣节）

8日（中国记者节，2000年定）

9日（全国消防宣传日，1992年起）

10日（争取和平与发展世界科学日，2001年起。世界青年节）

14日（国际防治糖尿病日，1991年起。联合国糖尿病日，2007年起）

16日（国际宽容日，1996年定，1997年起）

17 日（国际大学生节。国际学生日，1946 年定）

19 日（世界厕所日，2013 年起）

20 日（中国卒中教育日，2007 年起。国际儿童日，1954 年定，1955 年起）

21 日（世界问候日，1973 年起。世界电视日，1996 年 12 月定，1997 年起）

25 日（消除对妇女的暴力国际日，1999 年 12 月定，2000 年起。国际素食日，1986 年起）

第一周（全国《食品卫生宣传法》周，2006 年起）

11 日所在周（国际科学与和平周，1988 年 12 月定，1989 年起）

第三个周三（世界慢性阻塞性肺疾病日，2002 年起）

第三个周四（世界哲学日，2005 年起）

第三个周日（世界道路交通事故受害者纪念日，2005 年 10 月定，2006 年起）

第四个周四（西方感恩节，美国 1621 年起）

全球肺癌关注月（2001 年起）

7~8 日立冬交节，冬天开始，万物收藏，规避寒冷

22~23 日小雪交节，降雪但还不多

12 月：

享寿：重点养肾，少咸添苦。宜滋补，苦、温。忌粘硬、生冷

食尚：谷薯豆杂粮：燕麦、糯米、高粱米、黑米、红薯、薏米、黄米、小米、粳米、玉米、大麦米、小麦、苦荞麦、莜麦、红豆、芸豆、黑豆、黄豆、绿豆、豌豆、淮山药、芋头、芡实

鱼畜禽蛋奶：海鱼、甲鱼、鸡肉、鸡蛋、鸽肉、鸭肉、鹅肉、羊肉（禁与南瓜同食）、狗肉（禁与绿豆、杏仁、菱角同食）、海参、牛肉、牛奶、虾皮

蔬菜副食类：大白菜、胡萝卜、白萝卜、大萝卜、小萝卜、南瓜、大油菜、芹菜、生菜、盖菜、西红柿、黄瓜、茄子、青椒、土豆、蘑菇（包括香菇、草菇及平菇等）、藕、绿豆芽、黄豆芽、豆制品、紫菜、海带、黑木耳、百合、姜、蒜（禁与蜂蜜同食）、葱、香菜

水果坚果类：柑、橙、橘、桔、猕猴桃、苹果、甘蔗、山楂、枣、黑芝麻、核桃、杏仁、栗子、南瓜子、松子、莲子、枸杞子、龙眼肉、茯苓、银耳、桂圆

饮品其他类：蜂蜜、红茶

神养：冬应肾而养藏。宜调摄不良情绪

行养：宜早睡晚起，暖头、背、足，多晒太阳

形养：打太极拳、大步健行

病养：容易患寒病，防寒邪，脑血管疾病、心血管疾病、呼吸系统疾病、感冒、流行性感冒、肺炎、脑脊髓膜炎、麻疹、白喉、腮腺炎

备药：感冒清热冲剂、感冒软胶囊、板蓝根冲剂、止咳橘红丸、复方丹参片、人参健脾丸、六味地黄丸、京万红软膏、伤湿止痛膏、跌打活血散

特日：1 日（世界艾滋病防治宣传运动，1988 年起）

3 日（国际残疾人日，1992 年定）

4 日（国家宪法日，2014 年起。全国法制宣传日，2001 年起）

5 日（国际志愿者日，1985 年定，1986 年起）

7 日（国际民航日，1994 年起）

9 日（国际反腐败日，2003 年起。一二·九运动，1935 年起）

10 日（世界人权日，1950 年起）

11 日（世界防治哮喘日，2001 年起。国际山岳日，2003 年起）

13 日（南京大屠杀死难者国家公祭日，2014 年起）

15 日（世界强化免疫日，1988 年起）

18 日（国际移徙日者，2000 年起）

20 日（国际人类团结日，2005 年起。澳门回归纪念日，1999 年起）

21 日（国际篮球日，1891 年起）

24 日（平安夜）

25 日（圣诞节，1067 年起）

第二个周日（国际儿童广播电视日，1997 年起）

6～8 日大雪交节，降雪将多起来

21～23 日冬至交节，季节变更的转折点，这一天起渐入严寒，这一天白昼最短，以后白昼一天比一天长